運動器スペシャリストのための

整形外科
保存療法
実践マニュアル

日本臨床整形外科学会 編

中山書店

序

　大変ご好評いただいた 2014 年発刊の『運動器スペシャリストのための整形外科外来診療の実際』に続く第 2 弾として『運動器スペシャリストのための整形外科保存療法実践マニュアル』が完成しました．前回は疾患分類とせず，診断法や評価法，検査などを中心に解説してきました．したがって，外来診療において実際の患者さんを診察して検査計画を立て，診断をつけ，治療していくうえで大いに役に立ったと思います．今回は部位別に分類を試みました．来院した患者がどの部位に主訴があるか，そこからどのように診断治療すればよいかがわかります．また，章の終わりには「注意すべき疾患」として，解説された疾患以外の重要な疾患が記載されています．前回とは少し違った視点から企画されました．

　今回も，実際に開業している日本臨床整形外科学会 (JCOA) 会員による執筆で，日常診療に即した記載となっています．教科書や従来の本とは，少し異なった手法や診察方法が記載されています．しかし，これは実際診察にあたっている JCOA 会員が，実際に体験して独自で工夫してきた真実です．どのように判断するかは，もちろん読者の考えと経験ですが，是非この本と一緒に考えてみてください．

　本書では新しく，第 10 章で昨年新たに始まった「運動器検診」の項目を収載しました．JCOA 独自の全国アンケート調査の結果も，記載していただきました．今後，運動器検診に携わっていく先生方には，検診の概要や問題点など大変参考になるものと思います．

　大学病院や勤務医のころには盛んに手術を勉強してきましたが，個人で開業すると治療としてほとんどが保存療法であることに戸惑います．そんな時は，是非本書を開いて一読いただくと新たな知見や治療法に驚くことと思います．読者の心強い相談役となることを願います．

　最後に，本書の刊行にあたって多忙な診療の合間にご執筆いただいた著者の皆様に深謝申し上げます．

2017 年 6 月吉日

日本臨床整形外科学会

理事長　**田辺秀樹**

運動器スペシャリストのための
整形外科 保存療法実践マニュアル

CONTENTS

1章 頚椎疾患の保存療法

1. 頚椎疾患に対する保存療法はどこまで可能か …………………… 川岸利光　2
   コラム：湿布療法 …………………………………………………… 藤野圭司　8
2. 代表的な頚椎疾患と注意すべき鑑別疾患 ………………………… 川岸利光　9
3. 頚椎捻挫，外傷性頚部症候群 ……………………………………… 木内哲也　13
4. 中心性頚髄損傷 ……………………………………………………… 西村和博　15
   コラム：肩こり ……………………………………………………… 新井貞男　19

2章 胸腰椎疾患の保存療法

1. 腰椎疾患に対する保存療法はどこまで可能か …………………… 安原晃一　22
2. 骨粗鬆症，脊椎椎体骨折（圧迫骨折） …………………………… 寺門　淳　27
3. 若年性側弯症に対する保存療法 …………………………………… 篠遠　彰　31
4. 腰椎変性側弯症に対する保存療法 …………………… 中田好則，三浦隆智　34
5. 注意すべき疾患，手術が基本となる疾患 ………………………… 新井貞男　37
   コラム：頚椎・腰椎における牽引療法 …………………………… 藤野圭司　39

3章 肩・肩甲帯の疾患の保存療法

1. 肩関節疾患の保存療法はどこまで可能か
   ―リハビリテーション，薬物療法，注射療法など ……………… 山中　芳　42
2. 肩関節疾患に対する注射療法 ……………………………………… 三笠元彦　45
3. 鎖骨骨折の保存療法 ………………………………………………… 西村憲市郎　47
4. 肩鎖関節脱臼の保存療法 …………………………………………… 森澤佳三　51
5. 肩関節前方脱臼の整復と固定法 …………………………………… 三笠元彦　54
6. 上腕骨頚部骨折の保存療法 ………………………………………… 山中　芳　57
7. 肩腱板断裂の保存療法 ……………………………………………… 名越　充　62
8. 肩関節周囲炎の保存療法 …………………………………………… 名越　充　64
9. 野球肩の保存療法 …………………………………………………… 原　正文　66
10. 反復性肩関節前方脱臼の保存療法 ……………………………… 杉本勝正　70
11. ［注意すべき疾患］神経痛性筋萎縮症の保存療法 …………… 山中　芳　72
    コラム：腱板疾患と肩超音波検査 ……………………………… 山中　芳　74

4章 肘・手関節・手指の疾患の保存療法

1. 手・肘の疾患に対する保存療法はどこまで可能か ……………… 吉村光生　78
2. 肘内障 ― 整復のコツと注意点 …………………………………… 原田　昭　83
3. 小児の肘周辺骨折 ― 手術適応が基本となる外傷 …………… 森谷浩治　86
4. 野球肘 …………………………………… 鶴田敏幸，荻本晋作，峯　博子　95
5. 上腕骨外側上顆炎（テニス肘） …………………………………… 麻生邦一　98
6. ［注意すべき疾患］変形性肘関節症，肘部管症候群 ……… 長谷川利雄　101

7. 橈骨遠位端骨折に対する保存療法 ……………………… 石黒　隆　104
8. 手根骨骨折の保存療法 …………………………………… 今村宏太郎　106
9. 手根管症候群（CTS） ……………………………………… 成澤弘子　110
10. TFCC（三角線維軟骨複合体）損傷 ……………………… 坪川直人　113
11. 腱鞘炎（de Quervain） ………………………………… 麻生邦一　117
　　コラム：ガングリオン，アテローム等良性軟部腫瘍 ……… 藤野圭司　119
12. 手指の外傷 ………………………………………………… 石黒　隆　120
13. 手部の骨折 ………………………………………………… 石黒　隆　123
14. 書痙 ………………………………………………………… 牧　裕　126
15. 複合性局所疼痛症候群（CRPS） ………………………… 古瀬洋一　128
16. 注意すべき手の外傷 ……………………………………… 木島秀人　131

5章　股関節疾患の保存療法

1. 先天性股関節脱臼 ― RB法のコツ …………………… 原田　昭　136
2. 先天性股関節脱臼 ― 超音波による検診 …………… 橋口兼久　140
3. Perthes病に対する保存療法 ………………………… 亀ケ谷真琴　143
4. 小児の股関節炎 ………………………………………… 亀ケ谷真琴　146
5. 一過性大腿骨頭委縮症 ………………………………… 原田　昭　149
6. ［注意すべき疾患］大腿骨近位部不顕性骨折 ……… 原田　昭　151
　　コラム：大腿骨近位部骨折の術後リハビリテーションの注意点 ……… 原田　昭　152
7. ［注意すべき疾患］急速破壊型股関節症 …………… 原田　昭　153
　　コラム：THA術後脱臼予防のための日常生活指導 ……… 原田　昭　155

6章　膝周辺疾患の保存療法

1. 膝関節疾患に対する有効な保存療法 ………………… 八木知徳　158
2. 変形性膝関節症に対する保存療法 …………………… 杉田健彦　164
3. 半月板損傷 ……………………………………………… 梅原寿太郎　168
4. 靱帯損傷 ― ACL, PCL, MCL ……………… 大越康充，鈴木　航，前田龍智，大角侑平　171
5. 膝蓋骨不安定症・膝蓋骨軟骨軟化症に対する保存療法 ……… 王寺享弘　176
6. 膝関節特発性骨壊死症に対する保存療法 …………… 王寺享弘　181
7. 成長期の膝障害 ………………………………………… 大山直樹　186
8. 膝周辺の靱帯炎 ………………………………………… 菅原　誠　191
9. ACL術後のリハビリテーション ……………………… 菅原　誠　194
10. TKA術後のリハビリテーション ……………………… 金山竜沢　198
11. ［注意すべき疾患］
　　膝蓋前滑液包炎，膝蓋骨骨折，一過性骨委縮症 ……… 八木知徳　200

7章　下腿疾患の保存療法

1. 下腿疾患の保存療法 …………………………………… 鶴上　浩　204

2. シンスプリント，肉ばなれ ……………………………… 古谷正博 210
3. 下腿の疲労骨折 ………………………………………… 古谷正博 213
4. 深部静脈血栓症に対する保存療法 …………………… 王寺享弘 215
5. 腓骨神経麻痺 …………………………………………… 八木知徳 220
6. ［注意すべき疾患］
コンパートメント症候群，こむら返り，腓骨疲労骨折 … 八木知徳 222

8章 足部・足関節疾患の保存療法

1. 足関節・足部の疾患に対する保存療法はどこまで可能か …… 宮田重樹 226
2. 変形性足関節症 ………………………………………… 古岡邦人 234
3. 足関節外側靱帯損傷・捻挫 …………………………… 福原宏平 237
4. 足関節果部骨折 ………………………………………… 田辺秀樹 239
5. アキレス腱断裂に対する保存療法 …………………… 佐藤公一 246
6. 足根管症候群 …………………………………………… 福原宏平 250
7. アキレス腱症，アキレス腱付着部障害 ……………… 佐藤公一 252
8. 足部の後天性変形 ― 装具療法を中心に ……………… 星野　達 255
9. たこ（胼胝），うおのめ（鶏眼） ……………………… 松浦知史 265
10. 外脛骨障害（有痛性外脛骨） ………………………… 松浦知史 267
11. 足底腱膜炎 ……………………………………… 加藤篤史，南郷明徳 269
12. 足・足趾の骨折 ………………………………………… 古岡邦人 273
13. 陥入爪，巻き爪，肥厚爪，爪囲炎など ……………… 米澤幸平 281
14. ［注意すべき疾患］先天性内反足，先天性垂直距骨症，
インピンジメント症候群，凹足など ………………… 田辺秀樹 284

9章 運動器不安定症，ロコモティブシンドロームの予防

1. 運動器不安定症 ………………………………………… 藤野圭司 288
2. ロコモティブシンドロームの予防 …………………… 藤野圭司 292
3. ロコトレの実際 ………………………………………… 藤野圭司 297

10章 運動器検診

1. 学校健診における運動器検診について ……………… 新井貞男 300

11章 対談

整形外科臨床医が考える 関節リウマチの治療 …………… 田辺秀樹，三宅信昌 308
コラム：整形外科医療の周辺問題 ……………………………… 相原忠彦 317

索引 ……………………………………………………………………………… 319

◆ 編集委員・編集協力一覧

編集委員

田 辺 秀 樹　田辺整形外科医院（JCOA 理事長）

藤 野 圭 司　藤野整形外科医院（JCOA 顧問）

新 井 貞 男　あらい整形外科（JCOA 副理事長）

三 宅 信 昌　三宅整形外科医院（JCOA 副理事長）

原 田 　 昭　原田整形外科病院（JCOA 副理事長）

長谷川利雄　長谷川整形外科医院（JCOA 学術研修委員会担当理事）

木 島 秀 人　木島整形外科（JCOA 学術研修委員会担当理事）

八 木 知 徳　八木整形外科病院（JCOA 学術研修委員会担当理事）

鶴 上 　 浩　鶴上整形外科リウマチ科（JCOA 学術研修委員会委員長）

編集協力

佐 藤 公 一　佐藤整形外科

山 中 　 芳　山中整形外科

一般社団法人 日本臨床整形外科学会（JCOA）
The Japanese Clinical Orthopaedic Association
http://www.jcoa.gr.jp/

◆ 執筆者一覧 (五十音順)

相原 忠彦	相原整形外科	中田 好則	中田整形外科
麻生 邦一	麻生整形外科クリニック	名越 充	名越整形外科医院
新井 貞男	あらい整形外科	成澤 弘子	新潟手の外科研究所病院
石黒 隆	いしぐろ整形外科	南郷 明徳	南郷外科・整形外科医院
今村 宏太郎	いまむら整形外科医院	西村 和博	西村整形外科 (藤沢市)
梅原 寿太郎	大曲整形外科クリニック	西村憲市郎	西村整形外科 (浜松市)
王寺 享弘	福岡整形外科病院	橋口 兼久	橋口整形外科
大越 康充	函館整形外科クリニック	長谷川利雄	長谷川整形外科医院
大角 侑平	函館整形外科クリニックリハビリ	原 正文	久恒病院
	テーション科	原田 昭	原田整形外科病院
大山 直樹	東札幌おおやま整形外科	福原 宏平	福原整形外科
荻本 晋作	鶴田整形外科	藤野 圭司	藤野整形外科医院
加藤 篤史	安藤整形外科	古岡 邦人	古岡整形外科
金山 竜沢	船橋整形外科病院人工関節センター	古谷 正博	古谷整形外科
亀ケ谷真琴	千葉こどもとおとなの整形外科	星野 達	星野整形外科
川岸 利光	高岡整志会病院	前田 龍智	函館整形外科クリニック
木内 哲也	田名整形外科クリニック	牧 裕	新潟手の外科研究所
木島 秀人	木島整形外科	松浦 知史	松浦整形外科
古瀬 洋一	サトウ病院整形外科	三浦 隆智	中田整形外科リハビリテーション科
佐藤 公一	佐藤整形外科	三笠 元彦	新横浜整形外科リウマチ科
篠遠 彰	篠遠医院	峯 博子	鶴田整形外科
菅原 誠	松田整形外科記念病院	三宅 信昌	三宅整形外科医院
杉田 健彦	本間記念東北整形外科・東北歯科	宮田 重樹	宮田医院
杉本 勝正	名古屋スポーツクリニック	森澤 佳三	副島整形外科病院
鈴木 航	函館整形外科クリニック	森谷 浩治	新潟手の外科研究所
田辺 秀樹	田辺整形外科医院	八木 知徳	八木整形外科病院
坪川 直人	新潟手の外科研究所	安原 晃一	しらさと整形外科
鶴上 浩	鶴上整形外科リウマチ科	山中 芳	山中整形外科
鶴田 敏幸	鶴田整形外科	吉村 光生	春江病院整形外科
寺門 淳	北千葉整形外科	米澤 幸平	整形外科米澤病院

【読者の方々へ】

本書に記載されている診断法・治療法については，出版時の最新の情報に基づいて正確を期するよう最善の努力が払われていますが，医学・医療の進歩からみて，その内容が全て正確かつ完全であることを保証するものではありません．したがって読者ご自身の診療にそれらを応用される場合には，医薬品添付文書や機器の説明書など，常に最新の情報に当たり，十分な注意を払われることを要望いたします．

中山書店

1章

頚椎疾患の保存療法

1 頚椎疾患に対する保存療法はどこまで可能か

川岸利光（高岡整志会病院）

POINT
- 患者の病歴，症状，神経学的所見を詳細に検討する．
- 各種の保存療法を試みて症状の推移をみる．
- 保存療法の効果がなければ手術を検討する．

はじめに

頚椎疾患に対する治療を行ううえでまず必要なことは，詳細な問診と診察および画像診断により正確な診断を行い，患者の重症度を把握することである．

頚椎疾患では，頚部痛や肩こりといった軽微な症例から，初診時にすでに手指の巧緻運動障害や歩行障害をきたしている重症例まで，個々の患者のその時々の状態によりその臨床像は大きく異なり，それによって治療方針は大きく異なってくる．また，頚椎X線前後屈側面像にて椎体が不安定性を呈しているような症例に対して積極的に頚椎可動域訓練や牽引療法を行うことは，神経症状を悪化させる可能性が危惧されるため推奨されない．

治療方針を決定するにあたり，詳細な問診および理学所見により，患者の状態が神経根症であるのか，脊髄症であるのか，あるいはその両方であるのかを診断するとともに，画像検査（X線検査，MRI，CT）により頚椎および頚髄の状態をできるだけ詳細に把握することが肝要である．

医療面接では，疼痛やしびれの部位，頚椎可動域と頚椎運動時に誘発される疼痛・しびれの有無，日常生活動作の障害の程度，膀胱直腸障害の有無を聴取する．

理学所見では，歩行状態の観察，徒手筋力テストおよび四肢腱反射を調べ，知覚検査を行う．疼痛やしびれについてはvisual analogue scale（VAS）が簡便であり，継時的なVASの変化を聴取することで治療効果判定の一つの目安となる．医療面接および理学所見の詳細については他の成書に譲る．

頚椎疾患に対する保存療法としては，リハビリテーション（運動療法），装具療法，物理療法，牽引療法，薬物療法，神経ブロック療法などが挙げられる．

日常診察で遭遇することが多い頚椎疾患

ここでは，頚椎疾患のなかでも日常診療で遭遇することが多い頚椎症性神経根症，頚椎症性脊髄症，頚椎椎間板ヘルニア，頚椎後縦靱帯骨化症を念頭に，各疾患に対する保存療法を述べる．これらの疾患が呈する臨床像は多岐にわたるため，まずはじめにその重症度を把握することが重要である．以下に各疾患の概念と治療の概略を述べる．

頚椎症性神経根症

頚椎症性神経根症は，頚椎椎体や椎間孔周囲に骨棘などの頚椎症性変化が生じ，それらによる圧迫のため頚部神経根が障害される疾患である．その症状は神経根の機能障害に由来し，後頚部から肩甲帯にかけての痛み，障害神経根の支配領域に一致した部位の上肢・手指のしびれや疼痛，感覚障害・筋力低下・筋委縮，深部腱反射の低下が認められる．通常，症状は一側性である．頚椎症性脊髄症との違いは，脊髄障害による症状を認めない点である．

頚椎症性神経根症は，保存療法に反応する症例も多く，疼痛に対する薬物療法，装具療法，牽引療法，神経根ブロックなどの保存療法が第

一選択となる．一方，麻痺が重度の場合や保存療法に抵抗性で疼痛コントロールが不能な場合は手術適応となる．

頚椎症性脊髄症

頚椎症性脊髄症では，上肢・手指の疼痛やしびれ，上肢の感覚障害・筋力低下・筋萎縮などに加え，体幹・下肢の感覚障害，下肢の筋力低下，膀胱直腸障害，深部腱反射の亢進，Hoffmann 徴候や Babinski 徴候などの病的反射がみられる．障害部位により神経根症との合併もありうるので注意を要する．

合併する神経根症状（疼痛・しびれ）に対して薬物療法や装具療法，神経根ブロックが行われるが，筋力低下や痙性を呈している脊髄症そのものに対する保存療法として有効性が証明されているものはない．進行性の麻痺や歩行障害，膀胱直腸障害が出現している場合は手術適応である．

頚椎椎間板ヘルニア

頚椎椎間板ヘルニアは，椎間板の退行変性が基盤となり，椎間板組織が脊柱管内に突出あるいは脱出し，神経根，あるいは脊髄を圧迫し発症する．発症年齢がやや低く，発症がやや急性で神経根症を伴うことが多いが，脱出した髄核組織が脊髄を大きく圧迫すると脊髄症を呈する場合もある．

神経根症の場合は，まず薬物療法，装具療法，牽引療法，神経根ブロックなどの保存療法を行うが，麻痺が重度の場合や保存療法に抵抗性で疼痛コントロールが不能な場合は手術適応となる．一方，脊髄症を呈している場合，特に歩行障害や膀胱直腸障害を呈している場合は手術適応である．

頚椎後縦靱帯骨化症

頚椎後縦靱帯骨化症（ossification of the posterior longitudinal ligament of the cervical spine：頚椎 OPLL）は，本来は軟部組織である後縦靱帯の肥厚・骨化により徐々に頚髄が圧迫され，脊髄症状を呈する原因不明の疾患である．神経症状自体は他の頚椎疾患と決定的な違いはなく，単純 X 線あるいは CT で椎体後縁に沿う骨化巣を同定することで鑑別される．

本疾患は，初期には頚部痛や肩こりなどの疼痛，上肢や手指のしびれなどの症状が出現することが多く，このような初期の症状に対しては薬物療法などの対症療法を行う．

本疾患が他の頚椎疾患と異なる点は，骨化巣が増大し徐々に脊髄症状が進行したり，軽微な外傷を契機に症状が悪化することがありうる点である．そのため初診時には軽症と判断し保存療法を開始した後であっても，経過中に脊髄症状の進行がないかどうか，継時的に神経学的所見をチェックするなど注意深い経過観察が必要である．進行性の筋力低下や歩行障害，膀胱直腸障害を呈する症例では手術療法を行う．

頚椎疾患に対する各種保存療法の実際

薬物療法

頚部痛，上肢の疼痛やしびれに対する対症療法として，まず最初に薬物療法が選択される．近年，高齢者の多剤内服が問題となっており，他の薬剤との相互作用に注意し，漫然とした投薬は避けなければならない．各種の病態に応じた主な薬剤選択について❶に示す．

軽度の疼痛に対しては，アセトアミノフェンや非ステロイド性抗炎症薬（non-steroidal-inflammatory drugs：NSAIDs）を第一選択として用いることが多い．アセトアミノフェンでは肝機能障害に，NSAIDs では消化管出血や腎機能障害に注意が必要である．脊髄症に対しては手術療法が基本であるが，術後に残存した筋痙縮などに対しては筋弛緩薬を用いる．

■ 軽度の疼痛・しびれに対する薬物療法

① アセトアミノフェン

通常，成人には1回300～500 mgを頓用する．原則として1日2回までとし，1日最大1,500 mgを限度とする．

② 非ステロイド性抗炎症薬

cyclooxygenase（COX）のうち，COX-1 は胃粘膜の血流を維持して胃粘膜保護効果を発揮しており，COX-2 は炎症・疼痛発生部位で発現している．これらを同時に阻害する NSAIDs は，副作用として COX-1 阻害による胃潰瘍に注意

❶ 頚椎疾患に対する薬物療法

1．軽度の疼痛・しびれに対する薬物療法

1) 非オピオイド鎮痛薬：
アセトアミノフェン（アンヒバ®，カロナール®，アセリオ®）など
NSAIDs：ロキソプロフェン（ロキソニン®），ロルノキシカム（ロルカム®），セレコキシブ（セレコックス®），エトドラク（ハイペン®）など
経皮用剤：インドメタシン（カトレップ® パップ），ケトプロフェン（モーラス® テープ），フェルビナク（セルタッチ® パップ），フルルビプロフェン（ヤクバン®）など
2) ワクシニアウイルス接種家兎炎症皮膚抽出液（ノイロトロピン®）
3) 鎮痛補助薬：抗うつ薬，抗不安薬，ステロイド
4) ビタミン B_{12} 製剤：メコバラミン（メチコバール®）など
5) 漢方薬：真武湯，葛根湯，桂枝加朮附湯，疎経活血湯など

2．中等度の疼痛・しびれに対する薬物療法

1) 弱オピオイド：ペンタゾシン（ペンタジン®），ブプレノルフィン（レペタン®），トラマドール（トラマール®，トラムセット®）など
2) 経皮用剤：ブプレノルフィン（ノルスパン® テープ）
3) プレガバリン：プレガバリン（リリカ®）

3．高度の疼痛に対する薬物療法

上記1，2の薬物療法に抵抗性の場合，急性期の一時的な使用にとどめ可能な限り早期の手術療法を検討する．

1) 強オピオイド：モルヒネ塩酸塩，モルヒネ硫酸塩水和物徐放剤（MS コンチン®），フェンタニル，ペチジン（オピスタン®），ドロペリドール・フェンタニル（タラモナール®），アヘンアルカロイド・アトロピン（パンアト®）など
2) 貼付剤：フェンタニル経皮呼吸型製剤（デュロテップ® MT パッチ）

4．筋弛緩薬

主に，術後に残存した筋痙攣・筋痙縮に対して用いる．

1) 中枢性筋弛緩薬：エペリゾン（ミオナール®），チザニジン（テルネリン®），ダントロレン（ダントリウム®）など
2) 漢方薬：芍薬甘草湯
3) バクロフェン（リオレサール®，ギャバロン®）

が必要である．ロキソプロフェン（ロキソニン®），ロルノキシカム（ロルカム®）などが代表的であるが，選択的 COX-2 阻害薬であるエトドラク（ハイペン®，オステラック®），セレコキシブ（セレコックス®）などは，比較的胃腸障害の副作用が少ないとされている．プロトンポンプ阻害薬や胃粘膜保護薬を一緒に処方する．

③ ワクシニアウイルス接種家兎炎症皮膚抽出液（ノイロトロピン®）

ワクシニアウイルスを接種したウサギの炎症皮膚組織から抽出された生体活性物質を元に精製されており，末梢侵害刺激局所において起炎症物質であるブラジキニンの遊離抑制作用を示す．疼痛やしびれ，不快感に効果があるとされ，副作用が少ないことから内科的合併症を有する高齢者や透析患者に対して使用しやすい．

④ 抗うつ薬，抗不安薬

神経根症に対して，アミトリプチリン（トリ

ブタノール®）などの三環系，四環系抗うつ薬を用いることがあるが，抗コリン作用による副作用に注意が必要である．またジアゼパム（セルシン®，ホリゾン®）のような鎮静作用のあるマイナートランキライザーは，薬物依存や離脱症状を引き起こす場合があるため慎重に用いなければならない．

⑤ ステロイド

ステロイドは，頚髄症での投与報告例が存在し，急性増悪で対症的に用いられることもあるが，基本的には長期内服の適応はない．脊髄浮腫が病態に関与していることが考えられる急性増悪時に，デキサメタゾン（リンデロン®）4～8 mg を数日静注し漸減することもある．神経根症では内服での有効例の報告がある．

⑥ ビタミン B_{12} 製剤

ビタミン B_{12} 製剤であるメコバラミン（メチコバール®）は，髄鞘形成，軸索内輸送，再生

促進などによる末梢神経の回復効果が報告されている.

⑦ 漢方薬

運動・知覚障害に対して真武湯，神経痛に対して葛根湯，桂枝加苓附湯，疎経活血湯などが用いられる場合がある．芍薬甘草湯は下肢の痙攣によく用いられるが，低カリウム血症に注意が必要であり，特に利尿薬を内服している患者への投与は注意を要する.

⑧ プロスタグランジン製剤

プロスタグランジン E_1（PGE_1）製剤であるリマプロストアルファデクス（オパルモン®，プロレナール®）は腰部脊柱管狭窄症に対して保険適応があり用いられるが，頚椎疾患に対しての保険適応はない．しかし，脊髄の血管拡張による効果が期待され，頚椎症性神経根症，頚椎症性脊髄症に対して有効であったとの報告もある.

■中等度～高度の疼痛・しびれに対する薬物療法

① プレガバリン（リリカ®）

日本では 2010 年に承認され，神経細胞の Ca^{2+} チャネルを阻害しシナプスからの伝達物質放出を抑制することで，神経細胞の過剰興奮を抑える効果がある．現在，「神経障害性疼痛，線維筋痛症」の診断名に保険適応がある．神経根症や脊髄症術後，脊髄損傷後の遺残症状に対して有効性が期待される．副作用としてめまい，傾眠傾向があるため高齢者や眠剤服用中の患者に対しては，少量からの投与とする.

② トラマドール

トラマドールは，オピオイド受容体作動作用とセロトニン，ノルアドレナリンの再取り込みを阻害することで下行性抑制系の活性化作用を有する鎮痛薬であり，2010 年より日本で使用可能となった．麻薬が作用するオピオイド受容体の中には μ（ミュー）受容体，κ（カッパ）受容体，δ（デルタ）受容体があるが，本剤は μ 受容体へ作用するとされている．トラマドール塩酸塩単体（トラマール®）およびトラマドール塩酸塩にアセトアミノフェンを配合した合剤（トラムセット®）が使用可能である．当初トラマール®の保険適応は「癌性疼痛」のみであったが，現在トラムセット同様に「非がん性慢性

疼痛」にも適応がある．セロトニン，ノルアドレナリン再取り込み阻害作用を起こすため，中枢神経に作用する薬剤との併用の際には注意が必要である．副作用として消化器症状（嘔気・便秘）が多く，制吐薬や緩下薬との併用が必要となる場合もある.

③ 経皮用剤

ブプレノルフィン（ノルスパン® テープ）は週に 1 回貼付する経皮的吸収型持続性疼痛治療薬である．フェンタニル（デュロテップ® パッチ）は 3 日に 1 回貼付する経皮的吸収型持続性疼痛治療薬である.

■筋弛緩薬

中枢性筋弛緩薬であるエペリゾン（ミオナール），チザニジン（テルネリン®）が代表的だが，脊髄症による痙性が強い場合はダントロレン（ダントリウム®）なども適応となる．近年，下肢痙性が強い症例に対する持続バクロフェン（リオレサール®，ギャバロン®）注入療法が導入されている.

ブロック療法

他の保存療法と組み合わせて行うことが多い.

■トリガーポイント注射

トリガーポイントとは「筋肉や結合組織内に存在する被刺激性の高い領域もしくは部位」であり，頚部，肩甲部の圧痛点に対して，局所麻酔薬やサリチル酸ナトリウム・ジブカイン配合注射液（ネオビタカイン® など）の局注を行う．局注部位の感染に注意が必要である.

■選択的神経根ブロック

選択的神経根ブロックは，他の保存治療抵抗性の神経根症（頚椎症性神経根症，頚椎椎間板ヘルニア）の治療および高位診断のために施行される．椎骨動脈や周囲の自律神経への薬剤浸透により血圧低下などの合併症が生じることがあるため，血管確保や緊急時の対応を行える体制を整えてから実施するべきである.

前方法による神経根ブロックでは，透視台上で患者を仰臥位とし，頚部に薄い枕を当てて軽度後屈位とする．X 線管球を椎間板終板に垂直に一致させるように傾け，刺入点を椎間孔外で後結節と前結節間にとり消毒後，22G スパイナ

5

ル針を刺入する．針をやや内下後方に進め放散痛を確認後，造影剤を注入し神経根に刺入されていることを確認したのち，1％リドカイン（キシロカイン®）1～2 mL とデキサメタゾン（デカドロン®）1.65～3.3 mg の混合液を注入する．

■ 頚部硬膜外ブロック

頚部硬膜外ブロックは，疼痛部位が複数の神経根領域に及ぶ場合や，頚部痛・肩甲部痛が主症状である場合，頚椎症性脊髄症，頚椎後縦靱帯骨化症に対症的に用いることがある．血管拡張に伴う血圧低下に注意し，脊髄腔内注射とならないように注意する．

患者を X 線透視台上で胸部下に薄い枕を入れた腹臥位とする．X 線透視にて罹患椎間レベルの椎間板終板に垂直となるよう管球の傾きを一致させる．罹患椎間より 2～3 cm 尾側の左右どちらかの傍正中から皮下および筋層内に局所麻酔を施行後，硬膜外針を下位椎弓に当て，針を椎弓上で頭側へ滑らせて椎弓間孔に達する．抵抗消失法にて硬膜外腔を確認後，造影剤 1～2 mL を注入して硬膜外腔内であることを確認し，1％リドカイン（キシロカイン®）1～2 mL とデキサメタゾン（デカドロン®）1.65～3.3 mg の混合液を注入する．

装具療法

頚椎の安静と筋スパズムの抑制効果を目的として，各種頚椎装具を用いることがある．

ソフトカラーは 70％程度の頚椎制動率であるが，簡便で通気性がよい．フィラデルフィアカラーの制動率は 30～40％程度で，上位頚椎の制動によい．

理学療法

理学療法としては，頚椎牽引療法，物理療法，運動療法などの治療がある．

■ 牽引療法

① 持続牽引

持続牽引は入院管理にて行う方法であり，介達牽引である Glisson 牽引（2～3 kg）と Crutchfield での直達牽引（2～5 kg）の 2 種類の方法がある．神経根への刺激を緩和する効果があるとされる．頚椎症性脊髄症，頚椎 OPLL では症状悪化例の報告があるため，安易に行うべき

ではない．

② 間欠牽引

間欠牽引は外来で可能な治療法であり，Glisson 係蹄での電動式牽引を行う場合が多い．神経根症に起因する疼痛には有効性が期待される．座位での牽引では椎間孔腔の拡大を目的に 10 kg 前後（体重の 1/6～1/8 程度）での牽引を目安とし，牽引方向は 20～30° が望ましい．

■ 物理療法

① 温熱療法

血流増大による筋緊張の緩和，鎮静作用を目的に行う．表在性の温熱療法であるホットパック，深部性の温熱療法である極超短波療法（microwave diathermy），超音波療法などがある．深部性の温熱療法は，体内に金属が挿入されている場合や骨端線閉鎖前の小児には禁忌である．

② 寒冷療法

電動冷却法（アイスバッグ），極低温局所曝射療法（コールドエア）がある．心臓に障害がある患者には十分に注意を払う必要がある．

③ 電気刺激療法

経皮的末梢神経電気刺激法（transcutaneous electrical nerve stimulation：TENS）は，関節痛や神経痛に対して用いられる電気療法の一つであり，鎮静作用を目的として行う．疼痛部位，または脊髄髄節支配領域に配置し高頻度の閾値上刺激を与える．

■ 運動療法

頚椎疾患に対する運動療法としては，良好な頚椎アライメントを保つための姿勢指導，頚部筋の等尺性訓練，持久力訓練などが行われる．初診時には歩行能力の評価を行い，転倒リスクが高い場合には，杖や歩行器などの歩行補助具の使用を指導する必要がある．

手指の巧緻機能障害が出現している場合には手指の機能維持を目的とした作業療法を行い，両下肢の痙性が強い場合には，下肢の関節可動域訓練やストレッチ指導を行う．

診療ガイドラインをふまえた患者説明

　現在，日本整形外科学会によりまとめられた診療ガイドラインが存在する頚椎疾患は，頚椎症性脊髄症[1]および頚椎OPLL[2]の2疾患である．これらの各疾患におけるガイドライン策定委員会によるサイエンティフィックステートメントを推奨Grade（Grade A：行うよう強く推奨する，Grade B：行うよう推奨する，Grade C：行うことを考慮してもよい，Grade D：推奨しない，Grade I：委員会の審査基準を満たすエビデンスがない）とともに列挙する．

頚椎症性脊髄症

　頚椎持続牽引療法は軽傷例に対し短期的には有効な治療法である（Grade C）が，頚椎間欠牽引療法についてはエビデンスがなく，その意義については今のところ不明である（Grade I）．装具療法は軽傷例に対し短期的には有効である（Grade B）．一方，薬物療法が脊髄症状に対しどの程度有効であるかについては，まだ十分なエビデンスがない（Grade I）．

　軽度の頚椎症性脊髄症については，保存療法と手術療法の成績は3～4年の経過では有意差がみられない（Grade C）ため，軽傷例にはまず保存療法を試みてもよい（Grade B）が，進行性あるいは長く持続する脊髄症，軽傷でも保存療法で効果がなく脊髄圧迫の強い青壮年者は手術適応である（Grade C）．また高齢者でも周術期合併症に注意すれば手術適応となる（Grade C）．

　固有脊柱管前後径が12または13mm以下の多椎間狭窄例で頚椎前弯が保持されている場合では後方法を（Grade B），固有脊柱管前後径が広く，脊髄圧迫部位が1～2椎間で頚椎後弯変形の場合は前方法（前方除圧固定術）を（Grade C）選択することが多いが，各術式間に脊髄症状の改善度に明らかな差があるとはいえない（Grade C）．

　前方除圧固定術の長期成績は比較的安定しているが，隣接椎間障害が問題となることがある（Grade C）．一方，椎弓形成術の長期成績は安定している（Grade C）が，術前の頚椎や頚髄の後弯が予後（手術効果）に影響する可能性がある（Grade C）．

頚椎OPLL

　頚椎OPLLの発生に遺伝的背景が関係していることは支持されており，患者の兄弟で実際に頚椎OPLLが認められるのは約30％であるが，遺伝様式は断定されていない（Grade A）．頚椎OPLLに対するspinal manipulationは合併症の報告が散見され，生じる障害の重症度や回復性を考えるとこれを行うことは勧められない（Grade D）．

　OPLLによる脊髄症はいったん発症すると進行する可能性はあるが軽快する場合はほとんどない（Grade C）．一般的には本症を治療しないと寝たきりになることはまれではあるが，可能性はある．特に，すでにかなりの脊髄症を有している場合と外傷を伴って脊髄損傷を合併した場合の可能性は高い（Grade C）．

　保存療法は，疼痛が主症状の神経根症と軽傷の脊髄症において有効である可能性はあるが，JOAスコア12～11点以下で保存療法により1か月経過しても症状が改善しない場合には，手術を考慮する（Grade I）．痛みに対しては，抗炎症薬を中心とした薬物治療にある程度の効果は期待できるが，それを支持する中程度の質のエビデンスはない（Grade I）．

　頚部痛に対する外科治療についての有効性は，頚部痛に焦点を当てた治療成績評価の論文がないため不明である（Grade I）．

　頚椎OPLLの患者が転倒などの外傷により脊髄損傷となる可能性は，正常群に比してやや高い可能性がある（Grade C）が，脊髄症発症前の予防的除圧術を支持するエビデンスはない（Grade I）．前方法と後方法で，術式による手術成績に明確な差はない（Grade C）が，後弯変形を伴っている場合には，前方法のほうが後方法より良好な成績を得られる可能性がある（Grade C）．また，脊柱管骨化占拠率が高い（60％以上）症例では，前方法が後方法に比して良好な成績が期待できる可能性がある（Grade C）．前方除圧法は，3椎間以下の骨化で安定した成績が得られる（Grade C）．術後の

長期成績は，前方固定術，椎弓切除術，椎弓形成術のいずれにおいても維持されているという報告が多い（Grade C）.

● 文 献

1) 日本整形外科学会診療ガイドライン委員会ほか編. 頚椎症性脊髄症診療ガイドライン 2015. 改訂第2版. 南江堂；2015.
2) 日本整形外科学会診療ガイドライン委員会ほか編. 頚椎後縦靱帯骨化症診療ガイドライン 2011. 南江堂；2011.

コラム：湿布療法

藤野圭司（藤野整形外科医院）

DDS，TTSという言葉を聞かれたことがあるだろうか. DDSはdrug delivery system（経皮吸収局所作用型製剤），TTSはtransdermal therapeutic system（全身作用型製剤）のことである. われわれが通常使用している非ステロイド性消炎鎮痛貼付剤（第2世代）はDDS製剤に属する. 特徴は，薬剤が皮膚より患部に直接浸透していくため，血中への取り込みが少な

く，胃腸障害などの副作用が出にくいことである. そのため，経口投与が困難な方，胃腸が弱い方にも安全に使用することができる. それに対しTTS製剤は貼付後，速やかに血中に取り込まれ効果を発揮する全身作用性製剤である. 近年，経口投与が困難な患者に対し，オピオイド製剤，降圧薬，心筋梗塞治療薬などさまざまなTTS系貼付剤が開発されている.

1章 頚椎疾患の保存療法

2 代表的な頚椎疾患と注意すべき鑑別疾患

川岸利光（高岡整志会病院）

- 患者の神経学的所見と画像診断を詳細に検討する．
- 境界領域が多いので他科（神経内科，脳外科）と連携する．
- 脊髄症が進行すれば早期手術が基本である．

ここでは，頚椎疾患の代表的な疾患を挙げ，注意すべき鑑別疾患や主に手術が必要となる疾患を紹介する．

代表的な頚椎疾患

頚椎症

頚椎が加齢変化などにより，椎間板の膨隆や脊椎をつなぐ靱帯の肥厚・ゆるみなどのために脊柱管が狭くなり，その中を通る脊髄や神経根が圧迫障害を起こす．圧迫が脊髄で起こっているものを「頚椎症性脊髄症」といい，神経根で起こっているものを「頚椎症性神経根症」という．

■ 頚椎症性脊髄症

主な症状は首や肩，肩甲骨にかけての痛み，腕の痛みやしびれ，手指のしびれ，ボタンを止めにくい，箸が持ちにくいなどの細かい作業が難しくなる，腕の筋力が弱くなる，転びやすくなる，排便・排尿障害などである．歩行障害や下肢腱反射亢進など脊髄症状が出現すれば，早期に手術が必要になる頚椎の代表的な疾患である（❶）．

■ 頚椎症性神経根症

初発症状は片側上肢の痛み，C6，C7なら頚から肩甲骨周囲，上腕外側，親指〜中指への放散痛，しびれ，軽度の筋力低下などである．頚椎の後屈が制限され，前屈で痛みは軽減する．

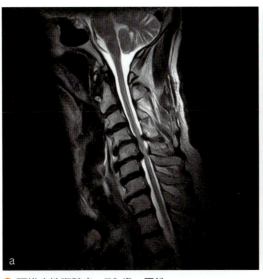
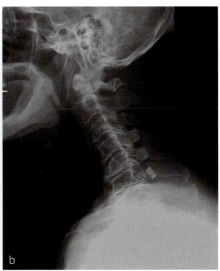

❶ 頚椎症性脊髄症．78歳，男性
a：術前 MRI 側面像，b：椎弓形成術後3週・X線側面像
4か月前から両上肢のしびれ，2週前から歩行障害．

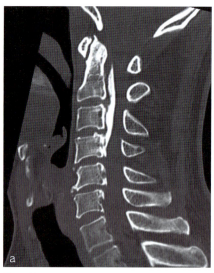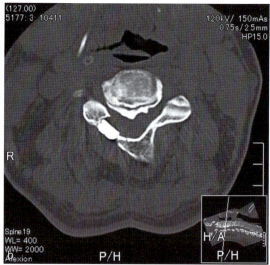

❷ 頚椎 OPLL．67 歳，男性
a：術前 CT 側面像，b：椎弓形成術後 6 か月・CT 横断像
6 か月前から両手足のしびれ，1 か月前から歩行障害出現．

左側では狭心症と類似の前胸部痛がみられることもある．

類似疾患として「頚椎症性筋萎縮症」がある．その症状は上肢の運動障害と筋萎縮が顕著であるが，知覚障害がなく，下肢腱反射の亢進がない．肩の挙上困難や手指の筋萎縮と巧緻障害が主な症状である．C5 神経根障害で肩・腕の筋肉（三角筋・上腕二頭筋）の障害例が多い．痛みがなく筋萎縮・筋力低下だけなので，特に筋萎縮性側索硬化症（amyotrophic lateral sclerosis：ALS）との鑑別が大切となる．

頚椎後縦靱帯骨化症（厚生労働省難病指定）

頚椎後縦靱帯骨化症（ossification of posterior longitudinal ligament：OPLL）では，椎体と椎体をつなぐ後縦靱帯が骨に変化し，骨化によって脊柱管が狭まり，脊髄や神経根が圧迫・障害される．頚椎・胸椎・腰椎のどこにでも起こる可能性があり，頚椎で起こるものは，頚椎後縦靱帯骨化症（頚椎 OPLL）という．

後縦靱帯の骨化は成人の 100 人中 3 人ほどにみられるが，骨化があっても症状が出ない例もある．アジア系に多い疾患で，50 歳前後での発症が多く，男性が女性の 2 倍多く発症する．発症メカニズムは十分解明されていないが，遺伝や糖尿病などがかかわっている．頚椎症性脊髄症と同様な脊髄症状が発生したら，進行が速く，保存療法で改善することはまれで，早期手術治療が必要である（❷）．

頚椎黄色靱帯骨化症（厚生労働省難病指定）

頚椎後縦靱帯骨化症と同様の症状を呈するが，発生頻度は少なく，症状も急激に進行しないことが多く，注意して経過観察を行い，脊髄症状が進行すれば，手術が必要になる．

頚椎椎間板ヘルニア

頚椎で起こる椎間板ヘルニアで，突出した椎間板が脊髄を圧迫することで，さまざまな症状が出現する．原則的には脊髄・神経根を圧迫するため，多くは脊髄症，ときには神経根症の症状を呈する．神経根症の症状であれば，保存治療が有効であるが，脊髄症状が出現した場合は早期の手術が必要である（❸）．

平山病

10～20 歳代に発症する片側上肢の筋萎縮，脱力を主徴とする．頚椎前屈時に硬膜後壁が前方に移動し，脊髄が椎体に圧迫されるために脊髄前角障害をきたすものとされている．頚椎カラーなどで頚椎の前屈を制限することで改善が得られるので，早期診断が重要である．

2. 代表的な頚椎疾患と注意すべき鑑別疾患

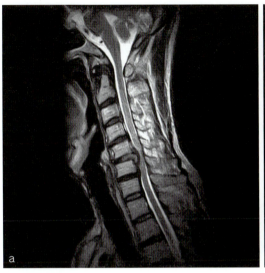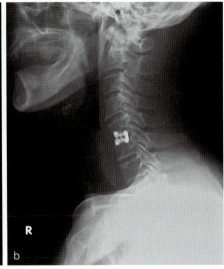

❸ 頚椎椎間板ヘルニア．66歳，男性
a：術前MRI側面像，b：前方固定術後・X線側面像
4か月前から手足の痺れ，歩行困難，手術3日前から独歩不可．

頚椎疾患と注意すべき鑑別疾患

症状は頚椎症性脊髄症や頚椎症性神経根症と似た症状で，上肢の知覚・運動・歩行障害などで，重症例は手足の麻痺が進行し，箸が持てない，転倒などが生じる．

頭蓋内病変

頭蓋内病変では，髄節性障害に類似した症状を呈することがある．視床などの小梗塞で起こる手掌・口症候群では，ときに手のしびれが橈側のみで，C6髄節の障害に類似していることがある．ただし頚椎症では顔面の障害を伴わない．

脊髄小脳変性症

脊髄小脳変性症は，小脳および脳幹から脊髄にかけての神経細胞が少しずつ破壊，消失していく進行性の疾患である．主な症状は，起立・歩行障害，手がうまく使えない，しゃべるときに口や舌がもつれるなどである．脊髄小脳変性症にはいくつかの種類があり，脊髄型では脊髄症と症状が似ている．

頭蓋頚椎移行部病変

頭蓋頚椎移行部病変は，多彩な症状を呈するため，診断が困難なことが多いが，MRIの普及で診断が容易になった．主な疾患を挙げると，Chiari奇形・脊髄空洞症，大後頭孔腫瘍，上位頚髄腫瘍，骨性奇形，環軸関節不安定症，歯突起骨折偽関節，歯突起後方偽腫瘍などである．

症状は両上肢のしびれ・glove typeのしびれが多く，上腕二頭筋反射の亢進，巧緻運動障害，延髄圧迫症状などを呈し，中下位頚髄症との鑑別に注意を要する．

■Chiari奇形・脊髄空洞症

Chiari奇形・脊髄空洞症は，脳と脊髄の境界の疾患で，小脳および下部脳幹の異常に伴う多彩な神経症状を呈する．

脊髄の中に脳脊髄液のたまった空洞ができることにより，脊髄の機能が障害される疾患で，10～50歳代までに多くみられる．近年MRIの進歩で診断が容易になり，手術法も進歩した．

■上位頚髄腫瘍

以前は見落とされる疾患であったが，現在ではMRIの普及で診断が容易になった．

症状は上肢の知覚・運動・歩行障害などで，頚椎症性脊髄症と同様の症状を呈する．

11

多発性硬化症

多発性硬化症（multiple sclerosis：MS）は，中枢神経が障害される脱髄性炎症疾患で，脱髄性というのは，末梢神経を保護する髄鞘が一部脱落する状態をいう．Lhermitte 徴候（頚髄後索の障害による刺激症状）が特徴的で，頚椎を前屈すると直ちに電撃が走ったような痛みが脊椎から上下肢に放散する．MRI では，脊髄が軽度腫大しているのが特徴．

脊髄梗塞

脊髄梗塞は，脳梗塞と同じように，脊髄に血栓がつまる疾患．急激な発症で，数分〜1 日くらいで病像が完成してしまうため，早急な治療が不可欠である．

発症時に病巣部に一致して生じる激烈な疼痛，急速に発現する対麻痺・四肢麻痺，障害部位以下の解離性感覚障害，早期から出現する膀胱直腸障害，病巣髄節レベルの前角障害を示す筋萎縮などが特徴である．

進行性筋ジストロフィー

進行性筋ジストロフィーは，筋線維の変性・壊死により進行性の筋力低下，筋萎縮をきたす遺伝性疾患である．

筋萎縮性側索硬化症

筋萎縮性側索硬化症（amyotrophic lateral sclerosis：ALS）は，多くは中年以降に発症し，男女差はなく，発症の原因は不明である．脳脊髄や末梢神経からの命令を筋肉に伝える運動ニューロンが侵される進行性の難病である．片側上肢の筋力低下・筋萎縮から始まり，次に対側上肢，さらに下肢が侵され，全身の筋肉が徐々に萎縮して，やがて動かすことができなくなる．四肢の運動麻痺や筋萎縮，線維束性収縮，深部反射亢進，母指球萎縮による猿手，骨間筋萎縮による鷲手がみられる．また運動失調や感覚障害，排尿排便障害がない．最終的には構音障害や嚥下障害，舌筋の麻痺と萎縮といった球麻痺症状を呈して，2〜6 年後の経過で死亡する．

発症して間もないころの症状が頚椎症性脊髄症とたいへんよく似ていて，また MRI では脊髄症と合併していることも多いので特に注意が必要である．神経内科専門医との連携が重要である．

上肢絞扼性末梢神経病変

上肢絞扼性末梢神経病変は，日常診療で頚椎症性神経根症との鑑別を要することが多い．また両者が合併する例，double crush syndrome の場合は特に注意が必要である．代表的疾患は以下に述べる．

■ 手根管症候群

手根管症候群（正中神経麻痺）は C6〜7 の神経根症との鑑別が必要である．

■ 肘部管症候群

肘部管症候群（尺骨神経麻痺）は C8〜Th1 の神経根症との鑑別が必要である．

その他に前骨間神経麻痺，後骨間神経麻痺，胸郭出口症候群などの疾患も頚椎疾患との鑑別が大切である．

1章 頚椎疾患の保存療法

頚椎捻挫，外傷性頚部症候群

木内哲也（田名整形外科クリニック）

- 交通事故による受傷ではその特殊性を考慮する．
- 長期化することをさけるためにも患者の信頼を得ることが大切である．

　頚椎捻挫はさまざまな原因で発生するが，整形外科を受診する頚椎捻挫の患者のほとんどは交通事故により起こるものである．whiplashという言葉は1928年Croweにより初めて用いられ[1]，日本では1958年飯野により，whiplash injuryを「むち打ち損傷」と紹介された[2]．自動車社会の進行による日本の自動車保有台数の増加とともに交通事故件数は増加し，同時に交通外傷，とりわけ頚椎捻挫の件数も増加した．また外傷性頚部症候群という病名も頚椎捻挫と同じ病名として用いられている．

　また，四肢の骨折などに比べ脊椎の損傷，とりわけ頚椎捻挫の頻度は低くない．交通事故という特殊性により近年は訴訟等に発展することも起こるようになってきた．最近では，交通事故と脳脊髄液減少症の因果関係が取りざたされている．

病態

　頚椎捻挫の受傷機転は，頭部が直接物にぶつかり頚部が強制的に過伸展や過屈曲などをしたものと，体幹部に加速度が加わり慣性の法則で頚椎が鞭のようにしなり，頚部が過伸展や過屈曲をして損傷を受けたものがある．

　外傷性頚部症候群・頚椎捻挫は，骨折や脱臼がなく頚椎の支持組織である靱帯，椎間板，関節包や頚椎周囲の筋膜や筋組織の損傷である．一般に骨折や脱臼が単純X線検査で診断しやすいのに比べ，頚椎捻挫はさまざまな訴えがあり，特徴的な画像所見もないことから，障害の部位や症状の原因を特定することが難しく，整形外科的な範疇にととどまらず，神経内科や脳神経外科，精神科，耳鼻咽喉科の分野に及ぶこともある．

保存療法の実際

　治療を始める前に問診票により既往歴，過去の事故歴などを聴取すること．特に今までの頚部の症状の有無，頚椎部での治療の有無をよく聞き診療録に記載しておくことが大切である．

　後にトラブルになることも考慮し，自覚症状についてはその部位や程度，運動知覚異常の有無，可動域制限，反射，Jackson，Spurlingなどの誘発テスト，めまいなどの自律神経症状なども調べ診療録に記載しておかなければいけない．

　自律神経の失調症状は，1925年Barréにより，後頚部の交感神経刺激が頭痛や耳鳴り，めまいを出現させると報告され，その後Liéouの報告と合わせていわゆるBarré-Liéou症候群とよばれている[3]．

　治療として最初に行うのは頚部の安静である．神経症状がある症例や疼痛が著しい症例には頚椎カラーで固定することがあるが，長期の固定では頚部周囲の筋力低下や可動域制限が出現するため，1～2週間程度の固定にとどめたい．頚椎カラーによる固定をしないで頚椎の自動運動を早期から行った群が，カラー固定をした群に比べ治療成績が良かったとの報告があり[4]，長期の固定はかえって症状を長引かせることを示唆している．

　症状が軽減するようであれば物理療法，運動療法を考慮して治療を行う．

薬物療法

薬物として，非ステロイド性抗炎症薬（NSAIDs）や筋弛緩薬を投与する．しびれなどの神経症状がある症例ではビタミン製剤や神経障害性疼痛薬の投与を，痛みが著しい場合にはオピオイド鎮痛薬を投与することも有効である．急性期のステロイドの大量投与が有効であるとの報告もあるが，最近ではオピオイド鎮痛薬で疼痛はコントロールされると思われる．

注射薬として，抗炎症薬の静脈注射や，疼痛部位へのトリガーポイント注射，後頭神経ブロックを行うこともある．

理学療法，消炎，運動療法

受傷後，数日しても痛みがある場合は理学療法を開始するが，頚椎の牽引を開始するのは，薬物療法で疼痛が軽減する受傷後1週間ほどしてから行うのがよい．

頚椎の牽引療法や温熱療法，SSP（silver spike point）療法，レーザー治療等を行うが，牽引療法で疼痛の出ることもあり注意が必要である．その場合には，温熱療法などで症状の軽減を待ってから行う．肩こりや肩の張りを訴える例や，頚部周囲の可動域に制限の出てきている例では頚椎や肩関節の可動域訓練などの運動療法も有効である．

検査

X線検査では，頚椎の6方向撮影や開口位での環軸椎の撮影を行うこともある．症状が遷延化している症例では，数回の単純X線検査で経過をみるほかMRIなどで他の疾患の有無を調べる必要がある．上肢のしびれを訴える症例では神経伝導速度検査が有効なこともある．

脳脊髄液減少症

頭痛，めまい，頚部痛が遷延化している症例と脳脊髄液減少症との関係が示唆されている[3]が，交通事故でなぜ硬膜に脊髄液が漏出するような損傷が起きるのかは解明されておらず，事故との因果関係は明らかではない．起立性頭痛の有無を診療録に記載しておくことが大切である．

頚椎捻挫治療の特殊性

一般に交通外傷による頚椎捻挫の患者は交通外傷の被害者のことが多く，その治療は自由診療となり，治療費は保険会社が負担するため，保険会社とトラブルになる症例もみられる．

被害者である患者の心理的要素や補償に関する問題などの社会的要因も大きく関与する．車両の自賠責保険や任意保険だけでなく，患者自身が加入している傷害保険の問題もあり，患者の心理も遷延化につながることがあり，気をつけて治療しなければならない．筆者は面談を求められた際には保険会社との面談は避け，患者を含めた三者面談を行うようにしている．

また，医療類似行為を受ける症例もあり，その場合には医療類似行為と医療機関との違いを説明し，並行受療はしないように指導することが重要である．

治療期間中は，治療内容の記録はもとより，自覚症状や可動域制限の有無，運動知覚検査，深部反射，誘発テストの有無などを定期的に検査し診療録に記載しておくことが大切である．

患者の信頼，納得を得られないことで遷延化する例もあるため，患者とのコミュニケーションを十分に取り治療することも頚椎捻挫の治療では特に重要なポイントである．

● 文　献

1) Crowe H. A new diagnostic sign in neck injury. Calif Med 1964；100：12-3.
2) 飯野三郎ほか．頚椎部のいわゆる whiplash injury について．整形外科 1958；9：153-61.
3) Stewart DY. Current concept of the "Barre syndrome" or the "posterior cervical sympathetic syndrome". Clin Orthp 1962；24：40-8.
4) Rosenfeld M, et al. Early intervention in whiplash-associated disorders. A comparison of two treatment protocols. Spine 2000；25：1782-7.

1章 頚椎疾患の保存療法

4 中心性頚髄損傷

西村和博（西村整形外科）

> **POINT**
> - 交通外傷や若年者のスポーツ外傷による軽症例では，受傷早期は神経症状のチェックを頻回に行い，見逃しに気をつける．
> - 急性期は保存的治療が原則であり，可逆性変化の回復を促すため，頚椎の安静・固定を十分に行う．急性期以降は脊髄損傷性疼痛のコントロールとともに早期リハビリテーションを積極的に行うべきである．

脊髄損傷は，交通事故や高所からの転落などによる大きな外傷が原因の大半を占めるが，最近では，若年者のスポーツ外傷や高齢者の転倒による比較的軽度の外傷による頚髄損傷の発生の頻度が多くなってきている．特に不全損傷では，脊髄横断面での中心部の損傷，つまり灰白質および白質の内層が主に損傷された病態を特徴とした中心性頚髄損傷が70％近くを占めるとされている．

Schneiderらはその臨床的特徴を①下肢に比べ上肢に強い運動麻痺，②その多くの受傷機転が頚椎過伸展強制，③非骨折性損傷，④急性の四肢麻痺，⑤多彩な知覚麻痺，⑥膀胱機能障害，⑦下肢，膀胱，上肢機能の順に回復し，歩行機能の回復は良好だが，手指機能の回復は不良，⑧比較的予後が良好，などを挙げ「損傷レベル以下の上肢の機能が下肢機能に比べて不釣り合いに優位に障害されている症候群」と定義している[1]．臼井らは中心性頚髄損傷の麻痺の重症度を損傷の範囲と程度により3つに分類し

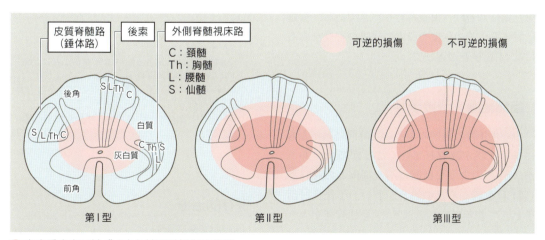

❶ 麻痺重症度に基づく中心性頚髄損傷の分類

Ⅰ型（上肢型）：受傷初期には下肢症状がないか，あっても軽微な麻痺で早期に消失する．損傷部位は脊髄中心部で，損傷の程度も浮腫などの可逆的な損傷である．
Ⅱ型（典型的な Schneider 型）：受傷初期は上下肢に症状があるが，下肢症状は改善し，日常生活に支障をきたさない程度に回復し，上肢も遅れて回復してくる．白質の損傷は可逆的な損傷であるが，中心部は不可逆的な損傷となっている．
Ⅲ型（横断型不全損傷との移行型）：下肢症状は上肢症状に比べて良好な回復をきたすが，下肢症状には痙性麻痺などが残存し，日常生活に支障をきたす．損傷は頚髄全体に及ぶが白質外層は可逆的損傷であるが，灰白質および白質内層は不可逆的損傷となっている．

（臼井 宏ほか．急性中心性頚髄損傷症候群について．整形外科 1981；32：1803-12[2]より）

ている（**❶**）[2].

診断・検査

診察は上肢・体幹・下肢の知覚障害や運動麻痺の範囲，腱反射異常，膀胱直腸障害の有無などを十分に調べ，脊髄損傷のレベルおよび程度を判断する．損傷初期は四肢運動機能が刻々と変化するため，頻回に評価する必要がある．頚髄損傷横断面評価法として改良フランケル分類（**❷**）が簡便であるが，細かな変化をみていくなら American Spinal Injury Association（ASIA）score（**❸**）で評価すると見逃しが少ない．交通外傷や若年者のスポーツ外傷による軽症例では，受傷直後は上肢症状が出現していない場合や頚部痛が強く，患者が気がつかないことがある．その場合，十分な治療をせず，重症化し，神経症状を残すことがあるため，疑わしい症例は経過観察を十分に行う必要がある．

画像診断では，骨折や脱臼を単純 X 線検査や CT 検査で損傷部位と程度を診断する．脊椎の不安定性を診断するには動態撮影が必要であるが，麻痺の進行をきたす危険性があるため，急性期には避け，慎重に行うべきである．脊髄に対する圧迫の程度や髄内の損傷の程度をみるには MRI 検査が適している．

自然経過・予後予測

中心性頚髄損傷例の多くは，時間経過とともに神経症状が改善していくことが特徴であるが，III 型のような横断型不全損傷との移行型（**❶**）は改善が不良の場合が多い．予後良好因子として若年者（40 歳以下），脊柱管径が大きい，I 型（上肢型）であることが挙げられる．早期 MRI の T1 等信号・T2 等信号の症例は予後良好である[3]．一方，不良因子は高齢者（70 歳以上），脊柱管狭小化例である．早期 MRI で T1 低信号・T2 高信号は予後不良因子とされている[3]（**❹**）.

❷ 改良フランケル分類

A. motor, sensory complete 完全麻痺

仙髄の知覚（肛門周辺）脱失と運動（肛門括約筋）完全麻痺

B. motor complete, sensory only 運動完全（下肢自動運動なし），感覚不全

B1．触覚残存（仙髄領域のみ）
B2．触覚残存（仙髄だけでなく下肢にも残存）
B3．痛覚残存（仙髄あるいは下肢）

C. motor useless 運動不全で有用でない（歩行できない）

C1．下肢筋力 1，2（仰臥位で膝立てができない）
C2．下肢筋力 3 程度（仰臥位で膝立てができる）

D. Motor useful 運動不全で有用である（歩行できる）

D0．急性期歩行テスト不能例
　　下肢筋力が 4，5 あり歩行できそうだが，急性期のため正確な判定困難
D1．車椅子併用例
　　屋内の平地であれば 10 m 以上歩ける（歩行器，装具，杖を利用してよい）が，屋外，階段は困難で日常的には車椅子を併用する
　　＊10 m 以下の歩行であれば C2 と判定
D2．杖独歩例あるいは中心性損傷例
　　杖独歩例：杖，下肢装具など必要であるが屋外歩行も安定し車椅子不要
　　中心性損傷例：杖，下肢装具など不要で歩行は安定しているが，上肢機能が悪いため，入浴や衣服着脱などに部分介助を必要とする
D3．独歩自立例
　　筋力低下，感覚低下はあるが独歩で上肢機能も含めて日常生活に介助不要

E. normal（正常）

神経学的脱落所見なし（自覚的しびれ感，反射亢進はあってよい）

備考：
● 膀胱機能は包含せず（通常 D 以上では自排尿である）
● 左右差のある場合には左右各々を評価（左 B2，右 C1 など）
● 判定に迷うときには悪いほうに入れる
● D0 群は実際は D1，D2，D3 のいずれかであるので，予想できれば D0（D1）や D0（D2）と記載する

（総合せき損センター．平成 6 年 1 月開始，平成 12 年 10 月改訂より）

保存的治療

急性期は新たな損傷が追加されることを防ぎ，可逆性変化部位の回復を促すことが重要である．そのため，頚椎の安静・固定を十分に行うべきである．診療所レベルでは軽症例以外は専門病院への搬送，早期受診を促したほうがよい．積極的なリハビリテーションを受傷早期より行う施設もあるが，損傷部位の回復には数週間の安静を要する報告もあり，ある程度の固定

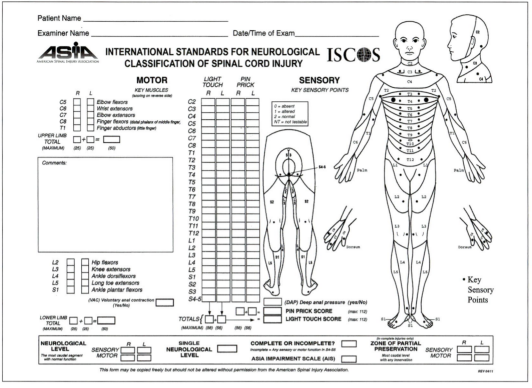

❸ American Spinal Injury Association (ASIA) Score

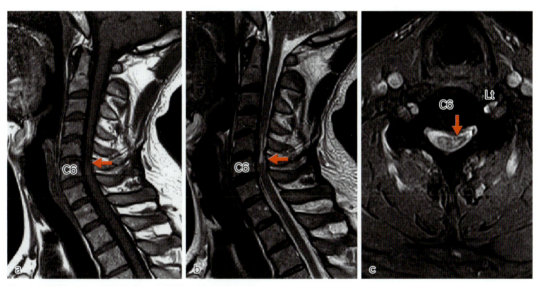

❹ MRI 診断で T1 低信号/T2 高信号の改善不良例
早期 MRI 画像では C5/6, C6/7 高位で脊柱管の狭窄像を認める. T1 強調矢状断像では C5-6 レベルで髄内に低信号領域が観察される (A 矢印). T2 強調矢状断像でも同位に髄内高信号が明瞭になっている (B 矢印). また, T2 強調横断像においては左側の灰白質に高信号を認める. (C 矢印).

は必要と考える.

　急性期の薬物療法として，メチルプレドニゾロンコハク酸エステルナトリウム（MPSS，ソル・メドロール®）大量療法は脊髄損傷に対して治療目的に使用できる唯一の薬剤である．しかし近年では，MPSS大量療法の有効性を疑問視する報告が相次ぎ，また，感染症や消化器障害などの副作用の報告も多く，近年では行われない方向にある．

　新たな薬物治療法として，注目されているのが顆粒球コロニー刺激因子（G-CSF）を用いた神経保護療法である．また，患者本人の骨髄血から間葉系幹細胞を分離増幅させ，静注投与する臨床試験も行われており，脊髄の神経細胞の再生治療が期待されている．

　急性期以降の神経障害残存例には脊髄損傷性疼痛のコントロールと麻痺に対するリハビリテーションが重要となる．麻痺と多少の異常感覚（鈍いしびれ等）はやがて受容できる場合もあるが，痛みを受容することはきわめて難しい．脊髄損傷に伴う疼痛は代表的な中枢性疼痛であるが，神経障害性疼痛以外に侵害性疼痛も含まれる．

　神経障害性疼痛にある程度の効果がある薬剤は，抗てんかん薬，抗うつ薬，抗不整脈薬などの一部，ワクシニアウイルス接種家兎炎症皮膚抽出液含有製剤（ノイロトロピン®），麻薬性鎮痛薬などがある．中心性頚髄損傷において比較的早期の神経障害性疼痛にはプレガバリン（リリカ®）やノイロトロピン®が比較的効果があり，保険の適用もあるため使用しやすい．いず

れの薬剤も副作用が脊髄損傷患者の神経障害以外の症状を増悪させる可能性があるため，それぞれの薬剤の効能，副作用を十分理解したうえで使用することが望ましい．

外科的治療

　中心性脊髄損傷の過伸展型損傷例（受傷機転で最も多い）のうち，脊髄圧迫や脊柱不安定性のない安定型に対しては，手術適応は基本的にない．しかし，骨折や脱臼による強い脊柱不安定性があり，脊髄圧迫が認められる場合には二次的な脊髄損傷の予防や早期リハビリテーション開始を目的とした外科的治療が適応される．

　一方，後縦靱帯骨化症をはじめとする高度脊髄圧迫例では受傷早期に症状が悪化する例や症状の改善が早期に認められない例に除圧術が考慮されているが，急性期治療に際しては除圧術を急ぐ必要はなく，保存的治療を原則としたほうがよい．

●文　献

1) Schneider RC, et al. The syndrome of acute central cervical spinal cord injury；with special reference to the mechanisms involved in hyperextension injuries of cervical spine. J Neurosurg 1954；11：546-77.
2) 臼井　宏ほか．急性中心性頚髄損傷症候群について．整形外科 1981；32：1803-12.
3) 山崎正志ほか．中心性頚髄損傷のMRI診断．伊藤博元編．図解よくわかる整形外科MRI診断実践マニュアル．全日本病院出版会；2007．p.29-38.

コラム：肩こり

新井貞男（あらい整形外科）

はじめに

日常診療では、「肩こり」を主訴として来院する患者さんや、随伴症状としての「肩こり」を訴える患者さんを診察する機会がたくさんある。「肩こり」といわず「首こり」、「肩がはる」と表現する人もいる。

「肩こり」は、2013年（平成25年）厚生労働省国民生活基礎調査によれば、その男女比は1対2で、男性の30〜60歳代では2番目、女性の20〜60歳代では一番多くみられる。腰痛と並んで、国民病といってよいかもしれない。しかし、その原因や病態に関しては、はっきりしたことはわかっていないというのが実情である。欧米諸国には、この肩こりに相当する言葉がなく、日本独特だというのも面白いことである。

「肩こり診療ガイドライン」のようなものがあるとすれば、「非特異的肩こり」が大部分かもしれない。「肩こり」という病名は存在しないが、通常「肩こり」といえば、項頸部から両肩甲骨にかけての、筋肉の張った感じ、こわばった感じ（時には鉄板が入っているような状態と表現する人もいる）、重圧感、不快感、鈍痛、などの症状を有している場合を総称している。症状がひどくなってくると、頭痛、吐き気、めまい、眼の奥の痛み、胸の圧迫感、動悸、息切

れ、さらに不眠症や消化器症状を呈する人、うつ状態になる人もおり、重症になることもある。

「肩こり」という言葉は、日常安易に使われるが全体像がはっきりとしていない。「肩こり」を検討するに際し、3つに大きく分類することにした（❶）。

I. 外因性（主として肉体的負担）が原因と思われる場合

原因として、頸部から僧帽筋にかけての循環障害であるとする説が有力であるが、最近、筋膜が大きな役割をしているという説もある。循環障害説は、項頸部から両肩甲骨にかけての筋肉の持続的緊張が原因となり、頸部周囲の僧帽筋や肩甲骨周囲の肩甲挙筋・菱形筋などの各部位に循環障害が起きる。その結果、酸素や栄養分が各筋肉に十分に届かなくなり、疲労代謝産物が局所にたまり、それが刺激となって筋肉の過緊張が起こり、局所の血液循環が悪化するという悪循環が起こる。この悪循環の積み重ねによる頸部から僧帽筋にかけての筋肉の過緊張を「肩こり」と表現しているとするものである。

① こうした「肩こり」を引き起こすものとして、同一姿勢を長時間続けた場合がある。本や書類を読む、頸部前屈姿勢での作業を長時間続けること等により起こるが、近年はパソコンやスマートフォンの普及により、同一姿勢を長時間続けることが多くなっている。特にスマートフォンの場合、小さな画面を覗く軽度前屈姿勢であり、夢中になることが多く長時間となりやすい。同一姿勢も問題であるが、眼精疲労も重なり、より重度になると思われる。スマートフォンによる「肩こり」を、マスコミでは「スマホ首」とよぶほどに増えており、電車に乗ったとき、新聞や文庫本を読んでいる人をみかけることが珍しいくらいである。

② 上半身を使うスポーツや肉体労働後に起こりやすい。重いものを担ぐ・運ぶ動作、重いものを振り回す動作、などが原因であり、項頸

❶ 肩こりの分類

I. 外因性（主として肉体的負担）が原因と思われる場合
　① 同一姿勢を長時間続けた場合
　② 首から肩にかけての筋肉を使うような運動や仕事を行った場合
　③ 眼精疲労が原因の場合
II. 内因性が原因と思われる場合
　① 神経疾患に随伴する症状としての肩こり：頸椎疾患、頸肩腕症候群、胸郭出口症候群、脊髄空洞症等、神経変性など神経内科的疾患の初期症状
　② 内科的疾患が原因の場合：高血圧、心疾患、肝障害等
　③ 心理的ストレス
III. その他、または混合性の原因の場合

部から両肩甲骨にかけての筋肉のオーバーユースによるものと思われる.

③眼精疲労によるものは，小さな文字を読む・細かい作業をすることによる眼の疲れが原因であるが，前述のように同時に同一姿勢で行っていることも多い．鶏と卵の関係でどちらが先ともいえないが「肩こり」の大きな原因の一つとされる.

II. 内因性が原因と思われる場合

①神経疾患に随伴する症状としての「肩こり」

頚椎症性脊椎症，頚椎椎間板ヘルニア，頚肩腕症候群，胸郭出口症候群，脊髄空洞症等の頚椎疾患に随伴する症状として「肩こり」が挙げられる.

本来のしびれや痛みよりも「肩こり」を強く訴える人もいる．頚椎疾患を有している人に，「I. 外因性（主として肉体的負担）要素」が加わると短時間で症状も強く出る傾向がある．外来で肩こりを主訴として来院した患者を診て，外因性を考えることが多いが，肩から上肢のしびれや痛みをあまり訴えず「肩こり」を強く訴える人も多いので注意が必要である．神経内科的疾患の初期症状のことがあり，「肩こり」に注目し過ぎてめまい，筋力低下，つまずきやすくなったなどの訴えを聞き逃さないようにすることが大切である．脳梗塞やくも膜下出血の初期症状として「肩こり」を訴えることもあり，注意が必要である.

②内科的疾患が原因の「肩こり」

「肩こり」を訴えて来院してくる患者さんの神経所見をチェックし，X線をとったりし，色々な診察をしても何もなかったが，血圧を測ったら高血圧だった．その高血圧を治療したら「肩こり」も治ってしまったというのは，日常診療でよく経験することである.

また，左肩から背中にかけての鈍痛・「肩こり」を訴えており，普通の「肩こり」かと思い治療していたら，狭心症や心筋梗塞などの心疾患の前兆であったこともある.

「肩こり」がつらいと訴えていたものが，実は膵炎とか肝障害が原因のこともある.

このように，「肩こり」の表現は，幅広い意味で使われており患者さんの訴えを聞く際に十分に注意しなければ，内科的疾患を見逃す恐れがある.

③心理的ストレスが原因の「肩こり」

現代社会では，家族問題，社会での人間関係，締切がある時間的制約のある仕事，増加傾向にあるクレーマーに対する対応等，ストレスの要因となることが増えている．この心理的ストレスだけでも「肩こり」状態になる．交感神経の興奮が持続することが原因と考えられている．この心理的ストレスに加え，肉体的疲労が加わると「肩こり」は重症化し，うつ状態になる人も出てくる.

III. その他，または混合性の原因の場合

既に述べたI，IIの状態が単独で起こることもあるが，多くは同時進行で起こることが多く，正確な診断ができないこともある．大部分は経過観察でよいと思われるが，なかには重大な疾患の症状の一部であることがある.

まとめ

「肩こり」といった場合，その意味するものは患者さんにより異なる．単なる筋肉の緊張状態を指すこともあれば，筋肉の緊張というよりは痛みに近いもの，めまいや痛みを伴うものなど多彩である．「肩こり」の内容を十分に聞き出すことが大切である．頑固な「肩こり」や長引く「肩こり」の場合は，十分な精査が必要である.

2章

胸腰椎疾患の保存療法

2章　胸腰椎疾患の保存療法

腰椎疾患に対する保存療法はどこまで可能か

安原晃一（しらさと整形外科）

- 骨折・感染症・悪性疾患のいわゆる「red flag」を見逃さないこと．
- 局所麻酔薬を使用する手技においてはくも膜下腔への誤注入や局所麻酔薬中毒の発現に十分注意すること．

概要

　腰椎変性疾患においては急性増悪期にあっても重篤な神経症状がなければ保存治療が奏功する場合が多い．したがって腰椎椎間板ヘルニア，腰椎すべり症，腰椎分離症，腰椎分離すべり症，腰部脊柱管狭窄症は神経症状の推移に注意しつつ，保存療法の対象となる．ポイントにある「red flag」における病態は外来における保存治療は困難であり，手術が可能な医療機関への早期の紹介が必要である．ことに高齢者の化膿性脊椎炎では高熱を呈さない場合があり，常にこの疾患を念頭におくことが肝要である．

　また，胸椎疾患では脊柱管横断面における脊髄の占める面積が大きく，神経症状も重篤化しやすい傾向があるため保存治療は困難な場合が多い．

　腰椎疾患に対する保存療法には，①薬物療法，②ブロック療法，③運動療法，④物理療法，⑤装具療法，⑥生活指導，などがある．以下にその実際について述べる．

薬物療法

鎮痛薬

非ステロイド性抗炎症薬（NSAIDs）：比較的早期から疼痛軽減作用があり，最も頻用される．長期の連用により胃潰瘍のリスクがあること，特に高齢者では腎機能低下を誘発することもあるので疼痛の軽減している時期には用量を減らすように指導する．また，胃痛のある場合にはCOX-2選択阻害薬を，腎機能低下が存在する場合にはアセトアミノフェン製剤の使用を考慮する．疼痛が強い場合は座薬の使用も考慮する．

プレガバリン（リリカ®）：坐骨神経痛など，神経障害性疼痛の治療薬である．初期量は1回75 mgとされているが，特に高齢者ではふらつきや下肢の浮腫が現れるリスクがあり，25〜50 mgから漸増することも考慮する．

オピオイド：通常の治療に抵抗する強い慢性疼痛の場合に使用を考慮する．副作用の悪心に配慮し，長期の連用は避ける．

ワクシニアウイルス接種家兎炎症皮膚抽出液含有製剤（ノイロトロピン®）：経口剤は慢性に経過する腰痛・下肢痛の改善目的で使用される．静注は下肢痛の急性期にも奏功することがある．当院では比較的高齢者の下肢痛に対し，最初に5日間静注，その後疼痛に応じて週1,2回静注を続けている．

血管拡張薬

　腰部脊柱管狭窄症における間欠性跛行の改善目的で投与する．

筋弛緩薬

　腰痛疾患における筋緊張緩和目的で投与する．眠気に注意する．

ビタミン B_{12}

　下肢のしびれに対し処方する．高齢者で下肢のこむら返りを訴える場合，本剤の投与により頻度が減少することもある．

漢方薬

芍薬甘草湯：下肢のこむら返りに対して使用する．漢方とはいえ，比較的即効性が期待できる．頓服が基本である．

牛車腎気丸：症例により下肢痛やしびれが改善することがある．

抗うつ薬

慢性腰痛でうつ傾向のある症例には奏功する場合があるが，副作用の可能性もあるためその処方に際しては心療内科との連携が望ましい．

ブロック療法

ブロック療法は，症例を選んで的確に行えば劇的な効果を上げることができる．他方，頻回のブロックにより局所の易感染性を引き起こしたり，硬膜と周囲組織の癒着を起こし将来手術となったときに除圧を困難にする可能性があり，1クールとしてはせいぜい3〜5回程度にとどめるべきであろう．局所麻酔薬を使用するため，くも膜下腔への誤注入や局所麻酔薬の中毒に十分注意する．

腰部硬膜外ブロック

適応：急性期の強い腰痛で，座薬など強力なNSAIDsに抵抗する場合に考慮する．

体位：患者の頸部を前屈させ，両膝を抱え込ませることにより椎間をできるだけ開大させる．その際，体幹が台と垂直になっていることが肝要である（❶）．

手技：痛みに左右差があれば疼痛の強い側を下方にした側臥位で施行する．あらかじめJacoby線とその直上の棘突起間を触れてマーキングする．25ゲージ針を使用して皮下を十分に麻酔したのち，刺入部を16ゲージ針で拡大する．こうすることによりTuohy針（硬膜外麻酔針）の刺入が容易となる．Tuohy針を慎重に進め，抵抗が強くなった部位で内針を抜去する．その際側面から目視して針が皮膚に垂直であることを確認する．残った外針に3mLのガラス製注射筒を装着し，内筒の抵抗を母指で確認しながら外針を進める．針先が硬膜外腔に達すると抵抗がなくなるので（loss of resistance法），脳脊髄液の逆流がないことを吸引により確認しつつ薬液を注入する．薬液は1％リドカイン（1％キシロカイン®）とデキサメタゾン（デカドロン®）3.3mg，計8mLとして使

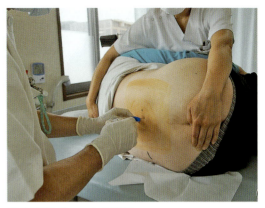

❶ 硬膜外ブロックの実際
本人だけでなく助手にも体位の補助をさせ，できるだけ後方の椎間腔を開大する．体幹が台と垂直にすることが肝要である．Jacoby線の直上から穿刺している．

用している．

なお，注入する薬液に局所麻酔薬ではなく生理食塩水を使用することによりくも膜下腔への誤注入による血圧低下は防げるが，除痛効果は即時的なものではなくなる．この場合，ステロイドの消炎効果を期待することになる．

注意点：ブロック後30分ほど臥床させ，血圧低下などの合併症がないことを確認後帰宅させる．

腰部神経根ブロック

適応：鎮痛薬やノイロトロピン®静注などの治療に抵抗する強い下肢痛があり，神経所見や画像診断により責任高位が特定された場合に考慮する．X線透視下に行う．

体位：透視台の上で腹臥位で施行する．腹部に毛布のロールなどを入れて腰部後方を開大させ，かつ刺入高位が台と水平になるよう調整する（❷）．教科書的には腹臥位で施行するが，当該高位の椎弓根が明瞭になるよう15°ほどの斜位を取らせることによりブロックすることも可能である（❸）．

手技：透視下に当該高位の横突起を確認しマーキングする．刺入部位は横突起の下縁とすることにより神経ブロック針を進める際の自由度が高くなる．カテラン針で皮膚から横突起まで局所麻酔を行う．神経ブロック針を横突起の下縁に当てて少し引き，次いで針先を内下方に向け

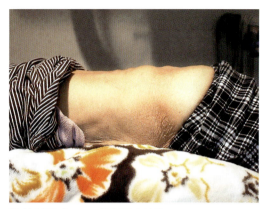

❷ 神経根ブロック施行時の体位
下部腰椎が台に水平になるよう毛布などを腹部に入れて体位を調整している.

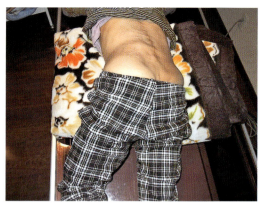

❸ 斜位で神経根ブロックを施行する際の体位
患側の下肢を屈曲させ, 患側上で15°程度の斜位とする.

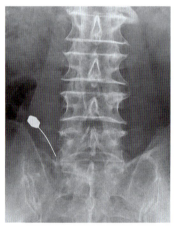

❹ 通常の方法による左L5神経根ブロックのX線画像

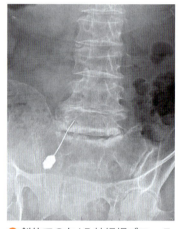

❺ 斜位での左L5神経根ブロックのX線画像
条件がよければ刺入部直下でのブロックも可能であるが, 本症例では高齢であり幾分刺入角度がついている.

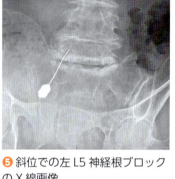

❻ 左S1神経根ブロックのX線画像
左L5椎弓根下縁とS2後仙骨孔のほぼ中央でブロックしている.

て慎重に進める(❹). 斜位で行うときは椎弓根直下に垂直に刺入することによりブロック可能であるが, 高齢者で変性が著明なときは適宜刺入方向を調整する(❺).

針先が神経根に接触すると患者は下肢への放散痛を訴える. 放散痛を確認した後, 薬液をゆっくり注入する. 炎症の存在する神経根への薬液注入開始時は強い痛みを訴える. 薬液は1%リドカイン1mLにデキサメタゾン1.65mg, 計1.5mLとして使用している.

まれに高齢者の長期罹患例などで放散痛が得られない場合, 通常であれば放散痛が得られると思われる部位に3mL程度の薬液を散布することにより除痛が得られることもある. S1神経根のブロックは第1後仙骨孔に針を刺入するが, 透視で明瞭に確認できるのは通常第2後仙骨孔である. 第1後仙骨孔はL5横突起基部下縁とS2後仙骨孔の中央付近に位置するので, この近辺を探りつつ刺入する(❻). L5以上のブロックに比較し困難なことがある.

注意点: 針先を横突起から内下方に進める際, 椎体外側の深部へ進めないこと. 内下方に進め

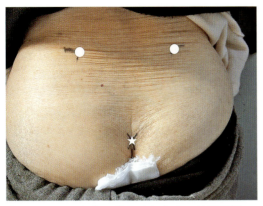

❼ 後上腸骨棘（○）と仙骨裂孔（☆）の位置関係
仙骨裂孔は両側後上腸骨棘を底辺とする正三角形の頂点付近に位置する．

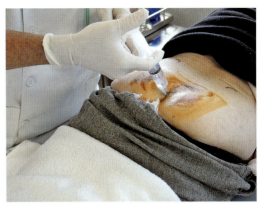

❽ 仙骨ブロックの実際
通常は23G・16 mmの針で実施可能である．

れば神経根に当たらない場合も椎体で針先が止まり，深部での大血管の誤穿刺を予防できる．ブロック後一時的に当該高位に応じた下肢筋力低下が生じるのであらかじめ家人の付き添いを指示しておく．手の被曝を低減するため，筆者は鉛入りの手袋をはめ，その上から大きいサイズの滅菌手袋をはめてブロックしている．

仙骨裂孔ブロック

適応：腰椎変性が強く硬膜外ブロックが困難であり，かつ強い腰痛・下肢痛を訴える場合に考慮する．比較的高齢者を対象とすることが多いが，若年者でも椎弓間の間隙が狭くて硬膜外ブロックが困難な症例に対しては本ブロックも考慮する．

体位：腹臥位で施行する．両股関節を内旋させ，殿裂の開大を図る．

手技：仙骨裂孔は両側の後上腸骨棘を結んだ線を底辺とする正三角形の頂点付近に位置する．通常は殿裂上端の近辺である（❼）．皮膚に局所麻酔を施行し，皮下を麻酔しつつ針をやや頭側に向け，靱帯を貫く感覚を探る．この感覚が得られたら局所麻酔が抵抗なく注入できることを確認し，シリンジを付け替えて薬液を注入する（❽）．薬液は1％リドカイン5 mL，デキサメタゾン3.3 mgに生理食塩水を加え合計20 mLとしている．通常の23ゲージ針で可能であるが，肥満者ではカテラン針を使用することもある．

注意点：殿裂は必ずしも正中にあるとは限らないので，針先を左右に探る必要があることもある．

椎間関節ブロック

適応：当該の椎間にすべり症・明らかな不安定性・変性があり腰椎後屈位で殿部上方への放散痛がある場合に考慮する．

体位：X線透視下に行う．毛布などを腹部に入れ椎間関節を開大させる．椎間関節の形状により腹臥位または斜位で関節裂隙が鮮明になる体位を選択する．

手技：23ゲージカテラン針を用いる．透視下に関節裂隙が確認できれば刺入は容易である．薬液は1％リドカイン0.5 mLにデキサメタゾン1.65 mg，計1 mLを使用している．

注意点：変性が強い症例では骨棘のために関節裂隙への刺入が困難な場合がある．そのような場合は適宜薬液を増やし，関節包周囲へ多めに薬液を散布することにより疼痛が緩和することがある．

トリガーポイント注射

いわゆるブロックではないが，筋の圧痛点が明らかな場合に適応となる．1％リドカインにノイロトロピン®を混注，計5 mLとして使用している．局所麻酔歴を聴取しておくこと，高齢者の殿部に注射する場合は筋萎縮によりまれに坐骨神経ブロックになることがあるので，注入時に下肢への放散痛がないことを確認しておく．

理学療法

理学療法士が関与する運動療法と，機器を使用する物理療法がある．重症度や経過により両者を適宜組み合わせると効果的である．

運動療法

医師の指示により理学療法士が実施する．腰痛に対する運動療法は体幹筋の強化・ストレッチ・マッサージが主体となる．最近では腹横筋など，いわゆる「core muscle」の強化も指導している．自宅で実施するいわゆる「ホームエクササイズ」も指導する．疼痛が緩和し，ホームエクササイズが正しく実施できれば運動療法は終了し，物理療法で経過観察としている．当院ではマニピュレーションは施行していない．

物理療法

腰椎牽引・温熱・低周波・SSP（silver spike point）療法・低出力レーザーなど各種の物理療法機器がある．運動療法を処方している場合，その前処置としても利用している．

腰椎牽引：主に傍脊柱筋群のストレッチ効果を目的に施行する．患者の体格に合わせて25〜30 kg から開始している．

温熱：初期にはマイクロ波も使用していたが，電磁波の問題があり近年ではもっぱらホットパックを使用している．

低周波：主に局所の疼痛に対して用いられる．

SSP：東洋医学の鍼の概念に基づく治療器で，経穴（ツボ）を刺激することにより疼痛を緩和させる．

低出力レーザー：圧痛点が明らかな場合，局所的な温熱効果により疼痛を緩和させる．

当院では腰椎牽引・温熱（ホットパックまたは低出力レーザー）・低周波またはSSP の 2,3種類を組み合わせて実施している．

装具療法

腰痛に対する固定帯・コルセット，下垂足に対する短下肢装具などを使用する．比較的若年者の急性ないし亜急性の腰痛には固定帯で対処するが，すべり症や不安定性を伴う椎間板症ではコルセットを装着させている．いずれも，体幹筋力の維持や依存傾向を避けるため早期の脱着を指示している．通常は軟性コルセットを処方するが，圧迫骨折に対しては硬性コルセットを処方することもある．

生活指導

日常生活ないし作業において中腰での重量物挙上は避けるよう指導している．比較的肥満者には減量を指示するが，「80 キロカロリーガイドブック（女子栄養大学出版部 2011）」やグリセミック・インデックスの一覧表を用いて減量をサポートしている．また，喫煙は椎間板変性を助長するため，比較的若年者に対しては禁煙を指示している．

以上，腰痛疾患に対する保存療法について記述したが，日頃から脊椎手術が一定のレベルに達している病院と連携し，保存療法で期待しているほどの効果がない場合は遅滞なく紹介できる体制をつくっておくことが望ましいと考える．

2章 胸腰椎疾患の保存療法

2 骨粗鬆症，脊椎椎体骨折（圧迫骨折）

寺門　淳（北千葉整形外科）

> **POINT**
> - 骨粗鬆症の治療の鍵は早期発見にある．脊椎の脆弱性骨折の発見は骨密度の数値にかかわりなく，骨粗鬆症治療の開始を意味する．
> - 外来で高齢女性の急性腰痛を認めた場合には，常に脊椎椎体骨折（圧迫骨折）の存在を念頭において診断・治療を進めていく．

概略

日本の骨粗鬆症患者は約1,280万人とされているが，そのうち治療を受けている患者は約240万人と推定されている．また，大腿骨頸部骨折の発生は推計年間14万人といわれているが，その薬物療法の実施率は20％にも満たないとされている．高齢化社会においてわれわれ整形外科医は骨折治療だけではなく，骨粗鬆症治療に対する認識をもっと深めなくてはならない．

診断

骨粗鬆症とは骨折危険性が増大した状態であり，骨密度低下以外にも多様な骨折危険因子が存在する．したがって，診断ではただ単に骨密度を測定するだけではなく，個人の骨折危険性を総合的に評価することが必要である．

骨折危険因子とは具体的には骨強度以外に既存骨折，喫煙，飲酒，ステロイド使用歴，家族歴，運動習慣，転倒因子である．そのうえで骨粗鬆症の診断は，まず問診とX線を撮影することから始まる．

脆弱性骨折が椎体か大腿骨近位部に認められる場合には，骨密度の測定値にかかわらず骨粗鬆症として治療を開始する．その他の部位に骨折をすでに有している場合には，骨密度がYAMの80％未満を骨粗鬆症と判定する．脆弱性骨折がない場合には，YAMの70％または−2.5 SD以下を骨粗鬆症と診断する．YAM値が70％より大きく80％未満の場合は，患者のもつ骨折危険因子を総合的に判断して薬物治療を開始するかどうかを決定する（❶）[1]．

脊椎椎体骨折（圧迫骨折）

脊椎椎体骨折（圧迫骨折）の診断は，骨粗鬆症の治療を開始するか否かのときに非常に重要になる．なぜなら前述した通り，脊椎の脆弱性骨折は骨密度の値にかかわらず，その存在だけで骨粗鬆症と診断して治療を開始すべきであるからである．

われわれの行ったMRIを用いた全例調査では，整形外科外来を受診する高齢女性の急性腰痛患者は約75％が新鮮椎体骨折であった[2]．一方で，椎体骨折におけるX線の正診率は40％にも満たないとの報告もあり，1回のX線撮影だけで新規椎体骨折の診断を行うのは限界がある．

したがって，高齢女性が急性腰痛を主訴に外来を受診した際は，常に椎体骨折の可能性を念頭におき，1枚のX線写真で診断をするのではなく，体位変換を撮ったり，後日もう一度再撮影をしたりなどの工夫をして，椎体骨折を見逃さないことが重要である．

骨代謝マーカー

骨代謝マーカーは，骨形成マーカー（BAP，P1NP）と骨吸収マーカー（NTX，CTX，DPD，TRACP-5b）に大別される．保険上はそれぞれ

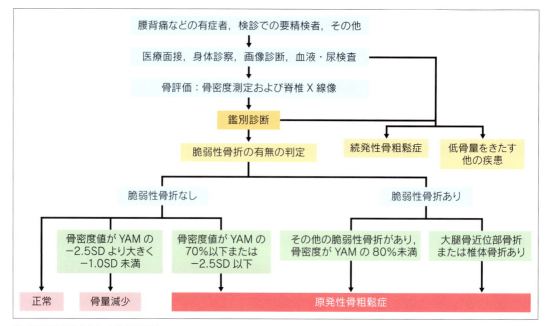

❶ 原発性骨粗鬆症の診断手順

（骨粗鬆症の予防と治療のガイドライン 2015 年版．ライフサイエンス出版 2015．p.18[1]）より）

1 種類までは認められるが，骨代謝マーカーを骨粗鬆症の疑いや検診目的に用いるのは不適当と思われ，通常は骨粗鬆症の診断が確定してから，薬物選択時と治療効果の判定時に行われるべきである．

薬物治療

ビスホスホネート（BH）製剤

一般的には第一選択薬とされる．骨折抑制のエビデンスが最も蓄積されている．治療薬の種類や剤形も豊富であり選択の幅も広い．副作用として顎骨壊死，非定型大腿骨骨折があるがその発生率はきわめて低い．

ビタミン D_3 剤

骨量増加作用，II 型筋線維に作用して転倒抑制にも作用するといわれている．腎機能が低下した患者では高 Ca 血症に留意して使用する．

ビタミン K 剤

オステオカルシンの Gla 化を促進する．ucOC マーカーを低下させる．ワルファリン（ワーファリン）使用者には投与禁忌．

SERM 剤

閉経後早期には第一選択薬とする意見が多い．乳房・子宮に抗エストロゲン作用と，骨に対してはエストロゲン作用を有する．男性骨粗鬆症には適応がない．深部静脈血栓症や視力障害に注意．

カルシトニン製剤

破骨細胞に作用する骨吸収抑制薬．鎮痛作用も有するため，骨折早期の疼痛緩和に効果があるとされる．悪心，顔面紅潮などの副作用がある．

抗 RANKL 抗体

破骨細胞の分化を抑制する作用をもつ．6 か月に 1 回皮下投与する．副作用として低 Ca 血症，顎骨壊死に注意が必要である．低 Ca 血症に対しては予防的にデノタス®の処方をし，定期的に採血を行い血中 Ca のモニタリングをする．

副甲状腺ホルモン剤

強力な骨形成促進作用を有する．1 日 1 回皮下投与（24 か月まで）と週 1 回皮内投与（104 週まで）がある．骨粗鬆症の第一選択薬ではないが，BH 剤や SERM 剤などでも骨折を生じ

た症例や，多発骨折・著しい骨密度低下例など
に推奨される．高 Ca 血症，副甲状腺機能亢進
症，骨 Paget 病，原因不明の ALP 高値，原発
性の骨悪性腫瘍や転移性骨腫瘍には使用禁忌．
薬価も高額であり適応を絞って投与することが
必要であろう．

食事指導

Ca の摂取量は 700〜800 mg が推奨されてい
るが，血清 Ca 値の急激な上昇を避けるため
Ca 剤を摂取しすぎないように注意する．特に
腎機能の低下している高齢者にビタミン D_3 と
Ca 剤を併用しているケースでは高 Ca 血症を
きたす場合があることに留意する．

運動療法

閉経後女性に対する運動介入には骨密度を上
昇させる効果がある．また，骨折の発生を抑制
するとの報告もある．特にロコモティブシンド
ロームの進行は転倒骨折の危険性を増加させる
ため，その予防治療は骨粗鬆症治療と並行して
行われるのが理想である．運動療法の具体的な
内容としては有酸素加重運動，筋力強化訓練，
バランス訓練などがある．運動療法の処方にあ

たっては画一的に行うのではなく，患者の年
齢，活動性，転倒リスク，骨粗鬆症重症度を勘
案して個別に指導する．

装具療法

骨粗鬆症性の新鮮椎体骨折に対する保存療法
では，2011 年に多施設共同前向き RCT 試験が
行われた．この報告では新鮮椎体骨折に対する
治療を①安静群：3 週間のベット安静＋9 週間
の半硬性コルセット，②ギプス群：4 週間のギ
プス固定＋4 週間の半硬性コルセット，③既製
装具群：12 週間の既製体幹装具の 3 群に分け
て比較検討した．その結果，いずれの方法も椎
体圧潰を完全に食い止めることはできず，骨癒
合率・偽関節発生率は 3 群間で有意差を認めな
いという結果がでた[3]．骨粗鬆症性椎体骨折に
よる椎体変形予防は受傷後最初の 4〜8 週間以
内にある程度決定される．したがって，どの治
療方法を選択するにせよ早期診断を行い直ちに
介入を始めることが肝要である．

手術療法

腰背部痛を伴う脊椎圧迫骨折に対しては，経
椎弓根的に骨セメントを注入する椎体形成術

● Topics：高齢女性の急性腰痛の約 75％は新鮮椎体骨折である

筆者らは，整形外科外来を受診する高齢女性の急性腰痛の中に，新鮮椎体骨折がどのくらい存在す
るのかを調査する目的で MRI を使用した前向き全例調査を行った．平成 23 年 11 月〜平成 24 年 3
月において，当院を受診した 70 歳以上の女性で 2 週間以内に発症した急性腰痛患者のうち発症日を
明確に確認できる者だけを全例対象とした．ペースメーカーなどの理由で MRI 検査を施行できなかっ
た 9 名を除いた 51 名に対して全例に 1 週間以内に X 線，MRI，骨密度測定を施行した．

その結果，51 例中 39 例(実に 76.5％)に MRI で新鮮椎体骨折を認めた．単純 X 線の正診率は 20
例（39.2％）にすぎず，1 回の X 線撮影では骨粗鬆症性椎体骨折を診断することが困難であることも
判明した．また，転倒などの明らかな受傷機転があった患者は 16 例（41.0％）に留まり，外傷を認
めない患者のほうが多かった．

以上の結果より，明らかな外傷がなくとも，X 線で骨折が確認できなくとも，70 歳以上の高齢女
性の急性腰痛は骨粗鬆症性椎体骨折の可能性が高いので，その存在・可能性を見過ごすことなく診断
し，椎体骨折が認められれば骨粗鬆症に対する適切な治療・介入を早期に開始するべきである[4]．

や，バルーンを膨らませて骨セメントで固める後弯矯正術がある．保存療法と比較して短期的な効果があるとする報告もあるが，術後に隣接椎体が続発骨折を起こす問題も指摘されている．ガイドライン2015年版では，いまだ標準的な治療として推奨できるエビデンスはないと結論づけている．

また，椎体骨折後の遅発性麻痺や高度変形に伴う疼痛に対しては，脊椎固定術や脊椎短縮術が行われることがある．短期成績はおおむね良好であるが，長期成績ではインプラントの脱転などが問題となる．

手術適応に関しては骨粗鬆症の程度，骨折のタイプ，合併症，既往症などを考慮して個々の症例に応じて決定されるべきである．

●文　献

1) 骨粗鬆症の予防と治療ガイドライン作成委員会編．骨粗鬆症の予防と治療のガイドライン2015年版．ライフサイエンス出版2015.
2) Terakado A, et al. A clinical prospective study on the prevalence and primary diagnostic accuracy of occult vertebral fractures in aged women with acute lower back pain using magnetic resonance imaging. 2016 (inpress).
3) 千葉一裕ほか．骨粗鬆症性椎体骨折に対する保存療法の指針策定に関する多施設共同前向き無作為化比較試験. J Spine Res 2011；2：568.
4) Teraoka A, et al. Incidence rate and primary diagnostic accuracy of occult vertebral fracture in aged women complaining of acute low back pain. ISSLS 40th Annual Meeting 2013. 口頭発表.

3 若年性側弯症に対する保存療法

篠遠　彰（篠遠医院）

> **POINT**
> - 身体の変形を親に確認してもらうことが治療の協力や継続につながる．
> - 装具の治療原理や効能を理解してもらうことが drop out の防止に必要である．

経過観察

観察期間

　側弯度（Cobb 法）10°以上で，かつ骨成熟途上の学童では定期的経過観察を必要とする．経過観察期間は発症原因，発症年齢，側弯度，成長余力などを勘案して決める．

　目安として特発性の場合，側弯度 15°未満では hump が認められ，Risser sign が I 以下であれば 6 か月に 1 回，それ以外は 1 年に 1 回の観察を行う．15°以上では Risser sign が II では 4 か月に 1 回，III 以上は 6 か月に 1 回，IV から V では再診時側弯度の増強がみられなければ 1 年に 1 回の観察としている．

　これまで経験した最速進行例は 1 か月で平均 2.4°進行した（）．発症年齢が 9 歳以下は進行が早い者もいるので注意が必要である．ただし，いわゆる malposture である機能性側弯も結構あるので，hump 等の構築性変形の有無を確認することが大事である（❷）．

　カーブパターンが特発性のものと違っている者は脊髄空洞症などの合併もあるので診察に注意を要する．先天性側弯症は奇形パターンによって進行が異なるが，特発性に準じて観察している．Marfan 症候群など症候性の側弯症は着実に進行することが多いのでより注意深い観察が必要である．

生活指導

　観察期間中の生活制限は特にしていない．重い肩下げバッグを片方ばかり掛けることや普段の姿勢が悪いことを心配する親がいるが，側弯の進行とは関係ないことを説明する．

　運動はどの種目でも積極的にやってもらうが，同じ動作ばかりしないで体幹筋全体のバランスの良い運動を心がけてもらう．側弯進行の防止を実証できる運動療法はないが，何もしないと不安が募るので，シングルカーブの場合は上体の回旋と反対方向に捻り凸側へ側屈する動作にて自己矯正がかかること，凹側の筋ストレッチと凸側の筋力強化にて筋バランスの改善につながることを説明して，毎日機会があれば実施してもらう．

　また，胸椎カーブで平背変形が目立つ者は背中を丸めて腰背部の筋肉をストレッチする動作も実施してもらう．カイロプラクティックや整

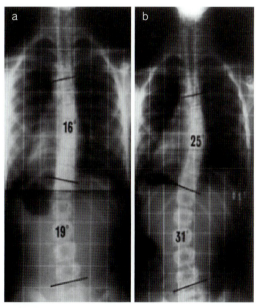

❶ 急速進行例
a：11 歳，女子，b：5 か月後．
5 か月間に胸椎で 9°，腰椎で 12°の増強がみられ，装具治療を開始した．椎体の wedging など急速な remodeling が示唆される．

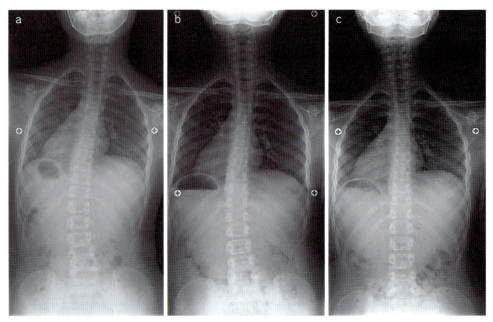

❷ malposture 例
a：9 歳，男子．左胸腰椎カーブ，T8〜L4 14°，b：1 年後．T8〜L4 16°，c：6 か月後，ほぼ straight．初診時，hump はほとんどないため 1 年後の経過観察とした．1 年後側弯度が 15°以上となったため 6 か月後の経過観察とした．6 か月後はほぼ straight であり malposture と認識された．念のため 1 年後に経過観察とした．

体治療では側弯進行を防止することはできず，場合によっては装具治療の機会を逸して悪化してしまうこともあり，定期的観察が最も大事であることを説明する．

装具治療

適応と装着法

側弯度が 25°以上で，かつ Risser sign が IV 未満の者が装具治療の基準該当になる．女子では，側弯度が 20°以上で初潮がまだないか 1 年未満，あるいは Risser sign が I 以下で hump の形成が著明であれば，側弯度が 25°未満でも装具を勧める．装具のほとんどは受け入れやすい under arm brace である（❸）．

しかし，小学生で胸椎カーブが強く hump も著明な場合は Milwaukee brace のほうが矯正効果は高いことを説明し，納得してもらえば初回装具としてだけでも Milwaukee brace を作製することもある．

装着は，原則として体操授業と入浴時間以外はできるだけ着用するように勧める．装具の目的は，これからの成長に従って，本来なら身長に獲得されていく分が，放っておけば側弯変形の増強にもっていかれてしまうため，できるだけ長い時間帯変形の増強を押さえ込んで本来の成長を助けるためであると説明している．

運動部活動や修学旅行など装着したくない要望に対しては臨機応変に個々の精神状態などを見極めながら対応する．学校での装具着脱に関しては保健室の利用など，また体育座りができないことの措置など学校側の理解を得てもらうことも大事である．

装具外来

装具治療の診察は当初は 1 か月後，その後は 4 か月に 1 回のペースで行う．その都度装具の装着状況，X 線による矯正効果の確認，身長測定を行う．矯正効果が落ちたり，フィッティングに問題がある場合は装具の修正や修理を行う．修正，修理の善し悪しは装具技師の技量によるところが大きい．

指示通り着けられていない場合はその理由を

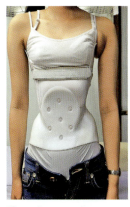 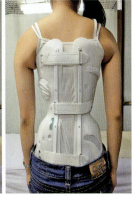

❸ under arm brace
腹部エプロンは姿勢をよくし，腰椎部矯正圧迫のカウンターの役割を呈する．胸部ベルトは互い違いに引っ張りあう背部，腰部，臀部のベルト（場合により4本）とともに装具の矯正保持を行う．右背部は胸椎側弯の頂椎部に連結する肋骨を中心とした領域に，左腰部はhumpの頂点から外側の領域に圧迫が加わるよう採型している．

聞き対処していく．今現在が装具治療の効果が期待できる大事な時期であることを再度理解してもらう．場合によってはpartial time wearで妥協して，drop outを防ぐ必要もある．

さらによりモチベーションを高め，矯正効果を上げるためにも装具のhump圧迫部位から体を離して隙間を空ける動きを時あるごとに行うように指導する．皮膚のトラブルがある場合は軽症から中等度であればそれに応じたスキンケア指導や皮膚科治療を行う．特に夏場は頻回の清拭と下着の取り替えを勧める．

身体の成長によって装具の不適合が修正困難となれば作り変えを行う．装具着用によっても進行を抑えきれない症例も少ないがみられる．側弯度が45°を超えると装具による抑止効果は困難と考えられる．そのような症例で今後の成長が見込まれ，進行が予測される者は手術治療を考慮する必要があることを説明し，家族，本人の希望があれば手術可能な病院を紹介する．

離脱方法

装具の脱着方法は，原則としてRisser signがⅣ以上になり，身長がほぼ不変で側弯度の増強が認められなければ，学校生活では装具を外しそれ以外は装着することを勧める．標準的な目安は高校に進学する時期にあたる．その状態で2～3回の再診で側弯度が不変であれば，就寝時だけの装着とする．その後は6か月ごとの再診を行い，2～3回の再診で側弯度が不変であれば完全離脱とする．離脱後も側弯度が30°以上の者は1年ごとに2～3年は経過観察したほうがよい．

装具離脱後はまったく進行しないとはいえないが，これまでのような進行はないこと，側弯度50°未満であれば内臓器官への影響は心配ないことなどを説明する．ただし，高齢になったときに加齢変性に伴う側弯増強の可能性があり，変形性脊椎症や腰部脊柱管狭窄症などを発症することもある．また遺伝的な素因により自分の子どもが側弯症を発症する可能性が高いことも説明しておく．

4 腰椎変性側弯症に対する保存療法

中田好則（中田整形外科），三浦隆智（中田整形外科リハビリテーション科）

> **POINT**
> - 腰椎変性側弯症は加齢に伴い椎間板や椎間関節の変性を基盤に発生し，時に進行する側弯症であり，腰痛や脊柱管狭窄による下肢痛などの症状により，日常生活に大きな支障となりうる疾患である[1]．
> - 腰背部痛に対する一般的なNSAIDsのみならず慢性疼痛や下肢痛に対する各種薬物療法，腰部の運動療法，装具療法を駆使する．

各種薬物療法など

腰痛に対する薬物療法，トリガーポイント注射

　一般的なNSAIDs（非ステロイド性抗炎症薬）やアセトアミノフェン（カロナール®）で改善することはあるが，NSAIDsは高齢者では長期服用にて消化器症状，腎機能障害などの出現する頻度が高く，頓服とすべきである．アセトアミノフェンは増量による肝機能障害に注意する．

　慢性疼痛に移行している例ではNSAIDsを中止し，トラマドール（トラムセット®，トラマール®），アミトリプチリン（トリプタノール®），デュロキセチン（サインバルタ®）などを悪心などの副作用をみながら必ず少量より開始する．増強しても効果がない場合は制吐剤を併用してブプレノルフィン（ノスルパンテープ®）を少量（時に5 mgの1/2枚）より開始する．

　一般に1つの薬を3〜4週間投与しても改善がなければ効果なしと判断する．また，腰殿部に圧痛点（トリガーポイント）があればリドカイン（キシロカイン®）＋ステロイド，またはジブカイン塩酸塩配合（ネオビタカイン®）＋ワクシニアウイルス接種家兎炎症皮膚抽出液（ノイロトロピン®）を数か所に分けて注射し効果を認める例もある（❶）．

神経根，馬尾障害による下肢痛，間欠跛行に対する薬物療法，神経ブロック療法

　プロスタグランジン製剤（リマプロストアルファデクス〈オパルモン®〉）や抗血小板薬（ベラプロストナトリウム〈プロサイリン®〉，サルポグレラート〈アンプラーグ®〉）などの脊柱管内の血流改善薬とプレガバリン（リリカ®）を併用する．高齢者ではプレガバリンを少量より開始し増量していく．

　経口で効果がなくてもアルプロスタジル（パルクス®），アルプロスタジルアルファデクス（プロスタンディン®）の静注や点滴を週2〜3回施行で効果を示すことも多い（保険適応に注意する）．また漢方（牛車腎気丸と附子の併用など）も一つの選択肢となる．しかしながら，症状の改善のない例では神経障害のレベルを神経学的所見とMRIにて確認して神経根ブロック治療を行う（最大3回まで）（❷）．仙骨部硬膜外ブロック治療は効果はあるものの高齢者では血圧低下や時に下肢痛が増強することもあり注意を要する．

腰痛，下肢痛に対する運動療法

　有痛性の腰椎変性側弯症に対しての運動療法は，概念として運動学習と運動制御の理念を中心に行っている．すなわち脊椎にある固有受容器に感覚入力することで，脳に刺激を与え，各受容器からの情報が脳に入力・処理され，その出力反応として神経と筋の活動につながる．このようにして，脊椎の感覚トレーニングを行い動作の反応を高める．

　慢性痛の場合，腰椎側弯の凸側の筋の求心性収縮が低下し血流障害により，痛みを生じると

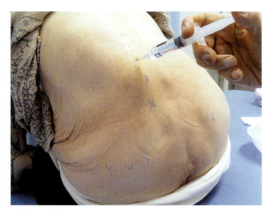

❶ トリガーポイント注射
腰殿部の圧痛点のある数か所に注射を行う.

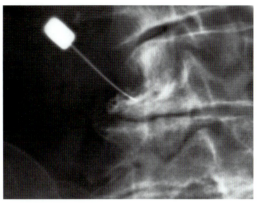

❷ 神経根ブロック
神経根の造影後にリドカイン（1％キシロカイン®）2.5 mL＋ベタメタゾン（リンデロン®）2 mg注入する.

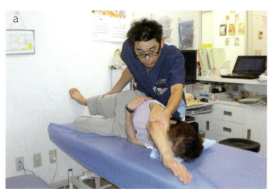

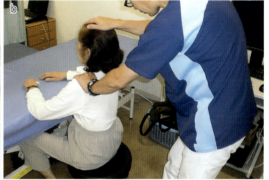

❸ 左凸腰椎側弯症に対する運動療法
a：右骨盤の下制，右肩甲帯の挙上を本人に指示することにより左側の腰方形筋の収縮を促し，腰椎の左側屈を引き出す．腰椎側弯の頂椎の位置に対応するため，肩甲帯，骨盤の動作方向を調整する．
b：体幹を垂直方向へ向かうよう本人に指示し頭部や肩から坐骨方向に圧縮をかけることで，腹横筋，多裂筋を働かせながら体幹のバランス反応を高め腰椎の伸展を促す．

も考えられる．そのため，例えば左凸であれば頂椎に着目し腰椎の左側屈を促す．それにより，左側の筋群に求心性・等尺性・遠心性の収縮をさせ，椎間関節のレセプターを刺激し，モビリティを改善させる．

痛みの強い場合は，等尺性収縮，すなわちホールド・リラックスを行う．安静時の下肢痛がある場合は，安静姿位の指導を行い，疼痛による代償運動で身体の筋緊張が亢進した部位には，マッサージまたは，ホールド・リラックスを行う．動作時の下肢痛がある場合は，神経症状の原因とされる腰椎レベルで牽引や圧縮などの患者にあった治療を選択しモビリティを改善

させる（❸）．

装具治療

腰痛の軽減には時に装具が効果的である．体幹変形に合った軟性装具を作製し疼痛時のみ装着する．

手術治療の適応

著しい腰背部痛や立位バランス障害にて立位保持や歩行が困難であったり，後弯によるGERD（胃食道逆流症）などの上部消化管障害

や，脊柱管狭窄症による下肢痛，間欠跛行が改善しない場合は手術治療の適応であることを説明する．変性側弯，変性後側弯では除圧のみでは腰痛の残存，下肢痛の再発が多いため，冠状面と重要な矢状面バランス正常化のための固定術となることが多い．

固定範囲を決める場合は骨盤を含めた立位全脊柱のX線による脊柱・骨盤パラメーターを用いた矢状面アライメントの評価をする[2]．前方または後方よりの椎体間固定術に加え後方よりの胸椎，腰椎，時に仙椎までの矯正固定手術となるため，高齢者では侵襲が大きく十分な検討をしてから行う．

● 文　献

1) 筒井俊二ほか．疫学・自然経過，また筋評価などの病態に関連する検討．Orthopaedics 2015；28：1-6.
2) 清水敬親ほか．中高年齢患者の脊柱矢状面形態異常に対する広範囲（胸椎上部－仙椎）矯正固定術．臨床整形外科 2013；48：355-60.

2章　胸腰椎疾患の保存療法

注意すべき疾患，手術が基本となる疾患

新井貞男（あらい整形外科）

POINT
- 初診時の診察を通じて，重大な疾患を見落とさないように努める．
- 初診時だけでなく，保存療法期間中も症状の変化に注意が必要である．

はじめに

　整形外科の日常診療のなかで，腰痛，胸背部痛，下肢のしびれ・痛みを主訴として来院する患者は非常に多い．しかしながら，下肢のしびれを治療することは難しいが，NSAIDsや湿布等の処方，物理療法，リハビリテーション，生活指導により症状の改善を期待できることが多い．「腰痛診療ガイドライン2012」で示しているごとく，腰痛の85％は非特異的腰痛であることを考えれば保存療法で対処できる．

　だからといって，初診時の診断をおろそかにしてよいというわけではない．主訴の部位の確認，誘因の有無，症状の経時的変化，麻痺の有無，膀胱直腸障害の有無，下肢症状の有無，発熱の有無，体重減少の有無など注意深い問診が必要である．問診だけでなく，視触診を行い神経学的検査も行う．X線検査については全例必要ないとの意見もあるが，患者の立場から考えれば必要であると考える．これらの診察を通じて，重大な疾患を見落とさないように努める．

　疑わしい症状があれば，MRI等を追加するが，初診では重大な疾患を疑わせる患者は少なく，医療経済から考えてもすべての患者にMRIを施行するのは過剰である．長引く腰痛や背部痛でなければ，NSAIDsや湿布等の処方を行い，必要なら物理療法も行い経過観察するという保存療法を行うのが通常である．

　しかし，問診が不十分であった場合（患者がすべての症状を訴えていなかった場合や，医師側が重要な情報を患者さんから引き出せなかった場合等）や初診時にはなかった症状が外来通院中に出現する場合など，重大な疾患と遭遇することがあり，初診時だけでなく，保存療法期間中も症状の変化に注意が必要である．

初診時に注意すべき疾患

解離性大動脈瘤

　突然，胸背部にバットで殴られたような激痛があるといわれている．必ずしも血圧の低下があるわけではないので，激痛である場合はCTやMRIが必要である．検査ができない場合は精査ができる病院に紹介する．

脆弱性圧迫骨折（胸椎・腰椎）

　患者は，転んだ，体を強く打ったなどの外傷の記憶がなく，腰痛を訴えることが多い．胸椎部の圧迫骨折でも腰痛と訴えることが多い．詳しく問診すると，「タケノコ取りをした」，「草取りをした」，「転んではいないが椅子にどんと座った」，「尻餅をついた」，「灯油缶を運んだ」などのエピソードがあり，その後腰痛が出現して寝返りするのも辛くなったとの訴えがある．X線検査で圧迫骨折と診断できることは少なく，MRIで診断されることが多い．骨粗鬆症の患者も増えているが，脆弱性を疑わないと診断できないため注意が必要である．必ずしも高齢者とは限らず，骨質の問題か60歳前後でも圧迫骨折をきたすことがあり，痛みが出現する前の行動を詳しく聞き出す必要がある．

化膿性脊椎炎

　背部痛を主訴とするが，発熱や背部痛の部分に叩打痛を伴うこともある．膿瘍が脊柱管内に占拠するようになると神経症状を呈するので疑うことができるが，そうでない場合には診断は困難である．基礎疾患に糖尿病を合併している

場合は注意が必要である．最終的には CT や MRI が必要となるが，脆弱性骨折や腫瘍との鑑別も大切である．

転移性脊椎腫瘍

背部痛や腰痛を主訴とする．夜間痛や痛みのため寝返りするのも困難であると訴えることが多い．原発巣の症状が現れず，先に転移した脊椎の痛みが生じることがある．男性では肺がん，前立腺がん，腎臓がん，女性では乳がん，肺がん，子宮がんの脊椎転移が多い．X 線撮影で診断がつく場合もあるが，初期では X 線撮影だけでは診断がつかず，CT や MRI が必要なことが多い．

内臓疾患や婦人科疾患由来の疾患

腰背部痛をきたす疾患は必ずしも整形外科由来の疾患とは限らない．腰痛の原因が大腸がんや直腸がんであった例に遭遇することもある．MRI で所見がなければ，原因を追及することになるが，MRI でヘルニアの所見があったりするとそのことに腰痛の原因を求めることになり発見が遅れることになる．神経症状に一致しない腰痛の場合に検討すべきである．子宮がんや卵巣がんでも腰痛が初発症状のことがある．月経の状態や不正出血の有無等も問診する必要がある．

心因性腰痛

心因性腰痛であると診断するのは最も困難である．ハッキリした神経所見もなく MRI 等でも所見がみられず長引く腰痛である場合に疑うことになるが，心因性腰痛と診断するのは困難であり，問診や治療を通じて診断する．内科的疾患由来や神経内科的疾患，内臓疾患由来の腰痛を否定してからでないと誤診にもつながりかねないので，その診断には注意が必要である．必要があれば心療内科や精神科と相談する．

保存療法中でも注意すべき疾患

排尿障害をきたした腰椎椎間板ヘルニア

腰痛，神経根症状を主訴として来院し，腰椎椎間板ヘルニアと診断がついていても，保存療法で症状が軽快することが多いが，排尿障害を

きたす場合は要注意である．

圧迫骨折後遅発性麻痺

脊椎圧迫骨折後，コルセット装着を行い保存療法で症状は軽快するが，圧潰した脊椎骨片が脊髄を刺激することにより神経麻痺が起こることがある．除圧と固定が必要になる．

腰背部から下肢にかけて発症する帯状疱疹

背部痛や腰痛，下肢神経痛を伴って来院する．症状が腰椎椎間板ヘルニアと似ており，発疹が出るまでその診断は難しい．発疹も湿布かぶれと間違うこともある．患者さんの湿布かぶれがひどいなどの訴えに対しては必ずその状態を自分の目で確認する必要がある．神経の走行に沿って発疹する場合は診断が容易であるが，2〜3 個の発疹しか出現しない場合は診断に苦慮することもある．

神経内科的疾患

初診時より神経内科的疾患と診断できることはまれである．腰痛や背部痛を主訴として来院する．保存療法に抵抗性であることが多い．筋力低下や歩行異常などに注意するが，心因性腰痛や内臓由来の腰痛などとの鑑別が難しい．

腰背部痛を主訴とする疾患で手術が基本となる疾患

かつて，腰椎椎間板ヘルニアはヘルニアが大きければ大きいほど手術適応であった．しかし，MRI が出現しヘルニアの自然経過がわかるようになって，よりその適応は限定されたものとなっている．下肢・会陰部の知覚障害，下肢の弛緩性麻痺，膀胱・直腸障害，インポテンスなどの急性馬尾症候群を呈する場合には手術の絶対的適応である．その他の腰椎椎間板ヘルニアは，相対的適応であり症例に応じて手術適応が決められている．

腰背部痛だけでなく，神経麻痺を呈するような遅発性神経麻痺をきたした圧迫骨折や化膿性脊椎炎は手術適応となる．転移性脊椎腫瘍も予後によるが，神経麻痺を生じている場合，可能な限り神経の除圧と固定を行う必要がある．

コラム：頚椎・腰椎における牽引療法

藤野圭司（藤野整形外科医院）

牽引療法は種々の物理療法とならび，病院，診療所を問わず，ほとんどの整形外科で行われており，教科書にも必ず記載されている．それにもかかわらず，いまだに科学的根拠がはっきりしていない．われわれ整形外科医の怠慢ともいえるが，効果があることは周知の事実である．また他の物理療法と組み合わせたり，運動療法の前処置としても広く実施されており，使用方法，適応を誤らなければ，安全性の高い，良い治療法である．

■牽引方法

力源には自重，重錘，電気などがあり，また牽引方法にも直達牽引，介達牽引があるが，本稿では電動牽引器による間歇的介達牽引について述べる．

■頚椎牽引

①**牽引力**：定説はないが一般に体重の1/10〜最大1/4くらいの範囲内で行われている．まず体重の1/5で開始し，症状の改善，牽引時の痛みの有無などをみて，増減する[1]．

②**牽引方向**：最も重要なのは牽引の方向である．座位で行うことが多いが，牽引方向は顎を引いて軽度屈曲位（10〜20°）で行う．しかし一律に10〜20°の屈曲位で行うのは危険である．高齢者で円背があり頚椎が前方に位置し前弯の強いケース，straight neckのケースなど，椅子の位置やアームの長さを調整する必要がある．時間は15分程度を目安にする．最近では牽引角度，牽引力を正確に調整できる器機が開発されてきた（❶）．

③**牽引時間**：当院では間歇牽引で牽引15秒，レスト10秒で症例により10〜15分行う．

④**適応**：炎症性疾患，骨粗鬆症が強い場合，腫瘍，頚動脈や椎骨動脈硬化症の強い場合，脊柱変形が強く至適牽引角度を維持できない場合，神経症状の強い場合，その他主治医が不適と認めたケース以外は適応としている．

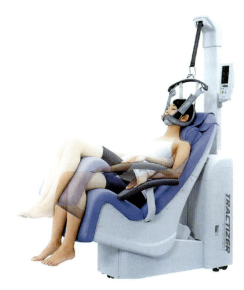

❶ 電動牽引器による頚椎牽引
牽引角度，牽引力を正確に調整できる．

■腰椎牽引

腰椎牽引の効果発現機序については諸説あるがいずれも科学的エビデンスが得られていない（❷）．

①**牽引姿勢と牽引方向**：腸腰筋・大腿直筋がリラックスし，腰椎前弯を減少させるように牽引することが重要（❸）[2]．現在電動牽引器にはフラットタイプと股関節・膝関節が90－90タイプがあるが，安定した牽引姿勢と牽引方向を維持するには90－90タイプがよい．頚椎牽引同様正確な牽引力と角度を得られる機器が開発されてきている．

②**牽引力**：当院で行った調査では体重の45〜50％の牽引力で最も効果が大きい[3]．

③**牽引時間**：当院では間歇牽引で牽引30秒，レスト15秒で15分行う．

④**適応**：骨粗鬆症が強い，腰痛の急性期，強い神経症状のあるもの，腫瘍，炎症性疾患，腫瘍その他主治医が不適と判断した場合を除き，すべての腰痛患者を適応としている．

❷ 腰椎牽引療法

腰椎牽引療法は腰の牽引（引っ張る作用）と休止（緩める作用）を繰り返すことにより，腰部の筋肉や筋膜由来による痛みや腰椎症性変化によって起こる痛み，しびれを緩和する治療法である．

一般的効果は
- 椎間関節周囲の軟部組織の伸張（伸ばす）
- 椎間板・椎間関節の軽度の変位の矯正（位置を正す）
- 椎間孔の拡大化（広げる）
- 椎間板内圧の陰圧化と椎体前後縦靱帯の伸張による膨隆髄核の復位化（負担を減らし，位置を正す）
- ストレッチ効果による攣縮筋の弛緩（緊張をほぐす）
- マッサージ効果による循環改善および亢進（血のめぐりをよくする）
- 心理的効果

⑤**効果**：腰部，臀部の痛みに対する効果が大きい．反面しびれに対する牽引効果はあまり期待できない．

■望まれるエビデンス構築

牽引療法の効果発現機序については諸説あるが科学的根拠に乏しい．牽引機器も進歩し，患者満足度も高い治療法であり，早期のエビデンス構築が望まれる．

現在，日本臨床整形外科学会を主体とした腰椎牽引療法の効果に対するRCTが進行中であり，良い結果が出ることが期待される．

（本稿は，文献4の内容を一部変更し再構成したものである．）

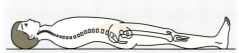

腸腰筋・大腿直筋により，背臥位では腰椎前弯が増強する

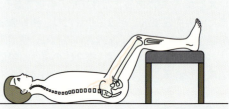

腸腰筋・大腿直筋がリラックスした肢位前弯を減少させるように牽引することが重要

❸ 効果的な牽引姿勢
（嶋田智明ほか．物理療法マニュアル．医歯薬出版 1996[2]より）

● 文　献

1) 伊藤不二夫，木山喬博．頸椎間歇牽引における角度因子．総合リハ 1985；13：213-8.
2) 嶋田智明ほか．物理療法マニュアル．医歯薬出版 1996.
3) 藤野圭司．腰椎牽引の効果に対する考察．運動・物理療法 2007；22：91.
4) 藤野圭司．牽引療法―頸椎・腰椎．日本臨床整形外科学会編．運動器スペシャリストのための整形外科外来診療の実際．中山書店；2014. p.100-1.

3章

肩・肩甲帯の疾患の
保存療法

3章 肩・肩甲帯の疾患の保存療法

1 肩関節疾患の保存療法はどこまで可能か
―リハビリテーション，薬物療法，注射療法など

山中　芳（山中整形外科）

POINT
- inner muscle 強化には肩挙上 30°以下，前腕回外位，低速度の運動負荷が効果的である．
- 疼痛管理には弱オピオイドの使用も有効である．
- 肩関節疾患での超音波検査は極めて有用なのでぜひとも習熟すべきである．

inner muscle の強化

　インピンジメント症候群，不安定肩の一因として outer muscle と inner muscle のバランスの乱れが挙げられる．その治療に inner muscle の強化が強調されることが多い．outer muscle と inner muscle の研究は盛んに行われている．

　肩関節の肢位と筋活動の研究として，日本では，1992 年に筒井が筋電図を用いた研究を行っている[1]．正常肩関節では肩甲骨面（scapula plane）45°挙上位で三角筋中部線維と棘上筋の筋活動の相対的比は 1：1 で，さらに負荷抵抗が加わると正常肩では棘上筋の比率が増加し，不安定肩では棘上筋の相対的低下を認めた．2001 年に埜口は outer muscle と inner muscle の筋活動について，低負荷で肩内旋位，下垂位では活動量が少なく，inner muscle の筋活動が主体となり，高負荷で肩外旋位，外転位では筋活動量が多く，outer muscle と inner muscle の筋活動が同等であったと報告した[2]．

　肩関節の挙上角度と筋活動の作用軸の研究がある．Poppen らは三角筋の肩甲骨関節窩に対する作用軸の角度は外転 30°で 30°，外転 90°で 60°になり，挙上 60°を過ぎると三角筋の肩甲骨関節窩への圧迫力（compression force）が強くなりすぎ棘上筋の作用を減弱させると報告した[3]．

　Jobe は 90°外転（肘伸展），30°水平屈曲，内旋位の肢位で最大棘上筋活動が生じると報告し，その肢位での棘上筋腱の強化訓練が有効で，それを empty can exercise と称した[4]．その後，同一肢位，外旋位がインピンジメントを生じにくいことからその肢位での棘上筋強化訓練が有効であるとし，その肢位を full can の肢位とよび，同肢位での棘上筋腱の強化訓練の有用性が強調された[5]．井樋らも棘上筋腱断裂の診断においては同肢位での疼痛の誘発を調べる full can test が有用であると述べている[6,7]．

　これらの基礎的研究は inner muscle の強化訓練は，挙上 30°以下で回外位，低負荷，低速度の運動負荷が効果的であることを示している．ホームエクササイズとして汎用する inner muscle 強化法を示す（）．棘上筋強化の際，肘が屈曲しないように，回内・回外中間位で施行している．

肩関節周囲炎のリハビリテーション

　肩関節周囲炎とは中年以降に明らかな外傷歴がなく発症する有痛性の肩関節拘縮を主体とする疾患である．肩関節の運動時痛があり，関節可動域は健側と対比することが重要である．神経学的には著変を認めず，後方から肩関節を観察すると自動挙上時に，翼状肩甲を認めることがある．自動外転で肩甲骨外転が少なく，患側肩が上方に挙上する．画像検査では単純 X 線検査で著変を認めない．治療に抵抗する際は MRI 検査を施行し，腱板，肩鎖関節，肩峰下滑液包，肩甲下滑液包の状態を検索する．早期の肩峰下滑液包へのヒアルロン酸およびステロイドの注射は有効である．

　早期に診断をつけ，少し痛いくらいの関節可動域訓練，inner muscle 強化を開始する．温熱療法，プーリー，健側介助自動運動（仰臥位），

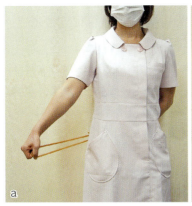
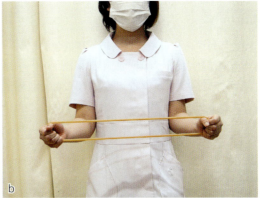
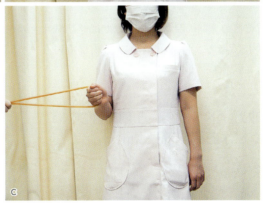

❶ inner muscle の強化法
a：棘上筋の強化法．立位，後方であめゴムを両手で保持する．患側上肢を scapula plane で，肘伸展位，回外・回内中間位でゆっくり 30°程度屈曲する．これを繰り返す．ゴムの弾性に応じて健側の手で張力を調節する．
b：棘下筋の強化法．立位，肘を体幹に付け屈曲 90°としてあめゴムを両手で保持する．ゆっくりと 45°程度肩を外旋させる．これを繰り返す．
c：肩甲下筋の強化法．立位，肘を体幹に付け屈曲 90°回内・回外中間位として，あめゴムを体の外側に固定し，患側手で保持する．あめゴムをゆっくり引っ張り，大胸筋が収縮しないように肩を内旋させる．これを繰り返す．

棒による健側介助屈曲，内外旋運動を勧める．理学療法士が参加できるならば，さらにリラクセーション，授動術（mobilization）を十分に施行する．

薬物療法

肩関節周囲炎の疼痛，鎮痛剤処方には難渋する．特に夜間痛に対し，NSAIDs（nonsteroidal anti-inflammatory drugs；非ステロイド性抗炎症薬）に加えてロフラゼプ酸エチル（メイシックス錠®）1 mg を就寝前に投与することが多かった．最近は弱オピオイドが利用できるので，治療の選択肢が増えた．頑固な夜間痛に対し就寝前のトラマドール（トラマール錠®）少量投与が有効である．また，日中の疼痛に対しても，NSAIDs が不適当な場合は少量のトラマドールの追加処方を試みる．いずれの場合もトラマドール 12.5 mg から服用を開始する．副作用がなければトラマドール 25 mg 3T/d 程度に増量する．さらに増量するときはトラマドール合剤（トラムセット®）に変更も試みてよい処方と思われる．適応は難しいがブプレノルフィン（ノルスパン®）テープも有用である．

注射療法など

肩関節疾患に対する注射療法は肩峰下滑液包への注射，肩関節腔内への注射，肩甲上神経ブロック，星状神経節ブロックなどが挙げられる．各論で詳しく述べられているのでここでは述べない．

石灰沈着性腱炎に対する
超音波ガイド下穿刺吸入法

超音波装置の機能の改善した昨今ではぜひ試みたい手技である．詳細は別項で記載している．参考文献も参照していただきたい．

超音波ガイド下第5，6頚神経ブ
ロックによる肩関節授動術

難治性の肩関節拘縮に対する治療法として，2011年に皆川らは，外来で施行する超音波ガイド下第5，6頚神経ブロックによる肩関節授動術を報告した[8]．2013年に西頭は，超音波ガイド下腕神経叢ブロック後の肩関節授動術を紹介した[9]．本疾患の頻度から考えるとこれらの手技は今後汎用されるものと思われる．今日，超音波ガイド下の注射療法はさまざまな部位で応用されている．超音波手技，局所解剖をよく理解して，合併症を起こさず，安全に施行されることが望まれる．また，これらの手技の際に超音波手技料が算定できないので注意したい．今後，改善されることを期待する．

外傷性肩関節前方脱臼に対する
固定法

外傷性肩関節前方脱臼に対する固定法として，下垂位，外旋位での固定が導入された．前方関節唇関節包複合体の破綻を外旋位で直すことは利にかなう有用である．10～20歳代の若年者の初回前方脱臼では，ぜひ選択してもらいたい固定手技である．各論で詳述されている．

鎖骨骨折遷延治癒に対する
超音波療法

鎖骨骨折遷延治癒に対する保存療法に超音波療法を利用したいところである．現時点では同骨折への超音波治療法の適応は認められている．

上腕骨頚部骨折

上腕骨頚部骨折に対して保存療法はなお意見の一致をみていない．適度な期間の固定後のリハビリテーション，早期整復後のリハビリテーションの二択がある．また，腱板断裂術後のリハビリテーションについても早期他動運動開始についての議論もある．各論を参照していただきたい．

●文 献

1) 筒井廣昭ほか．肩関節不安定症に対する腱板機能訓練．肩関節 1992；16；140-5.
2) 埜口博司他．異なる肢位での肩等尺外旋運動時の肩周囲筋群の活動特性―筋電図による評価―．肩関節 2001；25；257-62.
3) Poppen NK, et al. Forces at the glenohumeral joint in abduction. Clin Orthop Relat Res 1978；135：165-70.
4) Jobe FW et al. Delineation of diagnostic criteria and rehabilitation program for rotator cuff injuries. Am J Sports Med 1982；10：336-9.
5) Burke WS, et al. Strengthening the supraspinatus. a clinical and biomechanical review. Clin Orthop Relat Res 2002；402：292-8.
6) 井樋栄二ほか．棘上筋腱断裂に対する full can test と empty can test の有用性．日整会誌 1998；72：S772.
7) Itoi E, et al. Which is more useful, the "full can test" or the "empty can test", in detecting the torn supraspinatus tendon? Am J Sport Med 1999；27：65-8.
8) 皆川洋至ほか．超音波ガイド下 C5, C6 ブロックによる肩関節授動術の有用性．肩関節 2011；36（1）：281.
9) 西頭知宏：超音波ガイド下腕神経叢ブロックによる肩関節授動術の有用性の検討．肩関節 2013；37（2）：799-802.

3章 肩・肩甲帯の疾患の保存療法

2 肩関節疾患に対する注射療法

三笠元彦（新横浜整形外科リウマチ科）

> **POINT**
> - 肩峰下滑液包内注射：側方，前方，後方の3方向からの注射が可能である．X線画像所見で，肩峰骨頭間距離が3mm以下のときと，肩峰の傾斜が強いときは前方穿刺を，肩峰の骨棘が大きいときは側方穿刺を選択したほうが無難である．
> - 肩関節内注射：前方，後方のどちらからでも可能である．
> - 肩甲上神経ブロック：X線画像所見でC5/6間の狭小化，骨棘を認めるC6神経根症に対して最も有効である．鎖骨と肩甲棘の間の凹みからカテラン針を垂直に穿刺し，棘上窩に当てて注射する．

肩峰下滑液包内注射

適応
五十肩，腱板断裂，impingement syndrome．

注射液
①デカドロン® 2mg＋局所麻酔薬4mL，②ヒアルロン酸＋局所麻酔剤2mL．糖尿病，緑内障の患者にはヒアルロン酸を使う．

方法
肩峰下滑液包への注射は前方，側方，後方のいずれからも穿刺可能である．筆者は肩峰下滑液包造影の経験から，側方穿刺で行ってきたが，信原克哉先生は前方穿刺を勧めている．X線画像所見で，肩峰骨頭間距離が3mm以下のときと，肩峰の傾斜が強いときは前方穿刺を，肩峰の骨棘が大きいときは側方穿刺を選択する．注射本数は，ステロイドは10本までとし，以降はヒアルロン酸に変える．

① **側方穿刺**：大結節の後方で肩峰を触れ，肩峰下の陥凹部から仰角5°でグリーン針（21 G）を2～3cm刺入させ，抵抗がなければ混合液を注射する（❶）．

② **前方穿刺**：大結節の内側，結節間溝の外方で肩峰前縁を触れ，肩峰下の陥凹部からほぼ水平にグリーン針を2cmほど刺入させ，抵抗がないことを確認して注射液を注入する（❷）．

③ **後方穿刺**：肩峰後角のやや内方で，肩峰下から肩峰の傾斜に沿って，20°程度の仰角でグリーン針を目いっぱいに刺入し，注射液を注入する．前2者に比べて肩峰下滑液包への距

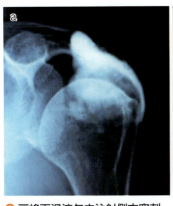
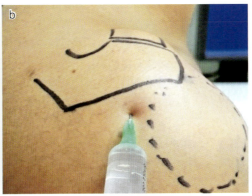

❶ 肩峰下滑液包内注射側方穿刺
a．肩峰下滑液包造影，b．肩峰下滑液包内注射側方穿刺．

45

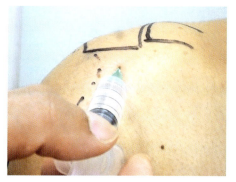
❷ 肩峰下滑液包内注射前方穿刺

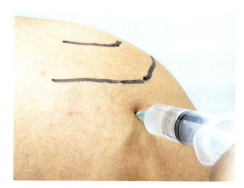
❸ 肩関節内注射後方穿刺

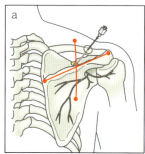
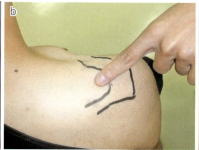
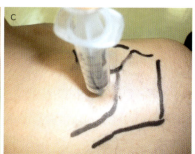
❹ 肩甲上神経ブロック　a：模式図，b：Bonica法/Moore法，c：簡便法

離がいちばん遠い．

関節内注射

適応
変形性肩関節症，五十肩，腱板疎部損傷．
方法
肩関節内への注射は関節鏡が普及する前は，前方穿刺で行われていたが，鏡視下手術が一般的となってからは，後方穿刺が主流となった．
①**後方穿刺**：肩峰後角の2cm下方，内方から烏口突起の方向に向けて刺入し，抵抗がないことを確認して注射する（❸）．女性ではグリーン針で，男性はカテラン針で対応する．
②**前方穿刺**：烏口突起を触れ，その外方のくぼみから，ほぼ矢状面方向に穿刺し，抵抗がないことを確認して注射する．深さは男女ともグリーン針で対応できる．

肩甲上神経ブロック

適応
C6頚椎神経根症，五十肩．肩甲上神経ブロックは一般に五十肩に対して行われているが，筆者は5年前から肩関節運動障害がなく，X線画像所見でC5/6間の狭小化，骨棘を認めるC6神経根症に対して行っている．有効率は152/190，80％である．
Bonica/Moore法と簡便法（❹）
肩甲棘の二等分点を通り，脊椎に平行な線と肩甲棘の成す角の二等分線の基点から1/2インチのポイントで体軸に垂直にカテラン針を刺入し，棘上窩に当てて同部に局麻剤4mLを二分して注射する．実際には，身体に線を描く手間を省き，鎖骨と肩甲棘の間の凹みを示指で触れ，同部からカテラン針を垂直に刺して，棘上窩に当てて半量の2mLを注射し，皮下まで針を抜いて，数度内方に向けて棘上窩に当てて残量を注入する．肩甲上神経を直接ブロックはしない．

3 鎖骨骨折の保存療法

西村憲市郎（西村整形外科）

> **POINT**
> - 保存療法の成功のカギは骨折の部位と転位の程度を見極めること．
> - 鎖骨骨折を認めたら，肩甲帯の重複損傷を念頭に注意深い触診と超音波検査を行うこと．

　鎖骨骨折は骨癒合が良く，偽関節の発生が少なく，変形治癒になっても肩関節の機能障害が少ないことから保存療法が最も適応とされる骨折である．しかし，鎖骨骨折の部位により偽関節の発生頻度は大きく変わる．骨折部位の分類として近位端・骨幹部骨折はRobinson分類[1]（❶），遠位端骨折はNeer分類[2]（❷）が実用的である．

診断

　局所の所見に加えて，画像検査が重要である．

X線検査

　X線撮影法は，近位端・骨幹部の骨折では前後像にて鎖骨の短縮の有無を，また30〜45°の斜位像（肺尖撮影）は転位の程度を評価するために2方向撮影が必要である．遠位端の骨折には前後像と近位骨片の後上方転位をみるための肩甲骨Y撮影（❸）が大切である．

超音波検査

　小児の不全骨折はX線検査で判定に苦慮することがある．このような場合，超音波検査にて1〜2mmの骨皮質のズレを確認することで診断は容易に確定できる（❹）．小児に対する超音波検査は，仮骨の形成や転位の経過状況を把握することもできる．頻回のX線検査は不要となり診断のみならず治療，そして放射線被曝に敏感な母親の信頼を得るためにもとても有用である．

❶ Robinson分類

(Robinson, C.M. Fracture of the clavicle in the adult. J Bone Joint Surg 1998 : 80-B : 476-84[1]より)

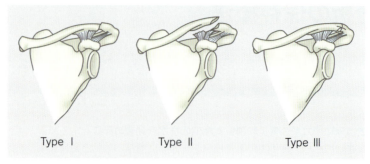

❷ Neer 分類（鎖骨遠位端骨折）
(Neer CS II. Fractures of the clavicle. Rookwood CA. Fractures in Adults. JB Lippincot；1984：p.707-13[2] より)

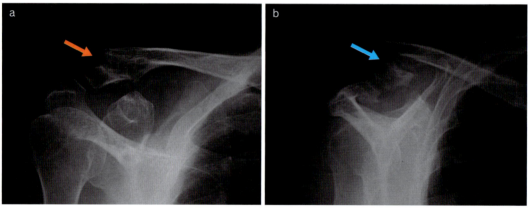

❸ 鎖骨遠位端骨折の X 線撮影法
64 歳，男性．右鎖骨遠位端骨折（偽関節）Neer 分類 type II．a：前後像　b：肩甲骨 Y 撮影像
初療医にて 3 か月間鎖骨バンドを装着されていた．受傷後 4 か月の X 線像である．前後像（a）では骨癒合傾向（➡）があるようにみえるが肩甲骨 Y 撮影像（b）では典型的な偽関節（➡）を呈する．

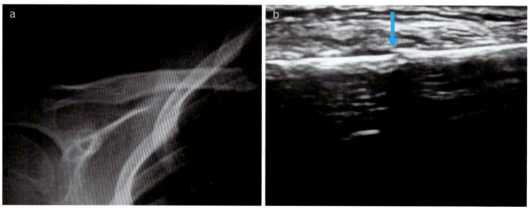

❹ X 線検査と超音波検査
5 歳，男児．右鎖骨不全骨折．a：前後像　b：超音波画像
受傷後翌日の X 線前後像（a）では異常を認めないが，超音波画像（b）では骨皮質の連続性の途絶（➡）があり不全骨折と診断した．

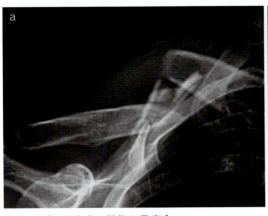 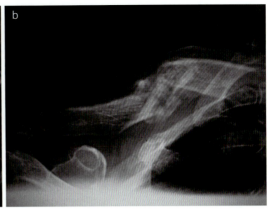

❺ 鎖骨バンド治療の整復と骨癒合
71歳，女性．右鎖骨骨幹部骨折 Robinson 分類 Type2B1．a：初診時　b：受傷後3か月
第三骨片を伴った骨幹部骨折である（a）．整復後主骨片の一横径前後の転位が残っても骨癒合は良好である（b）．

治療

整復と固定

　整復操作は胸を張らせ，肩を後上方に引き上げることで遠位骨片を近位骨片に近づけ，あらかじめ装着しておいた鎖骨バンドを締めて固定する．また，就寝時に肩がすぼまり再転位を予防するために鎖骨バンドの背当に重ね折したタオルを挿入しておく．整復後，翌日には神経障害，血行障害のチェックと鎖骨バンドの微調節が必要である．

　鎖骨バンドはあくまで整復位を維持するための固定装具であり，整復操作に使用するものではない．鎖骨バンドの意義は鎖骨に連結している肩甲骨を固定することで，上肢の動きを肩甲上腕関節のみで行わせ，肩の動きに影響を受けることなく整復位が維持されることである．このため肩関節拘縮が少なく，肩関節機能の回復が早い．転位のない骨折に対しても鎖骨バンドによる固定が必要である．

鎖骨バンドの装着期間とADL

　鎖骨バンドの装着期間はおおむね4～12週間である．装着期間中の肩関節の運動は主に肩甲骨の動きが最小限に抑えられる屈曲60～80°以内での自動運動を許可している．入浴は仮骨の出現がみられる3週間経過後より許可している．その際入浴用の鎖骨バンド（貸出）を装着させる．入浴を許可するまでは週2回，医師立会いのもとで清拭と下着の交換を行っている．

骨癒合の促進

　整復操作を必要としたものには，骨癒合を早めるために低出力超音波療法（LIPUS）を併用している．照射は受傷後早期より開始し，1日20分間，日曜日を除いて連日照射する．照射期間は骨癒合傾向が明らかになる4～8週間である．

スポーツ復帰

　鎖骨骨折の骨癒合傾向は早いが骨癒合は6か月ぐらいまで進行するため，スポーツ復帰は再骨折の危険性を考慮し，6か月以降に許可している．しかし，早期にスポーツ復帰を希望する運動選手には手術治療を勧める．

　保存療法の適応は骨折部位により変わるため，部位別の治療法について以下に述べる．

骨幹部骨折

　発生頻度が最も高く，外来でよく経験する．転位様式は近位骨片は後上方に，遠位骨片は前下方に転位する．特に中外1/3が多く，第三骨片を伴っている Robinson 分類[1] type 2B1 が多い（❶）．整復は比較的容易であり鎖骨バンドの最も良い適応となる部位である．完全な整復位を維持することは困難であるが，転位の程度が主骨片の一横径前後であれば，自験例では全例に骨癒合を認めている（❺）．手術治療の適

応は絶対的適応である開放性骨折，神経障害，血管障害，症状を有する偽関節を除いてほとんどない．

遠位端骨折

烏口鎖骨靱帯より遠位の骨折であり発生頻度は骨幹部骨折に次いで多く，偽関節の発生率が高い部位である（❷）．転位様式は骨幹部骨折と同じであり，烏口鎖骨靱帯の損傷の程度により転位の大きさが決まる．転位が小さく，骨片の断端同士の食い込み，または接触があれば整復操作は行わず鎖骨バンド固定のみを行う．

後上方への転位傾向がある近位骨片に鎖骨バンドの肩パッドが前方から当たり，さらに後方転位を大きくすることが危惧される場合は，三角巾＋バストバンド固定のみとする．断端同士の接触のない烏口鎖骨靱帯損傷のある Neer 分類[2] type II は偽関節の発生が高く，手術治療の適応である．しかし，無症候性の場合もあるため，年齢，活動性などを考慮して手術治療を決定している（❸）．

近位端骨折

非常にまれである．転位様式は遠位骨片が前方あるいは後方と一定ではない．転位が小さい場合，整復操作は行わず鎖骨バンド固定のみを行う．しかし，遠位骨片の転位の方向が前方への転位の場合は鎖骨バンド固定により前方転位が大きくなることがある．このような場合は，三角巾＋バストバンド固定のみを行う．転位の大きい Robinson 分類[1] type1B は偽関節の発生が高く，手術治療の適応である（❶）．

しかし，この部位は大血管・腕神経叢・縦隔などが近接している．そのため手術合併症の危険性が高く，偽関節を生じても重複損傷の合併がない限りそれほど大きな機能障害は残さないことから，手術治療の決定は慎重になされるべきである．

● 文　献

1) Robinson CM. Fracture of the clavicle in the adult. J Bone Joint Surg 1998；80-B：476-84.
2) Neer CS II. Fractures of the clavicle. Rookwood CA Jr, et al, ed. Fractures in Adults. JB Lippincot；1984. p.707-13.

3章　肩・肩甲帯の疾患の保存療法

肩鎖関節脱臼の保存療法

森澤佳三（副島整形外科病院）

POINT
- 肩鎖関節脱臼の場合，周囲の軟部組織の損傷程度によって治療方法は選択される．Rockwood分類のType I，Type II は保存的に治療され，Type IV，Type VI については通常，手術療法が行われる．
- 最近は，保存療法の良好な成績が数多く報告され，Type III，Type V の肩鎖関節脱臼は保存療法が広く行われるようになり，以前一般的に行われていた手術療法から保存療法へと徐々にシフトしている．
- 保存療法では，脱臼変形は遺残するものの現場復帰は早く，機能障害も軽度のものが多い．保存療法後に症状が残存する症例ではその後肩鎖関節形成術を追加する．

分類

　以前は肩鎖関節脱臼の分類には Tossy 分類が広く用いられ，Tossy 分類 I 度（捻挫），Tossy 分類 II 度（亜脱臼），Tossy 分類 III 度（完全脱臼）と定義されていた．

　しかし，この分類では三角筋や僧帽筋など軟部組織の損傷が考慮されていないため，現在ではRockwood 分類が広く用いられる．Rockwood分類 Type I～III は Tossy 分類の Grade I～III と同様の状態であり，Type V は鎖骨遠位端より僧帽筋と三角筋が剥離された著明な転位を示す状態である．Type IV は鎖骨遠位端が後方に脱臼転位した状態で，Type VI は鎖骨遠位端が烏口突起下方に転位した状態である（❶）．

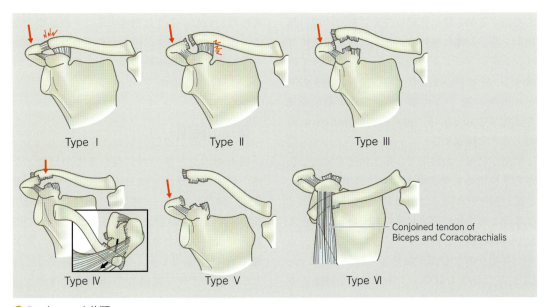

❶ Rockwood 分類

(Bucholz RW, Heckman JD. Rockwood and Green's Fractures in adults. 5th ed. Lippincott Williams & Wilkins 2002 より)

治療方法

Type I, Type II は保存的に治療され, Type IV, Type VI については手術療法が選択される. しかし, Type III, Type V については第一選択として保存療法を行うか手術療法を行うかが論争となっている.

保存療法の実際

保存療法は, 肩鎖関節脱臼を整復するような固定を行う方法と, 脱臼を整復することなく痛みを和らげるための三角巾固定やスリングによる固定などを行う2つの方法に大別される. 肩鎖関節脱臼を整復する固定方法としてはKenny-Horward 装具, 大阪警察病院式装具や福大式固定法などがある（❷）.

しかし, これらの装具は十分な整復位の維持が難しく, 装着中は外すことができないため, 早期からの可動域訓練が不可能である. また, 圧迫部位の皮膚障害も問題となる. このような理由のため肩鎖関節脱臼を整復する固定装具はあまり使用されなくなっている.

一方, 疼痛軽減のための簡易な固定は, 肩鎖関節脱臼を整復することは不可能である. 疼痛が持続する間, 挙上運動は控えて軽めの内外旋運動を行い除痛に努める. 疼痛は薬物療法やアイシングなどにより一般的には1週間程度で軽減する. その段階までは, 肩鎖関節の動きの関与が小さい90°以下の挙上範囲での可動域訓練を実施するとともに, 内・外旋の isometric 訓練も徐々に指導する.

疼痛が軽減した段階で, 挙上角度を拡大しながら臥位での自動運動を徐々に追加していく. 自動運動を行う際には, 患者に肩鎖関節脱臼では鎖骨と肩甲骨の連絡が断たれているため正常なリズムの挙上と異なっていること, 特に三角筋や僧帽筋の付着部が鎖骨より剥離した Type III や V は正常な肩甲・上腕リズムを確保することが難しくなることを, ある程度理解してもらうことが, 適切な運動療法を行うために必要となる.

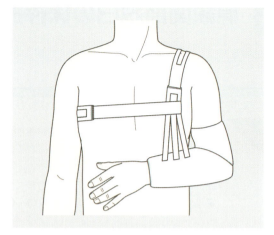

❷ Kenny-Horward 装具

早期に僧帽筋の鎖骨に付着している部分が強く収縮すると肩鎖関節の上方転位が増加し, 痛みが増強すると考えられる. また, 水平内転, 結帯動作も肩鎖関節のストレスとなり, 疼痛の増強となるためそのような運動は行わない.

座位での訓練は, 上肢の重量が肩鎖関節に負担をかけるため, 臥位での筋力増強訓練が有効である. それぞれの症例に適した筋力トレーニングを作成する必要がある.

痛みのコントロールは手指の腫れやこわばりなどの出現予防に重要で, 強い痛みを伴う運動療法は行わないように指導することが必要である. また, 受傷直後の疼痛が著明な時期や炎症の強い際には抗炎症薬の投与も必要に応じて行う.

復帰の時期

痛みの消失と筋力の回復が復帰の目途となる. 筋力は健側の90％以上の回復が必要と考える. 職種やスポーツ種目によって復帰の時期を考慮する. 保存療法後の復帰は, これまでの報告では軽作業の事務職では3～4週間, 重労働でも4～5週間で多くの症例が職場復帰可能となる. スポーツ復帰も4～6週間で復帰可能との報告が多く, これまでの手術療法の報告と比較するとかなり早期に復帰可能となる. 保存療法後に手術療法が必要となる比率は10～

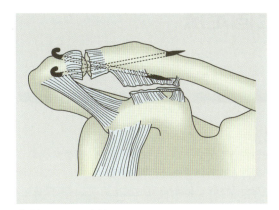
❸ Phemister 変法

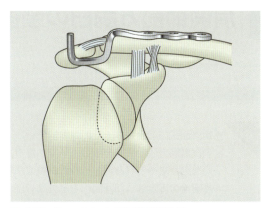
❹ 各種プレートによる肩鎖関節固定

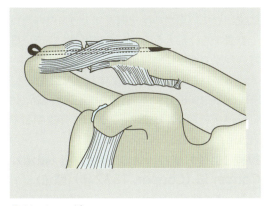
❺ Neviaser 法

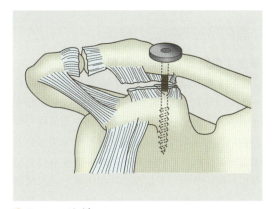
❻ Bosworth 法

20％と報告されている．

手術療法

　肩鎖関節脱臼に対するさまざまな手術方法が行われている．代表的な方法としてはPhemister 変法（❸），各種プレートによる肩鎖関節固定（❹），Neviaser 法（❺），Bosworth 法（❻），Weaver Dunn 変法などが行われている．このような肩鎖関節を固定したり，烏口鎖骨部の固定を行い損傷した肩鎖靱帯や烏口鎖骨靱帯の修復を促したり，腱移行や人工靱帯などで再建する方法が一般的に行われる．

　しかしながら，これらの方法でも術直後のピンの折損やカット・アウトなどの合併症，亜脱臼や変形性関節症の発生などの問題点があり，術後の結果も不確定な要素がある．また，職場およびスポーツ復帰は保存療法と比較して2倍程度の期間を要する報告が多い．

3章 肩・肩甲帯の疾患の保存療法

5 肩関節前方脱臼の整復と固定法

三笠元彦（新横浜整形外科リウマチ科）

POINT
- 肩関節脱臼の整復は一般に無麻酔で行っている．
- 肩関節前方脱臼の整復法は，麻痺，骨折，反復性脱臼を起こさず，手技が容易で，整復率が高いものが求められるが，それにいちばん近いものはMilch法であると思われる．
- 整復後の固定は，初回脱臼であれば外旋位固定を行うべきであるが，数回脱臼しているのであれば，内旋位固定（Stockinette Velpeau固定）でよいと思われる．

肩関節前方脱臼の整復

挙上／直圧法：Milch法（1938年）❶

　患者を仰臥位とし，助手が両手で患側の手を掴んで，肩関節をゆっくり150°近くまで挙上させる．術者は腋窩に触れる骨頭を両母指で関節窩に押し込んで整復する．神経血管束は骨頭の上方にシフトしているので，圧迫することはない．脱臼骨折で大結節骨片が大きいと，同骨片と骨頭／骨幹部骨片の間に上腕二頭筋長頭腱が入り込み，整復障害となるが，Milch法は挙上することによって，長頭腱が両骨片間からはずれるので，容易に整復することができる．本法は本邦の整形外科医の間で，最も愛用されている方法である．

挙上法：Eskimo法（1988年）

　脱臼している肩が上にくるように，患者を側臥位にして，患側の手を掴んで上方に持ち上げて整復する．最もシンプルな整復法である．厳寒の雪原で即座に整復するには，この方法がベストなのであろう．整復率は17/22（77％）（Poulsen, 1988[1]）である．Hoffmeister法[2]（19世紀後半？）はこの操作を入院して介達牽引で行うものである．

槓桿（梃子）法：Hippocrates法（踵法），Cooper法（Cooper, 1832年）（膝法）

　紀元前4世紀，Hippocratesの没後50年ごろ，アレクサンドリアの大図書館でHippocratesの医学が全集として編纂された．その中に肩関節脱臼の整復法が載っている．その方法は拳／手，踵，肩，横棒，梯子，扉，アンビ整復器を腋窩に入れて肩を内転し，梃子の原理で整復するものである（❷）．現在でも行われているのは踵法だけである．

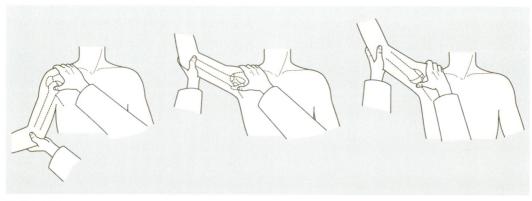

❶ Milch法
Milch法の原図は術者1人で行っているが，牽引は助手にしてもらったほうが整復しやすい．

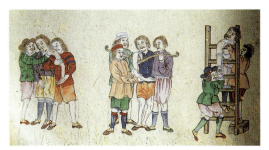

❷ Hippocrates 法（楢林鎮山の図）[3]
左：肩法，中：横棒法，右：梯子法

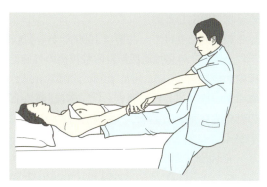

❸ Hyppocrates 踵法

　Hippocrates 踵法（❸）は，患者を仰臥位として，術者は両手で患側の手を掴んで，右肩脱臼では右の踵を腋窩に入れて牽引し，軽く内転すると踵が梃子の支点となって，整復音とともに整復される．Hippocrates 踵法は大結節骨片が大きい脱臼骨折では頸部が狭くなり，頸部骨折をひき起こすことが報告されているので，近年行われなくなっているが，手技がやさしい整復法であり，脱臼骨折でなければ，問題なく，有用な方法である．

　膝を腋窩に入れて整復する方法は Cooper が考案したもので，Hippocrates 全集には載っていない．膝法は整骨説畧（名倉知文，1874），神中整形外科学初版（1940）で紹介されているが，千代の富士関が本場所で脱臼したときに，清国関がこの膝法で整復したのをテレビで見た．膝法は整形外科医，柔道整復師の間ではほとんど行われていない整復法であり，それが角界で行われているのは不思議である．

伏臥位-下垂/牽引法：Stimson 法（1900 年）

　患者を伏臥位として，患肢をベッドの端から落とし，患手に 5 kg 程度の砂のうを付けて下方に牽引して整復する．最も外力の少ない整復法なので，愛好者が多い．

肩甲棘圧迫法：Bosley 法 / Anderson 法（1979/1982 年）

　Stimson 法の際，肩甲骨の背側，肩甲棘を前方に押して関節窩を前傾させると，骨頭が関節窩に整復されやすい．

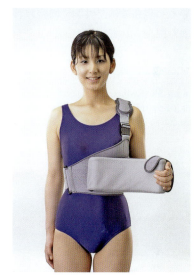

❹ 外旋位固定：アルケア社製

その他：Kocher 法（1870 年），外転／内分回し法（伊藤，1986 年）

固定法

　整復後は，新鮮例では原則として外旋位固定を，外旋位ができないときは Stokinette Velpeau 法で内旋位固定を，それぞれ 4 週間行う．反復脱例では，Sling 法で内旋位固定を 2 週間行う．

外旋位固定法（❹）

　1984 年，片桐は肩関節脱臼整復後，外旋することで剥離した前方関節唇が元の位置に整復されることを報告した[4]が，当時，外旋位固定は良い装具がなく，鎖骨バンドを改良したペ

ロップで固定した.

　この研究を受けて，井樋は 1999 年から 2003 年にかけて，外傷性肩関節脱臼整復後の外旋位固定の研究を，Cadaveric study，MRI study，臨床例の検討に分けて報告し[5-8]，Neer 賞などの世界的な評価を受けた．内旋位固定の再脱臼率が 42% に対して，外旋位固定では 26% であり，年代別では，20 歳以下がそれぞれ 68%/41%，21～30 歳が 52%/24%，31～40 歳が 25%/17%，41 歳以上が 17%/13% で，外旋位固定の再脱臼率は内旋位に比べて 40% 減となっている．現在では，外旋位固定装具がアルケア社から販売されている（**❹**）．

● **文献**

1) Poulsen SR. Reduction of acute shoulder dislocations using the Eskimo technique：a study of 23 consecutive cases. J Trauma 1988；28：1382-3.

2) Hoffmeister 法：Extension an dem perpendicular erhobenen arm, Elvations method, Lehrbuch der Frakturen und Luxation für Ärzte und Studierende, nach Hoffa Stuttgart, Verlag von Ferdinande Enke 1904：191.

3) アンブロアズ・パレ没後 400 年祭記念会編．日本近代外科の源流．メディカル・コア；1992.

4) 片桐知雄ほか．外傷性肩関節脱臼の整復後固定法の 1 考察．肩関節 1984；8：107-12.

5) Itoi E, et al. Position of immobilization after dislocation of the shoulder. A cadaveric study. J Bone Joint Surg Am 1999；81：385-90.

6) Itoi E, et al. Position of immobilization after dislocation of the glenohumeral joint. A study with use of magnetic resonance imaging. J Bone Joint Surg Am 2001；83：661-7.

7) Itoi E, et al. A new method of immobilization after traumatic anterior dislocation of the shoulder：a preliminary study. J Shoulder Elbow Surg 2003；12：413-5.

8) Itoi E, et al. Immobilization in external rotation after shoulder dislocation reduces the risk of recurrence. A randomized controlled trial. J Bone Joint Surg Am 2007；89：2124-31.

3章 肩・肩甲帯の疾患の保存療法

上腕骨頚部骨折の保存療法

山中 芳（山中整形外科）

POINT
- 多くの症例が保存療法の対象なので，症例に応じて外固定法，肢位を選択する．
- 早すぎる ROM 訓練より確実な骨癒合を求めたい．偽関節をつくってはいけない．
- 高齢者の場合は，合併する骨粗鬆症の治療を施行する．

上腕骨頚部骨折

上腕骨頚部骨折とは，上腕骨解剖頚・外科頚骨折の総称である．ここでは上腕骨頚部を含む上腕骨近位端骨折について主にその保存療法を論じる．

上腕骨近位端骨折の頻度と保存療法

本骨折は，小児近位骨端線離開を含めるとすれば幅広く各年代で生じる．手術的治療は全体の 7.4% に施行されているにすぎず[1]，保存療法の重要性は高い．高齢者に発生した場合は，骨粗鬆症を基盤に生じる骨折なので，骨粗鬆症の治療も忘れてはならない．

上腕骨近位端骨折の分類

Neer は，Codman が提唱した旧骨端線に沿う骨折型と脱臼を組み合わせ，上腕骨近位端骨折を分類した[2]．肩関節正面像，肩甲骨側面の単純 X 線写真で，骨折成分を大結節部，小結節部，骨頭部そして上腕骨骨幹部の 4 つの部位に分け（），骨折線の数によらず，各部位が 1 cm 以上離れるか，45° 以上ずれた場合を転位とし，転位した部位の数で骨折を分類した．

一方，AO 分類法では 5 つの要素の文字と数字を組み合わせたコードで骨折を分類している[3]．上腕骨を示す "1"，部位を示す "1"，形，形態を示す数字で，骨折を表記する．皮膚損傷は "O"，"C" で区別する．

Neer の分類法は視覚に訴え，予後と絡めても理解しやすい．ここでも Neer の分類を使用して骨折を記述する．単純 X 線 2 方向撮影（正面，肩甲骨側面）で判断する．Neer の分類で転位したものは手術適応であろう．いろいろな

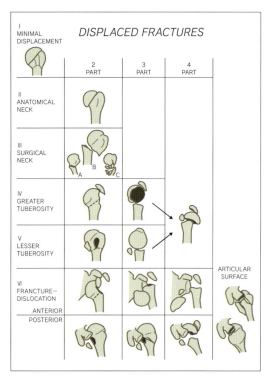

❶ Neer 分類
（Neer CS II. Displaced proximal humeral fracture Part I. J Bone Joints Surg 1970 ; 52-A : 1077-89[2] より）

原因で手術療法を選択できない場合もあるので治療上問題となる．

保存療法の適応

転位の少ない 1-part 骨折は保存療法の適応である．2-part，3-part，4-part 骨折で保存療法を選択する場合は整復操作が必要となる．1-part 骨折に近づけることが目標となる．単純 X 線撮影は前述の 2 方向撮影に加えて，正

面内旋位，外旋位2方向を追加する．骨折がどの肢位でより整復位に近いかを確認する．脱臼骨折の脱臼整復の際，患者に力を抜くことが最も大切であると述べ，信頼を得て，ゆっくり丁寧に挙上位整復法を行えばほとんど成功する．大結節骨折を伴う2-part脱臼骨折は，脱臼の整復とともに大結節骨片もよく整復される．

大結節2-part骨折・外科頚2-part骨折は，下垂位で得られた整復位が内旋位でも保持されていれば，①Stockinette-Velpeau固定，②三角巾，弾性包帯での胸郭固定（後に胸部固定帯へ変更する），外旋位でより良好な整復位に近づくならば，③外旋位固定装具を使用する（❷）．整復位保持に骨幹部の外転が必要であれば，三角巾内に枕を挿入し外転位保持に努める．外科頚2-part骨折は整復が不良でも，1/2から1/3程度骨幹部と中枢骨片の接触があれば保存療法を施行することがある．

3，4part骨折では年齢，体力に応じて時に挙上位整復を試みる場合もあるが，大結節成分の後方転位は骨癒合が期待できるなら保存療法の可能性もある．

通常は3〜4週間の固定を行う．手・指の運動は積極的に行うように指導する．その後下垂運動を開始する．可能なら透視下，安定性を確認しつつ，振り子運動，仰臥位で愛護的他動屈曲運動を開始する．十分な骨癒合を見てから仰臥位健側介助自動屈曲運動を開始する．整復位保持に不安がある場合は固定期間が長くなることはやむをえない．長期間固定を否とする報告があるが，偽関節症例をつくってはいけない．

石黒は3-part，4-part骨折に対し徒手整復を行い，骨折面の接触が得られれば，受傷後1週間からの早期運動療法（120°確保した振り子運動）を行い，良好な成績を報告している[4]．筆者には経験がない．

保存療法の結果

McLaughlinは保存的治療において，1cm以上の転位例は機能障害が残存し，0.5cm以下では良好な成績で，0.5〜1cmでは機能障害が

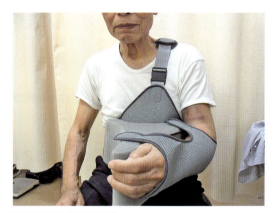

❷ 外旋位固定の実際

残存すると報告している[5]．

Youngは平均年齢66歳の上腕骨近位端骨折の保存治療例を報告し，56％が良好な結果で，単純X線像が不良でも臨床所見と相関しないと報告している[6]．

大沢は，0.5cm〜1cm転位がある上腕骨大結節骨折の手術療法と保存療法ではJOA scoreに有意差は認めなかったと報告している[7]．

筆者は上腕骨外科頚骨折保存療法の初診時の正面単純X線像とその予後調査を施行した．骨折線が内側中枢から外側末梢に向かい，骨折線が関節内に及ぶもの，横径転位が大きいものは予後が悪いことを報告した[8]．

Fuは高齢者の上腕骨近位端骨折のmeta-analysisを行い，手術療法はQOLの軽度の改善を得るが，術後，高率に合併症を引き起こすと報告している[9]．

上腕骨骨頭壊死

骨頭骨折，3-part，4-part骨折では，骨頭壊死が危惧される．骨頭栄養供給に重要な後上腕回旋動脈は上腕骨頚部内側から骨頭に侵入するので，骨頭への血流は受傷時，骨頭骨片に後方および内側頚部，結節成分が大きく連続し，骨頭骨片の転位が少ないほうが多いと期待できる[10]．

Valgus impacted fracture

Jakobは大・小結節がさまざまに転位し，骨頭成分が外反位に骨幹成分に陥入した特殊な

4-part 骨折を Valgus impacted fracture として報告した．Neer の分類では理解しにくいが，比較的予後は良好である．骨頭は外反位に骨幹部に陥入し，大小結節骨片は 45°以上に転位している．骨頭壊死の確率は低く，保存・手術療法含めて 74％が満足する結果を得ている[11]．積極的に手術をする場合がある．

代表的な症例を提示する．

症例 1：78 歳女性，転位の軽度の 3-part 骨折（❸）．Stockinett-Valpeau 固定 3 週間，その後三角巾に変更した．4 週間で下垂運動を開始，骨癒合を確認し，受傷後 3 か月で健側介助自動運動を開始した．現在は疼痛もなく可動域も比較的良好である（❹）．

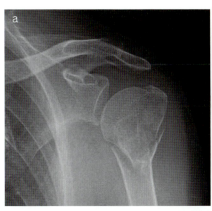
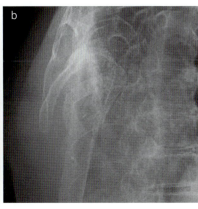

❸ 症例 1：軽度の 3-part 骨折
a：正面像，
b：肩甲骨側面像

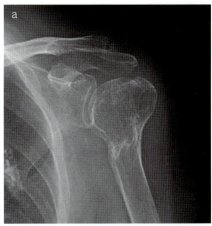
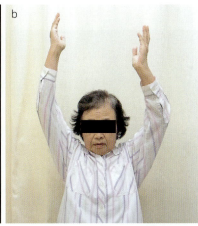

❹ 症例 1：受傷後 3 か月後
a：正面像，
骨癒合は良好である，
b：可動域も良好である．

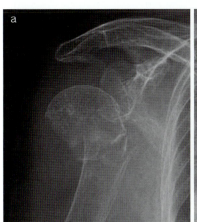
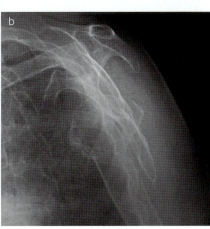

❺ 症例 2：重度の 3-part 骨折
a：正面像，
b：肩甲骨側面像

症例2：87歳女性．転倒し受傷．手術療法を拒否して約1か月後に当院を受診した．転位が重度の3-part骨折である（⑤）．中枢骨片と末梢骨片に接触があるので，超音波療法を併用して6か月間固定した．徐々にリハビリを開始し，現在は挙上80°が可能である（⑥）．

症例3：90歳女性．転倒し受傷．約2か月間の固定の後，振り子運動を開始した（⑦a）．受傷後3か月で，X線透視で異常可動性を認めた．その後1か月間固定を追加した．超音波療法を勧めたが拒否され，受傷後6か月で偽関節を生じ，現在に至る（⑦b）．挙上は50°と制限

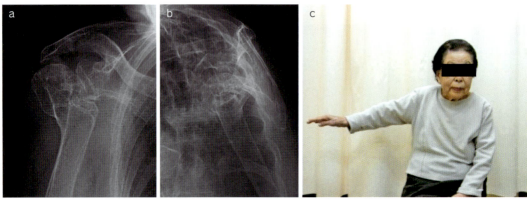

⑥ 症例2：受傷後6か月
a：正面像，b：肩甲骨側面像．骨癒合を得た．c：80°の外転が可能である．

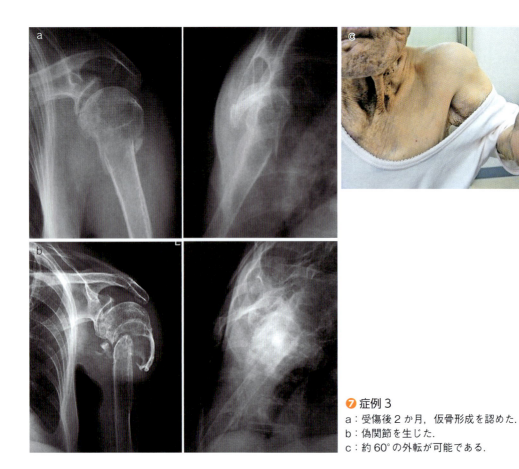

⑦ 症例3
a：受傷後2か月，仮骨形成を認めた．
b：偽関節を生じた．
c：約60°の外転が可能である．

されている（**7** c）．

●文 献

1) Charles M. Court-Brown Principles of non operative fracture treatment. In：Bucholz RW, et al, ed. Rockwood and Green's Fractures in Adults：International Edition seventh ed. Lippincott Williams & Wilkins；2009. p.124-61.

2) Neer CS II：Displaced proximal humeral fracture Part I. J Bone Joints Surg 1970；52-A：1077-89.

3) James F Kellan, Laurent Audige. 骨折の分類. In：糸満盛憲（日本語総編集）. AO法骨折治療 第2版. 医学書院；2010, p.50-61

4) 石黒　隆ほか：上腕骨頚部骨折に対する保存的治療―下垂位での早期運動療法について―. 東日本整災会誌 2000；12：52-6.

5) McLaughlin HL. Dislocation of the shoulder with tuberosity fracture. Surg Clin North America 1963；43：1615-20.

6) Young TB, et al. Conservative treatment of fractures and fracture-dislocations of the upper end of the humerus. J Bone Joint Surg 1985；67-B：373-7.

7) 大沢敏久ほか：5 mm-1 cm転位がある上腕骨大結節骨折の手術療法と保存療法の比較. 肩関節 2008；32：345-8.

8) 山中　芳ほか. 上腕骨外科頚骨折の保存療法―初診時X線所見からの検討. 第48回東日本整形災害外科学会. 1999. 9. 23 パシフィコ横浜.

9) Fu, T et al. Surgical versus conservative treatment for displaced proximal humeral fractures in elderly patients：a meta-analysis. Int J Clin Exp Med 2014；7：4607-15.

10) 山中　芳. 上腕骨近位端外傷後の骨頭壊死の診断と治療. MB Orthop 2003；16：128-35.

11) Jakob RP, et al. Four-part valgus impacted fractures of the proximal humerus. J Bone Joint Surg 1991；73：295-8.

7 肩腱板断裂の保存療法

名越 充（名越整形外科医院）

> **POINT**
> - 肩腱板断裂の保存治療を成功させるには，まず鎮痛であり，次に運動機能改善である．
> - 目指すところは長期安定の無症候性腱板断裂である[1]．
> - そのためには的確な診断，患者の社会的背景，病態を把握した治療選択が重要である．

診断

問診，自覚症状，理学所見から腱板断裂が疑われた場合，画像所見で断裂の有無，大きさ，筋萎縮など評価をしておく．特に交通事故，労災症例では，断裂の有無をはっきりさせて治療選択，方針を決めておく必要がある．曖昧な診断で治療を行い，後に診断確定すると保険の支払いや後遺症で問題が生じる可能性がある[1]．

鎮痛処置

内服ではNSAIDs（非ステロイド性抗炎症薬）の他に必要に応じてオピオイドも併用する．強い痛み，拘縮を伴う症例にはプレドニゾロン（プレドニン®）5 mg/日を1か月ほど用いる．糖尿病を合併している場合は内科医と相談して使用する．
痛みの主因がインピンジメント徴候である場合は肩峰下腔に局所麻酔薬とステロイド（デキサメサゾン〈デカドロン®〉4 mg）を注入する．
トリアムシノロンアセトニド（ケナコルト-A®）製剤（10〜20 mg）は強い効果が期待できる反面腱を傷めるなど副作用も強いので特に痛みが強い場合に限って使用している．いずれの注射も2，3回を限度にしている．拘縮例では関節内にも注射している．

リハビリテーション

肩峰下インピンジメントを解消するには，force coupleを形成する前後の腱板機能の強化，肩甲骨機能（安定性，可動性）が必要である．

また，肩甲骨，肩甲上腕関節の機能向上のためにはよい姿勢の維持が必要であり，体幹筋力，股関節機能の改善が求められる（❶）．これらを基本として院内での指導（週1〜2回），実践，ホームエクササイズを行い，定期的に評価する．多くの症例は2，3か月で症状の改善が見られる．逆に2，3か月で症状が改善しない症例は手術治療を検討する必要がある．

保存的治療の将来的危惧

保存療法の経過での断裂の拡大，症状の再発が予想されるので，主治医，患者ともこのことを承知しておく[2]．

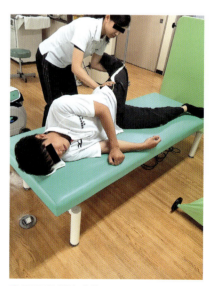

❶ 股関節機能改善のための訓練
リハビリテーションでは肩関節周囲のほか体幹，股関節機能を改善，向上させることも重要である．

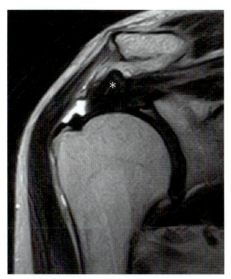

❷ 腱板断端が翻転している症例
右肩MRI，T2斜位冠状断像．肩峰下で断端が翻転している（＊）．

❸ 肩峰下骨棘が新たな関節を形成している症例
左肩MRI，T2斜位冠状断像．広範囲断裂であり棘上筋の萎縮（＊）を認める．肩峰下骨棘により（←）新たな関節を形成している．

早期に手術に移行する症例

①インピンジメント徴候が強く，肩峰下ブロックが無効な場合．腱板断端が翻転している症例（❷）もあり，早期の手術治療が望ましい．
②青壮年における外傷性の断裂，特に労働者では保存的治療で症状が消失しても筋力低下の残存や，断裂拡大が予想されるので，手術治療選択についての検討が必要である．特に，交通事故，労災症例は診断で前述したように早期の治療方針の決定が大切であり，手術治療を積極的に勧める方針にしている[1]．

注意する症例

陳旧性広範囲断裂例

陳旧性広範囲断裂例が挙上不能となっても，巨大化した肩峰下骨棘が骨頭の上昇化を防ぎ新たな関節を形成している場合（❸）は，もともと三角筋の筋力で挙上可能であり1, 2か月で症状が回復する場合が多い．早期に手術法の選択に悩むことはない．

頚椎疾患合併例

挙上困難で来院する症例の中に頚椎疾患が潜んでいることがある．労働者でしかも外傷が起点になっている場合などは，経験のある整形外科医でも腱板断裂と間違えることがある．常に神経由来の疾患を念頭におくことが大切である．

多発性リウマチ性筋痛症

高齢者で肩痛，挙上障害がある場合，初診医が診断を誤りやすい疾患の一つである．MRIでは腱板変性や腱板周囲の炎症，断裂を認めることがあるため，腱板断裂として治療してしまうことがある．通常の治療では効果がなく患者は別の医療機関に移ってしまう．経過に従い反対側の痛みや大腿部の痛みなどが出るため，次の診察医は本症を疑うことができ，血液検査での高い炎症反応から確定診断することになる．ステロイド投与で症状は改善される．

●文　献

1) 名越　充ほか．交通事故による肩関節障害の治療経験．肩関節 2013；37：1099-103.
2) Yamaguchi K, et al. Natural history of asymptomatic rotator cuff tears：a longitudinal analysis of asymptomatic tears detected sonographially. J Shoulder Elbow Surg 2001；10：199-203.
3) 山本敦史ほか．無症候性腱板断裂の臨床像．肩関節 2008；32：9-12.

3章 肩・肩甲帯の疾患の保存療法

8 肩関節周囲炎の保存療法

名越 充(名越整形外科医院)

POINT
- いわゆる五十肩(凍結肩)の的確な診断.
- 速やかな鎮痛治療にステロイド内服,関節内注射を用いる.
- リハビリテーションでは肩甲骨,胸郭,骨盤まで含めた機能改善を行う.

診断

 いわゆる五十肩(凍結肩)は誘因のない拘縮を伴う肩関節痛とされる.明らかな外傷,器質的疾患はなく,多くの患者は発症後2,3か月経過して受診することが多い.急性期では運動痛のほか強い夜間痛を訴える.
 理学所見では,圧痛は病変部として重要とされる腱板疎部のほか,三角筋粗面や四方間隙などにも認められる.可動域では特に内外旋の可動域が制限されている.肩甲上腕関節のほか,肩甲骨,胸郭の運動制限も認められることが報告されており,広範囲に所見をとることが大切である[1,2].
 画像診断では,X線は長期の症例では骨萎縮,大結節付近に陳旧性の石灰沈着を認めることがあるが,特徴的な所見はない.MRIでは腱の変性を示すT2強調像や脂肪抑制像での腱板内の高輝度を認め,不全損傷と鑑別が難しい場合があり(❶),非外傷性の不全断裂も含まれていると考えられる.超音波でも同様の変性所見を認める.

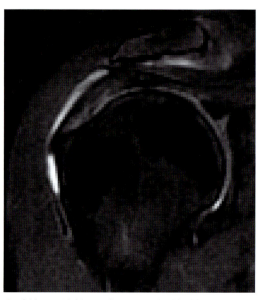

❶ 凍結肩と診断した右肩MRI脂肪抑制像
腱板内に高輝度像があり,不全断裂も疑わせる所見である.

鎮痛治療

 まず鎮痛治療を行い患部周辺のリラクセーションを得ることが大切である.鎮痛により十分な睡眠時間,日常生活での障害を少なくすることで,不安やストレスから解放される.
 内服では消炎鎮痛薬は効果が少なく,最近ではオピオイドを用いることも選択肢の一つであるが,ステロイドの内服が効果的である[5].筆者はプレドニゾロン(プレドニン®)5 mg/日を1か月使用している.糖尿病患者に対しては内科主治医と相談しながら2~3 mg/日に減量して使用している.明らかな副作用の出現は経験していないが,副作用については事前によく説明しておく必要がある.鎮痛効果は内服後1週間で認められ,わずかでも可動域の改善も確認できることが多い.疼痛による可動域制限の分だけ解放されたと考えている.
 内服で効果を得られない場合は,局所麻酔薬とステロイドの関節内注射を行う.デキサメタゾン(デカドロン®)4 mgで効果を得られることもあるが,より高い効果を望む場合はトリアムシノロンアセトニド(ケナコルト-A®)10 mg

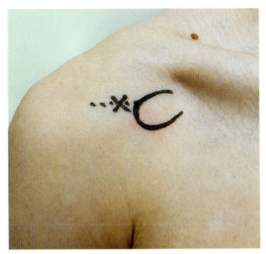

❷ 右肩の関節内注射の刺入点
烏口突起外側端上縁から1横指外側がポイント(×).
肩がしぼむと刺入しにくいので注意する.

を使用している.狙いどころは病変の中心である腱板疎部である(❷)[4].回数は1度あるいは2,3週間開けて2度までに留めている.

関節内注射の併用の効果がない場合は,joint distensionを行う[4].局所麻酔薬15 mL＋造影薬5 mLを配合した液を関節内に注入したうえで(8〜10 mLまでしか注入できないことが多い),他動的に屈曲,内旋して圧を加えることにより癒着閉塞したWeitbrecht孔を開放する.鎮痛と授動効果も得られる.初診から4週間もしくは6週間までに鎮痛効果を得ることが目標である.いったん鎮痛を得られれば,ほとんどの症例では投薬は不要となる.痛みが再発した場合は,内服あるいは関節注射を再度行ってもよい.

リハビリテーション

疼痛が強い時期の肩甲上腕関節の可動域訓練は痛みを伴い逆効果になる.痛みが楽になるまでは,日常生活上での姿勢矯正指導,頸部,肩甲骨,胸郭,骨盤,下肢の筋緊張を緩和,機能を改善する運動療法を行う.日常生活での患部の保温(保温用サポーターを使用してもよい)に関しても指導する.

疼痛緩和後に肩甲上腕関節の可動域訓練を加える.外旋および内旋(結帯動作)方向の可動域獲得に時間を要する.通院リハビリの頻度は急性,亜急性期は1週間に1〜2回,慢性期は2週間に1回行い,残りは自宅訓練としている.治療期間については,4か月から長期では10か月かかることもある.治療終了時に日常的な支障は少ないが,結帯動作の障害を残している場合がある.病状が進行していない初期に治療開始できれば短い治療期間で障害を残さず治療を終了できている.

「五十肩は治療なしに治る」という世間の考え方を変える啓発も必要である.

手術適応

保存治療3か月以上で鎮痛効果を得られない,可動域の改善傾向がみられない症例を手術適応としている.手術は全身麻酔下の関節包解離,授動術を行っている.

近年,外来でのC5,6ブロック下の授動術の良好な成績が報告されており[3],治療期間を短縮する良い方法である.われわれが手術適応と考えている重症例に対しては関節包の著明な肥厚,肩峰下腔,上腕骨－三角筋の癒着が強い場合があり,関節包解離後の授動が骨折や関節唇損傷など起こさず安全であると考えている.

● 文　献

1) 浜田純一郎ほか.肩甲上腕関節と肩甲胸郭関節から見た拘縮肩の病態.肩関節 2009;33:809-13.
2) 浜田純一郎ほか.拘縮肩の病態と治療選択—肩甲骨・肋骨運動に着目して.肩関節 2011;35:617-20.
3) 皆川洋至:凍結肩の診断と治療(肩関節拘縮に対するサイレント・マニピュレーション).MB Orthop 2012;25:93-8.
4) 信原克哉.肩　その機能と臨床 第4版,医学書院;2012. p.169-76.
5) 高瀬勝巳ほか.凍結肩(Frozen shoulder)に対するステロイド内服療法の効果(第2報).肩関節 2007;31:637-40.

9 野球肩の保存療法

原　正文（久恒病院）

> **POINT**
> - 経験上，野球肩の90％以上が復帰できる．
> - 運動連鎖から下肢・体幹・肩の11項目を診察し理学所見で評価．
> - インナーマッスルの機能訓練は効果がある．

はじめに

　肩専門の筆者のもとへ投球障害の小学生〜大学生，社会人も受診する．一般整形外科の診察法では，投球障害を見抜くのが難しい．筆者の診察法を参考にしていただければ，選手の安心した顔を見ることができるだろう．来院した選手の話を聞いて外傷ではないことを確認し，ポジションはどこか，何歳から野球をしているか，過去に同じような痛みがあったのか，などを問診すると選手は安心する．次に診察をして保存療法を順番よく進めるとほとんどが復帰できる．経験上90％以上が保存療法で復帰できる．

投球障害肩の病態について

　整形外科医として投球障害肩の知識は必要になる．まず，下半身と体幹でつくった力をボールへと伝えていく運動連鎖を考える．症状がなくてもどこかで異常が出て，その代償で別の場所に負担がかかり症状が出る．肘痛で来院した選手の80％は，肩関節や股関節が原因である．その他SLAP（superior labrum anterior and posterior）を含む関節唇損傷，関節唇と腱板関節面が衝突するinternal impingement，腱板が肩峰下面に衝突するsubacromial impingementなどが加わり病態は複雑になる．かといって最初からMRIなどで部品の故障を調べなくてもよい．投薬，注射，復帰のための定型的なリハビリで復帰できるのである．手術に至る症例は当院では10％以下である．

投球障害の診察法

　診察法ができるようになると治療がうまくいっているか常に知りたくなる．この時点で保存療法が始まっている．

1. 運動連鎖を考えて下肢体幹の診察から始める．選手が安心する

① 指床間距離：体幹を前屈させて，指と床の距離を測定し記載する．
② 踵部臀部間距離：腹臥位で膝関節を屈曲させて踵と臀部の距離を測定し記載する．
③ Lasègue角：仰臥位で下肢を伸展し床から持ち上げ角度を記載する．
④ 股関節の内旋角度を記載する．

　リハビリテーションでストレッチすると数字が改善するので選手は驚きそして喜ぶ．異常な運動連鎖が解除されるのである．

2. 肩関節の診察がわかると毎週のように診察したくなる

　筆者が行う11項目理学的所見を説明する．治療中に理学的所見の異常所見が正常化することを確認できる．

■ 肩甲胸郭関節機能を評価

① scapula supine distance（SSD）：肩甲骨の内側縁と脊椎棘突起の間を計測する．その左右差が1cmあれば異常である．
② elbow push test（EPT）：肩甲胸郭関節安定化を評価するために肘屈曲90°にして前鋸筋に対して抵抗運動を行うと異常がある場合には脱力現象が生じる．
③ elbow extension test（EET）：次に上腕三頭筋の徒手筋力テスト手技で肘屈曲位か

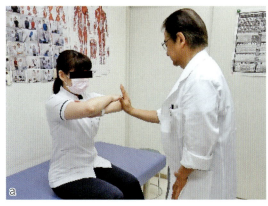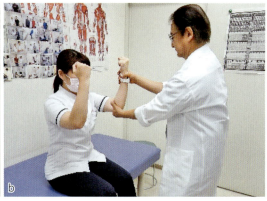

❶ elbow push test (EPT) と elbow extension test (EET)
a. EPT：前鋸筋の抵抗運動で異常がある場合には脱力現象が生じる．b. EET：上腕三頭筋の抵抗運動で異常がある場合には脱力現象が生じる．

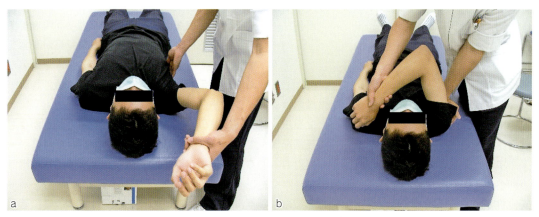

❷ combined abduction test (CAT) と horizontal flexion test (HFT)
a：肩甲骨を外側で固定して，combined abduction test (CAT)　b：水平屈曲させる horizontal flexion test (HFT)．その角度計測で左右差が生じた場合には異常と判断．障害側の角度が減少している．

ら伸展させると異常がある場合には脱力現象が生じる．

■肩甲上腕関節機能の評価

④ combined abduction test (CAT)：肩甲骨を徒手的に固定して上肢を外転すると上肢は耳に近づくので正常とする．左右差をみる．

⑤ horizontal flexion test (HFT)：肩甲骨を徒手的に固定して水平屈曲をさせると正常であれば，手が反対側の床に着く．手が着かなければ異常．また，その水平屈曲の角度の左右差を調べる（❷）．

この2つのテストは，必ず覚えていただきたい．

■疼痛の再現性

⑥第2肩関節のインピンジメント検査 (impingement test：IMPINGE)：上肢を外転させて，第2肩関節（肩峰と大結節の間）の症状の再現をみる．

⑦ hyper external rotation test (HERT)：関節内の疼痛に対し背臥位で肩の90°外転90°外旋を強制することで疼痛が出れば異常．

■回旋腱板筋力

⑧下垂時外旋筋力 (external rotation：ER)：徒手筋力テストに準ずる．

⑨下垂時内旋筋力 (internal rotation：IR)：徒手筋力テストに準ずる．

⑩初期外転筋力 (suprasupinatus：SSP)：下垂時より斜め前方30°外転させる筋力を評価する．

■関節不安定性の評価

⑪肩関節の不安定性 (loosening test：LOOSE)：

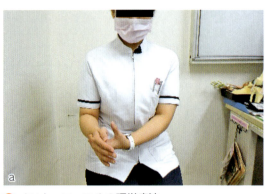 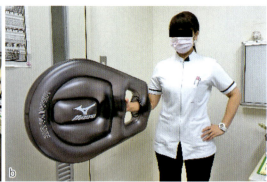

❸ インナーマッスルの理学療法
a：炎症があるとき等尺性腱板訓練．
b：空気抵抗を利用した腱板機能訓練機 AIR FLIPPER® で内旋と外旋を繰り返し行う．

肩関節の不安定性について上肢を下方や前後方向へ牽引して評価する．

単純 X 線検査

一般撮影のほか，肩ゼロポジションの撮影は有用である．立位にて最も楽な上肢挙上位を患者自身にとってもらい，楽な挙上位の前後像を撮影する．上腕骨骨頭の同心円中心からの重力方向への垂線が肩甲骨臼蓋の外にある場合，不安定性があるので治療（筋力訓練を中心とした保存療法）が必要となる．

超音波検査

簡便な検査で有用であるが，病的所見の把握には，左右の所見を比較する．低エコーの場合は肩峰下滑液包炎や腱板炎とする．腱板関節面断裂の場合も肥厚所見がみられる．

治療（保存療法）

肩痛のために投球できない選手に対する治療の原則は，その選手の医学的評価に基づく適切な理学療法を中心とした保存的療法である．

炎症所見がある場合には，NSAIDs（非ステロイド性抗炎症薬）の投与や肩峰下滑液包内へのステロイド注入や肩甲上腕関節へのヒアルロン酸注入を行う．

注射なら治療と同時に責任病巣が確認できる．肩甲上腕関節や肩峰下滑液包に局所麻酔薬を注入した後，異常であった理学所見が正常化することで疼痛の責任病巣を確認できる効果がある．選手もその正常化の現象を実感できる．

インナーマッスルの理学療法

回旋腱板の筋肉に疲労または筋力低下が生じているので，肩周囲への温熱療法も効果がある．インピンジメント症候群などの腱板や滑液包や腱板に炎症を起こした急性期の場合，肩峰下滑液包や関節包の運動を避けるように，等尺性収縮でトレーニングを行うべきであろう．三角筋や大胸筋等の収縮が極力生じないように意識させる必要があり，炎症の改善後は，空気抵抗を利用した AIR FLIPPER®（ミズノ社）やチューブ訓練を行う（❸）．肩関節の内外旋を行うと脊髄反射のメカニズムで筋肉が緩むため，練習前や投球練習中には，インナーマッスル訓練は，行わないように指導する．

関節可動域訓練

CAT や HFT が陽性の場合，関節可動域を正常化する必要がある．関節包や筋の拘縮に対して物理療法と併用し痛みや筋肉のスパズムのない範囲で徐々に可動域を拡大させていくようにストレッチングする．

肩甲骨周囲筋の強化

腱板訓練と同時に肩甲骨周囲筋を強化する必要がある．

前鋸筋は，仰臥位で両上肢を 90° 屈曲し，ダ

ンベルを持ち，床から肩甲骨が離れるように押し上げる．僧帽筋は，上中下の筋線維からなるが，それぞれ強化する．菱形筋は，腹臥位で内旋，内転位で肩甲骨の内転，下方回旋させる．これらを行うことで肩甲骨と胸郭の不安定感が改善する．

体幹・股関節周囲筋の柔軟性向上訓練

股関節周囲筋では，軸足の股関節伸展可動域の低下やステップ足の股関節内転筋・内旋筋の柔軟性が低下するとスムーズな重心移動が困難になったり，体幹の可動性が低下したりする．運動連鎖の観点から腸腰筋・大腿直筋・外旋筋・内旋筋など個々の柔軟性向上のみならず，複合的なストレッチングを行い可動域の拡大を図る．ここで初診時の計測が重要であることがわかるはずである．

投球再開に向けたトレーニング

経時的に評価を行い理学的所見の正常化を確認しつつ progressive throwing program を開始する．ゆるい球を投げる軟投で1週間ごとに10 m ずつ距離を増やしていく．その後，2週間に1度程度は理学所見11項目を確認する．この時点で当院では90%の選手が復帰できるが，効果が得られない場合でも3か月は保存療法を続けてもらう．保存療法に満足が得られない場合には手術を勧める．

3章 肩・肩甲帯の疾患の保存療法

反復性肩関節前方脱臼の保存療法

杉本勝正（名古屋スポーツクリニック）

- 前後のバランスを整えながら，可動域の最終域まで十分な筋収縮（筋出力）を獲得する．
- 自分でもテーピング，装具を適宜使用できるように教育する．
- 日常生活，特に就眠時に脱臼する場合は手術を勧める．

疾患概要，病態

肩関節不安定症は外傷性と非外傷性に二分され，非外傷性は明らかな外傷機転がないか，繰り返す軽微な外傷が発端となり発症する．

動揺肩とは上腕骨頭が関節窩を過剰に移動する病態であり，随意性脱臼は意識下に肩を脱臼する症例である．また緩みに関して単一方向性か多方向性かに二分され，MatsenのAMBRI（atraumatic, multidirectional, bilateral, rehabilitation and inferior capsular shift）は多方向性かつ両側性のグループにあたる．

習慣性脱臼とは，ある一定の肢位で患者の意思にかかわりなく脱臼，亜脱臼を生じる病態である．したがって外傷性にも非外傷性にもこの病名は使われる．

一方，従来より使われている反復性肩関節前方脱臼という診断名は，外傷性肩関節前方不安定症と同一である．この疾患には有名なBankart損傷とHill-Sachs損傷を伴う症例が多いが，その主病変がBankart損傷のみならず，骨頭側関節包の損傷（HAGL損傷）[1]，関節唇が肩甲骨頸部の骨膜と連続性を保ちながらsleeve上に関節窩内側に転位した損傷（ALPSA損傷）（❶）[2]，剥離した関節唇に関節窩縁の小骨片が存在する損傷（Bony Bankart損傷），関節包やAIGHL実質の損傷（midsubstance tear）など，関節鏡の発達に伴い種々の損傷形態が報告されている（❷）．このように外傷性不安定症は，前下関節上腕靱帯複合体（AIGHLC）の種々の損傷による機能不全により発症するが，非外傷性不安定症の病態がオーバーラップして存在することもよくみられる．腱板疎部の開大，関節包の拡大，菲薄化などの病変が合併したり，上方関節唇の損傷（SLAP lesion）[3]，SLAC損傷（superior labrum anterior cuff）[4]，pulley損傷，腱板断裂などを合併している症例も多数存在する．このように外傷性不安定症は単一の病態，病変ではなく複数の合併損傷が複雑に影響し合って存在する症例もあるので注意を要する．

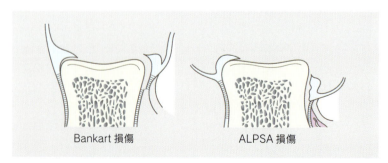

❶ Bankart損傷とALPSA損傷
ALPSA：anterior labral ligamentous periosteal sleeve avulsion

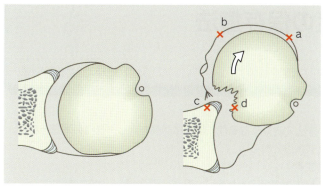

❷ 脱臼の損傷形態
a：HAGL損傷, b：Capsular tear, c：Bankart損傷, d：Hill-Sachs損傷

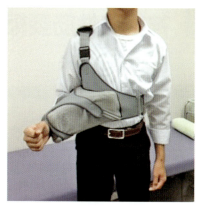

❸ 外旋位固定装具

保存療法，手術療法の選択

初回脱臼症例では，10歳代のコンタクトスポーツ選手のように再脱臼率が高率なため手術を勧める症例もあるが，大きな骨損傷や骨欠損などがない限り，まず保存的治療が原則である．多数回脱臼症例で，就眠時にも脱臼する経験がある症例では，不眠によるADL障害を生じるため手術を積極的に勧めている．患者の職業，スポーツレベル，脱臼不安感によるADL障害レベル，患者背景などを考慮しつつ，本人の希望に従って治療法や手術の時期を決める．

保存療法

初回脱臼においては外旋位固定を3週間以上試みる（❸）．多数回脱臼症例では外旋位固定にこだわらず，受傷初期の疼痛腫脹の軽減を図る．等尺性筋力訓練は早期から開始し，肩甲胸郭関節機能の改善や体幹を含めた姿勢矯正も早期から行う．固定を除去した後に関節可動域訓練を開始する．中年以降の症例では拘縮を予防する必要があるが，若年症例では可動域の回復は容易であるので，焦らずに筋力の回復と関節位置覚の再獲得を優先する．筋力はdynamic stabilizer，特に肩甲下筋の機能を重点的に高める．

テーピングは競技特性に従って，どの程度可動域を制限するかが決まる．ラグビーのフォワードはスクラムが組める可動域が最低限必要で，逆にバックスはパスができる程度の可動域でよい．野球，バレーなどは最大挙上域を必要とするため，制動を目的とするテーピングは難しい．

装具療法において，日本では日本シグマックス社製，アルケア社製が一般的に使用されている．コンタクトスポーツには自由度を小さくし，衝撃に耐えうる肢位の保持を目的とする．しかし，投球側の脱臼症例には装具は不適と言わざるをえない．

●文　献

1) Wolf EM, et al. Humeral avulsion of glenohumeral ligaments as a cause of anterior shoulder instability. Arthroscopy 1995；11：600-7.
2) Neviaser TJ. The anterior labroligamentous periosteal sleeve avulsion lesion：A cause of anterior instability of the shoulder. Arthroscopy 1993；9：17-21.
3) Snyder SJ, et al. SLAP lesion of the shoulder. Arthroscopy 1990；6：274-9.
4) Savoie FH. SLAC repair for impingement. Arthroscopic Surgery of the Shoulder 13th Annual Sandiego Meeting, 26-29, 1996.

[注意すべき疾患] 神経痛性筋萎縮症の保存療法

山中　芳（山中整形外科）

- 突然肩関節が挙上できなくなる．挙上できなくなる前に同部に激痛を有し，疼痛の消退とともに筋力低下による挙上制限をきたす疾患である．
- 時間が経てば同部に筋萎縮を合併する．
- 外来には痛くはないが挙上できないと初診することが多い．適切な鑑別診断と治療が要求される．

歴史と病態

1943年，Spillaneは46例の肩甲帯に限局した神経炎（neuritis）を報告した[1]．これらの症例の特徴は，軍隊関係者が罹患し，肩甲帯に限局した激痛から発症し，疼痛は3～14日継続し，軽減する．発症後2～5日目に肩甲帯周辺の筋力低下を生じる．1948年，Parsonageらがneuralgic amyotrophyと称して報告した[2]．今日，神経痛性筋萎縮症，neuralgic amyotrophy, Parsonage-Turner syndrome あるいは idiopathic brachialplexopathy ともよばれている．

中年以降の男性に好発し，肩甲帯周辺の末梢神経麻痺を生じ，筋萎縮，不完全な知覚障害を伴うことが多い．腕神経叢に生じる神経炎と考えられているが病態はなお不明な点が多い．腕神経叢を構成するどの神経が傷害されてもよいが，長胸神経と肩甲上神経に好発する．感染，運動，外科手術など前駆的な誘因が報告され，最近は遺伝的素因，再発例も報告されている．腕神経叢以外の部位でも報告されている．発症後1～6か月で麻痺が回復し始めることが多いが，疼痛，麻痺が残存する例もあり予後は必ずしもよくない[3]．近年末梢神経炎にみられる罹患神経のくびれとの関係も問題になっている[4]．

症状

痛みはないが，肩関節挙上障害で初診することが多い．肩甲帯周辺の末梢神経が罹患するので罹患神経に応じた麻痺を生じる．単神経麻痺のことが多い．前もって肩甲帯に激痛があったか否かの質問はきわめて重要である．初診時から罹患部位の筋萎縮を認める症例もある．前鋸筋麻痺による挙上障害もあるので，翼状肩甲骨の有無を確認する．特発性前骨間神経麻痺もこの病態によるものもある．

検査所見

血液検査：ほぼ正常だが，早期に肝酵素の上昇をみた報告がある．
針筋電図：神経原性所見を認める．

画像検査

単純X線検査：罹患部位を含めて，頸椎，肩関節は正常である．
MRI検査：頸椎，頸髄に症状を説明できる所見はない．腕神経叢に局所的T2亢進を認めることがある[3,5]．

鑑別診断

筋萎縮性側索硬化症

運動ニューロン疾患の代表疾患である筋萎縮性側索硬化症（amyotrophic lateral sclerosis：ALS）は，1874年にJean-Marie Charcotにより報告された[6]．筋萎縮を生じる点が神経痛性筋萎縮症と共通である．病期にもよるが筋萎縮症はびまん性であり，進行性である．感覚障害はなく，脳神経障害を認める．腱反射が更新す

るなどで鑑別できる.

頚椎症性筋萎縮症

1952 年, Brain らが運動ニューロン疾患類似の症例を報告した[7]. 1965 年, Keegan は頚椎症による C6 前根糸の障害で右肩の痛みで発症し, 近位上肢の運動麻痺を生じた症例を報告した[8]. 1975 年, 祖父江らは, 頚椎症のなかで上肢の筋萎縮を主症候として感覚障害がない, あるいは軽微な臨床病型を頚椎症性筋萎縮症と称した[9].

頚椎単純 X 線検査, 頚部 CT 検査, 頚部 MRI 検査で神経障害を説明できる椎間孔狭窄, 前根部への圧迫所見を確認することで鑑別できる.

頚椎症性神経根症, 頚椎症性脊髄症

髄節に一致した知覚障害, 筋萎縮を認める. 頚部痛や頚部圧迫テストで上肢の疼痛の再現をみる. 画像検査で頚椎症性筋萎縮症よりさらに明確に髄節障害を説明できる所見を認めるのでその所見で鑑別する.

平山病（若年性一側性筋萎縮症）

10～20 歳代前半男性に発症する一側上肢の筋萎縮（C8～T1）・脱力を主徴とし, 感覚障害を伴わない疾患である[10]. 繰り返す頚髄の前方移動による障害（前屈性脊髄症：flexion myelopathy）とされる. 年齢, MRI 画像所見で鑑別する.

肩甲上神経麻痺

肩甲切痕に発生したガングリオン, オーバーユースによる肩甲上神経の単独麻痺は肩挙上障害を生じる. 前者は腫瘍発生時には疼痛を伴い, 知覚障害は伴わない. MRI 検査で腫瘍を証明し鑑別できる. しかし, 肩甲上神経麻痺で知覚障害を生じる場合があるとの報告がある[11].

腱板広範囲断裂

腱板広範囲断裂では, 肩関節を動かすと疼痛を生じ, MRI 検査で広範囲腱板断裂を証明する. 一般的には三角筋は肥大するが, まれに末期に肩峰付着部で断裂し, 萎縮して症状を増悪することがある. 広範囲腱板断裂が肩甲上神経麻痺を生じる可能性がある.

筋ジストロフィー

顔面肩甲上腕型筋ジストロフィー, 肢帯型筋ジストロフィーは 5～20 歳で発症し, 上腕近位部から筋萎縮が始まることで鑑別が必要である. 翼状肩甲骨を示すこともある. 血清 CK 値の上昇, 筋電図所見で筋原性変化を認めることによって鑑別できる.

治療

急性期は消炎鎮痛薬, プレドニゾロン10 mg/day を投与し, 拘縮の予防, 改善のリハビリテーションを施行する. プレドニゾロン投与中に消化器障害の予防に意を配ることも重要である. プレドニゾロンは麻痺の回復程度にもよるが約 1 か月間投与し, 漸減を考慮する. 長胸神経が傷害されたときは肩甲骨固定装具も必要となる.

比較的良好とされてきたが難治例もある.

● 文 献

1) Spillane M. Localized neuritis of the shoulder girdle. Lancet 1943；2：532-5.
2) Pasonage MJ, et al. Neuralgic amyotrophy The shoulder girdle syndrome. Lancet 1948；1：973-8.
3) van Alfen N, et al. The clinical spectrum of neuralgic amyotrophy in 246 cases. Brain 2006；129（Pt2）：438-50.
4) 越智健介ほか. 特発性前骨間神経麻痺と特発性後骨間神経麻痺の病態解明と治療方針確立の試み—神経痛性筋萎縮症として保存療法すべきか否か. Brain and Nerve 神経研究の進歩 2014；66：1441-52.
5) 福島和広. 神経痛性筋萎縮症（neuralgic amyotrophy）の臨床像と MRI 所見. 臨床神経 2014；54：1053-5.
6) 進藤政臣ほか. 筋萎縮性側索硬化症の概念の変遷. 神経進歩 1977；21：281-92.
7) Brain WR, et al. The neurological manifestations of cervical spondylosis. Brain 1952；75：187-225.
8) Keegan JJ. The cause of dissociated motor loss in the upper extremity with cervical spondylosis. J Neurosurg 1965；23：528-36.
9) 祖父江逸郎ほか. 頚部脊椎症性ミエロパチーの臨床像と病型—頚部脊椎症性筋萎縮 cervical spondylotic amyotrophy の提唱と Crandall & Batzdorf の病型分類の問題点を中心として. 臨整外 1975；10：999-1006.
10) 平山惠造. 若年性一側上肢筋萎縮症—その発見から治療まで. 臨床神経 1993；33：1235-43.
11) 池上博泰ほか. 肩甲上神経麻痺に対する知覚検査. 肩関節 2006；31：429-32.

コラム：腱板疾患と肩超音波検査

山中　芳（山中整形外科）

　超音波検査は，渉猟し得た範囲では1979年Seltzer SEが報告し[1]，1980年代から日本でも肩関節に応用されるようになった．近年，超音波器具の描出能は驚異的に進歩し，整形外科医の診断ツールとして重要である．腱板の臨床に即した超音波検査の概要を述べる．

検査方法

　筆者は7～12MHzのプローブを使用し，手背を腰に当てる肩内旋位で結節間溝を中心に棘上筋腱を捜し，その肢位で，棘上筋腱，棘下筋腱の縦断像，横断像を検索する．次に，肘90°屈曲位，上肢下垂位で結節間溝，上腕二頭筋長頭腱の横断像を観察する．さらに肩外旋位にしつつ肩甲下筋腱の縦断，横断像を観察する．

　棘上筋，棘下腱そして肩甲下筋腱付着部を2方向ずつ撮影すると同じような画像が大量に集積される．手技を一定とし，いつも同じ順番で撮影すると，後の解析が便利である．

棘上筋腱縦断像

　非断裂棘上筋腱の多くは上方凸で厚さ平均7.4(5.6～12.5)mm程度を有し，大結節に付着する．腱は高エコーを呈すが，症例，部位，エコー入射角度により輝度は少し変化する．しかし，高エコーな輪郭が明瞭になるように描出すれば腱内エコー輝度は一定になる．腱内エコーの輝度は三角筋の輝度を基準にして表現している．腱のエコー輝度は時に変化する．棘上筋腱の表層は高エコーの輪郭があり，これは肩峰下滑液包床部と腱板棘上筋腱表層の滑膜細胞層が密着した高エコー域で，その表層には肩峰下滑液包の低エコー域があり，さらにその表層の高エコー線があればそれは三角筋筋膜と肩峰下滑液包天井部滑膜が密着した層を示すと思われる（❶）．これらの3層が一塊になって見えることもある．

　腱付着部の深層の高エコーの輪郭も連続するもの，小欠損，断裂，突出などの変化がみられるものがある（❷）．

棘上筋腱横断像

　腱は上方凸の楕円型を示し，表層，深層の高

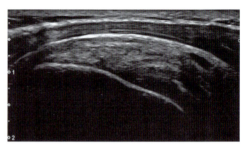

❶ 非断裂棘上筋腱（成人）
棘上筋腱表層に1層の高エコーの輪郭がある．

エコーの輪郭で挟まれる．挟まれた腱も高エコーで描出されるが時に変化する．自験手術例で断裂の有無を確認できた症例から検索すると，超音波検査では棘上筋非断裂腱では腱の厚さは平均7.42（5.3～10.9）mmである．

結節間溝

　結節間溝の中に低エコーで囲まれた高エコーの上腕二頭筋長頭腱が観察できる（❸a）．

腱板断裂

縦断像：上方凸の形態がなく，幅のある輪郭で腱が見えなければ断裂を疑う．断裂が小さく，腱の厚さが保たれていれば，三角筋筋膜で断裂欠損部にも上方凸の輪郭が描出されうる．断裂部の不整像を腱内部に確認できるので腱内を丁寧に観察する．断裂を疑う部位に低エコーの滑液，肩峰下滑液包水腫を認めれば腱板断裂の可能性が高い．腱がまったく欠損していれば断裂である．断裂部を示す輪郭の厚さは平均6.95（0～12.3）mmである．

　不全断裂の診断は可能であるがなお難しい．

　ちなみに筆者は棘上筋腱付着部縦断像を四型に大別している（❹）．凸型の中にも断裂腱が含まれることがあるので注意が必要である．腱内部の状態を観察し，薄い腱は断裂を疑う．平滑型も薄い場合は断裂を疑う．不整型は断裂を，欠損型は広範囲断裂を示唆する．

横断像：表層の高エコーの輪郭がさまざまな幅で欠損，陥凹が認められる．断裂部位を示す厚

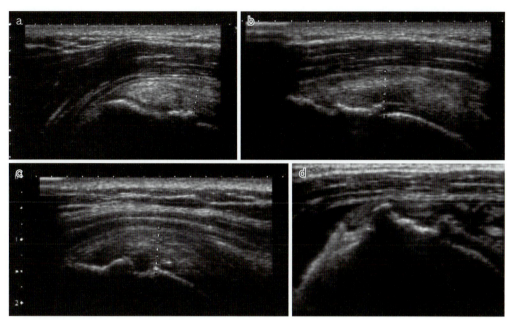

❷ 付着部の不整 (cortical disturbance)
棘上筋腱付着部に不整 (a, b), 小断裂 (a, b), 隆起 (c, d) が観察できる. Enthesopathy を示唆する.

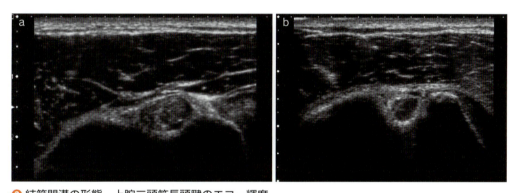

❸ 結節間溝の形態, 上腕二頭筋長頭腱のエコー輝度
a：上腕二頭筋長頭腱が高エコーに描出される. b：上腕二頭筋長頭腱が低エコーに描出される.

さは平均 6.11 (0 ～ 12.1) mm である.

上腕二頭筋腱腱鞘炎

　上腕二頭筋長頭腱も低エコーになりうる (❸ b). 周囲の低エコー域もさらに拡大することがある. 臨床的に二頭筋長頭腱断裂がある場合でも, 結節間溝に腱が残存描出されることがある.

棘上筋石灰性腱炎

縦断像：石灰沈着部位は超音波検査で低エコー域として描出される (❺ a). その際腱底部の輪郭と低エコー域を示す輪郭が連続している. し

かし時には高エコーを示すことがある (❺ b).
横断像：縦断像と同様である.

肩石灰性腱炎穿刺の際の超音波検査併用

　急性肩石灰性腱炎で直視下石灰穿刺法はよく施行される. 超音波検査を利用しない場合は腫脹した圧痛点を 23 G 針で 1% リドカイン (キシロカイン®) を用いて局所麻酔し, さらに局所麻酔を浸潤しつつ針を進め沈着石灰部位にいたる. そこで 18 G 針に交換, 穿刺を施行する. 超音波を利用する場合, 非滅菌ポリエチレン袋,

3章 肩・肩甲帯の疾患の保存療法

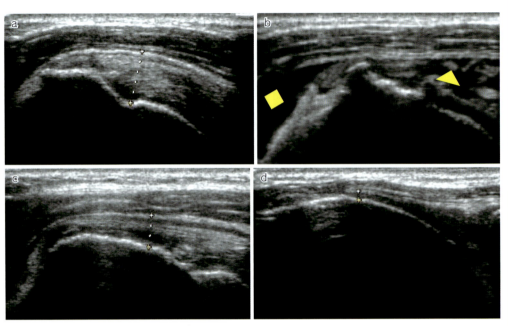

❹ 棘上筋腱の分類（超音波縦断面 2D）
a：凸型，b：不整型，c：平滑型，d：欠損型
不整型は輪郭も不整だが，内部も不整である（△）．断端近くの肩峰下滑液包に滑液が認められる（□）．

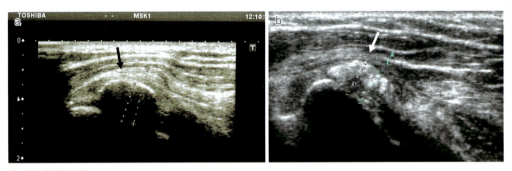

❺ 石灰性腱板炎
a：64 歳女性，6 年来疼痛が続く左肩石灰性腱炎である．左棘上筋腱付着部に低エコーな mass を認める．
b：58 歳女性，約 1 年前から軽度の左肩挙上障害を認めていたが，1 週間前から増悪し，挙上不能，小結節に腫脹，圧痛を認めた．同部に高エコー mass を認めた．直後に穿刺し，沈着石灰を摘出した．

サランラップなどでゼリーを塗布したプローブを被覆し，沈着石灰直上で撮像する．皮膚，ポリエチレン袋の必要な部位を消毒し，プローブは石灰直上に置き，針を約 15 mm ほど斜めに刺入し沈着石灰を穿刺する．プローブに対し針を平行に刺入する方法と，直角に刺入する方法がある．ポビドンヨード（イソジン®），精糖白糖ポビドンヨード配合（イソジン・シュガー）で消毒すれば超音波検査の描出も良く一石二鳥である．陳旧例でも穿刺ができる．最近は斜めから刺入した針が良く描出できる機能がついた超音波装置が開発されている．

● 文 献

1) Seltzer SE, et al. Arthrosonography：gray-scale ultrasound evaluation of the shoulder. Radiology 1979；132：467-8.

4章

肘・手関節・手指の
疾患の保存療法

4章 肘・手関節・手指の疾患の保存療法

1 手・肘の疾患に対する保存療法はどこまで可能か

吉村光生（春江病院整形外科）

POINT
- 保存療法を試みることが，手術適応の有無を決定するための根拠ともなる．
- 保存療法を漫然と続けることなく，また合併症や隠された重要疾患を見落としたり，手術療法の時期を失することがないように注意する．

手・肘の疾患の大多数が保存療法の適応である

　整形外科疾患の治療では，まず非観血的な保存療法を選択すべきであり，大多数の疾患が保存療法の適応といっても過言ではない．また保存療法を試みることが，手術適応の有無を決定するための根拠ともなる．保存療法で効果がないため手術療法に移行することもあるが，逆に保存療法で効果が認められたために，かえって積極的に手術療法を選択することもある．

　たとえば手根管症候群を疑う症例に対し，装具療法の効果があれば診断が確定し，手根管開放術を行えば症状が早期に良好に回復する．

　保存療法の適応を決定するためには，まずは診断を確定すべきであり，保存療法の適応でない疾患を鑑別することである．保存療法を行うか，手術療法を選択するかに際し，同等の効果や利点がある場合，多くの場合で保存療法を選択する．保存療法を漫然と続けることなく，また合併症や隠された重要疾患を見落としたり，手術療法の時期を失することがないように注意する．

保存療法の適応のない疾患と注意点

急性外傷

　循環障害や神経障害の合併の有無について必ず来院時に観察すべきである．開放創に伴う動脈，神経，腱などの断裂が疑われる場合は，保存療法の適応はなく，手術療法を選択すべきである．それらの組織の皮下断裂は診断が困難なこともあるが，保存療法を行うことにより確実に判断できることもある．

　脱臼や骨折の高度な転位は可及的早期に整復し安定を図る．循環障害や神経麻痺を合併している場合，脱臼や骨折を整復することにより改善することが多いが，無理な徒手整復は症状を悪化させることがある．

循環障害の合併

　動脈損傷が疑われる場合には，必ず血管造影などを行い，損傷された動脈は早急に修復する．

■コンパートメント症候群

　小児の上腕骨顆上骨折や肘周辺・前腕の高度な外傷では，血行不全により筋肉や神経などの阻血をきたすコンパートメント症候群が発生する．症状は5P（疼痛 pain，蒼白 pallor，腫脹 puffiness，麻痺 paralysis，脈拍消失 pulselessness）をきたし，筋を他動的に伸長すると激痛を生じる．

　コンパートメント症候群が疑われたら，直ちに包帯やギプスなどを弛めるか除去し，症状の改善がみられない場合には早急に筋膜切開を行う．

　不良肢位拘縮の防止のために，良肢位でスプリント固定し，自・他動運動などのリハビリテーションを行う．

　阻血性拘縮が発生したら，装具療法を含めたリハビリテーションが必要で，筋の壊死や神経麻痺の程度によっては再建術も必要となる．

神経損傷の合併

　骨折に伴う神経障害の多くは neurapraxia

（一過性神経伝導障害）もしくはaxonotmesis（軸索断裂）で，保存療法で回復する可能性が高い．まれに骨折部で神経が断裂したり，骨片の間に挟み込まれることがあり，神経麻痺が高度であれば早期に神経を展開することが望ましい．保存的に経過をみる場合は，運動や知覚の回復，Tinel徴候の進展を参考に，3か月程度まで経過観察し，回復傾向がない場合は手術の適応となる．

神経が回復するまでの期間は，リハビリテーションや装具療法を行い，関節拘縮の予防と筋力の回復訓練を行う．

小児の骨折は診断が困難なことがある

小児の骨折では不全骨折，若木骨折や竹節骨折，急性可塑性変形など特殊な骨折があり，受傷直後の診断が困難なことがある．また骨端部骨折では骨折線が不明瞭で，両側を撮影して比較することも必要である．疑わしいときは必ず数日間は頻回に経過を観察する．後日，骨膜反応や化骨形成で骨折が判明することがある．骨折が再転位することもまれではなく，1週間以内に発症することが多い．

浮腫の予防

打撲や捻挫は，受傷直後から1～2日程度は局所を冷却し，弾力包帯などの圧迫により，腫脹と内出血を防止する．浮腫は関節拘縮をきたしやすく，浮腫の防止や改善に務める．そのためには関節の外固定は必要な範囲と期間に限定し，固定部位以外の自動運動を行い，上肢は挙上位に保持にする．

保存療法の種類と特徴

包帯・テーピング

圧迫包帯は局所の腫脹・浮腫の予防や改善に有効である．テーピングの目的は，関節の支持および関節可動性の制限であり，関節捻挫，靱帯損傷，腱鞘炎などの固定や治療に有効であり，脱臼・骨折などの応急処置としても使われる．

副子固定

手指の骨折・捻挫などに，アルミ副子やギプス副子として多く使用される．日常生活の便利

さから副子は背側に当てることが望ましい．マレット指では，アルミ副子よりも専用の装具が日常生活に不便が少ない．

ギプス包帯

保存治療の中心をなすものであり，骨折・脱臼・靱帯損傷の固定，変形の矯正などに利用される．骨折部の上下関節を固定することを原則とする．褥瘡を発生しやすい部位や，神経を圧迫しやすい部位にはパッドを入れる．良肢位で巻くのを原則とする．functional castや屈・伸交互固定法も症例により適応となる．可能なかぎり早期から関節運動，荷重や等尺運動などを行う．

■ギプス包帯の合併症

血行障害

動脈損傷があったり，ギプスの巻き方が強すぎたり，ギプスを巻いた後で腫脹が増強した場合に血行障害を生じ，重大な合併症であるコンパートメント症候群を発症する．ギプス固定後は皮膚の色調，知覚異常，疼痛などに厳重に注意する．予防的にはギプスに割を入れたり，患肢を挙上位に保持することも必要である．

神経麻痺

神経が皮膚のすぐ下を通っている部位，たとえば肘関節部では尺骨神経，腓骨頭部では腓骨神経への圧迫のため，神経麻痺をきたす危険性がある．パッドなどを当てて予防する．

リハビリテーション

物理療法

物理療法として常用するものに温熱療法，寒冷療法，電気療法，高熱療法，水浴療法などが挙げられる．

■温熱療法

温熱療法として，温熱効果により，末梢循環の改善，筋のスパズムや筋の疼痛の緩解などに利用される．

■電気療法

電気療法として，低周波治療，超音波療法，レーザー治療がある．レーザーは鎮痛，消炎作用があるため，上腕骨上顆炎，腱鞘炎などが適

応である．超音波は機械的振動により，疼痛を
緩和し，炎症の治癒を促進させる効果がある．

■高熱療法

高熱療法として，極超短波は血行の改善や疼
痛に効果があり，筋スパスムの軽減にも効果が
ある．急性炎症期，出血傾向，皮膚疾患および
感覚障害がある場合，金属などによる内固定が
ある場合などは禁忌となる．

■水浴療法

温水による薬浴は，手の解放創の処置に用い
られ，薬浴中でのハンドセラピストによる運動
療法を行うことは効果がある．

運動療法

関節可動域の維持と改善，筋力の回復・維
持・増強，関節拘縮の予防を目的とする．整形
外科医とセラピスト（理学療法士＋作業療法士）
とが症例ごとに意見交換することが最も大切で
ある．

■他動的関節可動域訓練

自動的に関節を動かすことができない場合に
行うもので，他動的に動かすことにより，拘縮
の予防，関節可動域の維持もしくは増大をはか
る．しかしMMT0〜1の麻痺筋を他動的に伸
展すると，筋肉の損傷をきたす危険性があるの
で注意する．関節を愛護的に扱い，関節の腫脹
や疼痛をきたすようであれば，関節可動域はか
えって減少する．

術後早期の強力な訓練と強いストレスを加え
ることは，修復組織の炎症を増大し，癒着や可
動域制限のもととなる．コラーゲン線維の成熟
には3〜4週間を要するため，少なくとも術後
1週間は愛護的な介入が必要であり，あくまで
も皮膚，腱，靱帯など修復した組織のその時点
での緊張のもとで可動させることである．

■自動介助的訓練

自動的には可動範囲を十分に動かすことがで
きない場合に，徒手または器械を用いて介助し
ながら行う．筋力の回復に従って，徒手的また
は器械を用いて抵抗を加えて，関節可動範囲と
筋力の増大を図る．

■自動的関節可動域訓練

患者自らの力で行う運動であり，筋力の回復

に応じてセラピストが介入する．

上肢の装具療法

■装具療法の目的

局所の支持と固定，変形の予防や矯正，関節
運動の改善など運動器疾患の保存療法の手段と
して，装具の果たす役割は大きい．装具による
固定は，骨折の治療や関節の炎症の沈静化，不
安定な関節の支持・固定などに利用する．また
修復した組織を外力から保護する．外傷や末梢
神経損傷後の不良肢位拘縮，関節リウマチの関
節変形を予防する目的でも使用する．

■装具療法の種類

装具には，固定用装具，支持装具，矯正用装
具，免荷用装具，夜間装具，牽引装具，機能的
骨折治療用装具などがある．装着している部位
の運動を制限する静的スプリントと，装着部位
の一部を制限下で運動をさせる動的スプリント
がある．拘縮のある関節や筋・腱に対して弱い
力で，長時間持続的に矯正するダイナミックス
プリントがある．

■装具療法の実際

橈骨神経麻痺に対する装具としては，手関節
掌背屈装具がある．正中神経麻痺に対する装具
療法としては，手指の拘縮予防，機能肢位保持
（短対立装具，長対立装具）に用いられる．手
根管症候群に対する局所の安静のため掌背屈中
間位での手関節装具などがある．スプリントの
装着時間も終日装着，日中装着，夜間装着など
詳細な指示が必要である．スプリント作製後
も，症状や障害の変化に合わせ，適宜修正・再
作製する．

指の装具として，MP関節の伸展拘縮に対す
るナックルベンダー，MP関節の屈曲拘縮に対
する伸展補助装具，頸髄損傷や上肢の神経麻痺
で母指を他の4指と対立位に保持するために用
いる装具，手関節・指固定装具，手関節背屈装
具などがある．

骨折・脱臼に対する保存療法

骨折治療の原則

骨折治療の基本はあくまで整復・固定・後療

法である．すなわち関節面の解剖学的整復，骨癒合を得るための固定，可動域の保持と改善の訓練であるが，最終的には侵襲の少ない治療法で良好な機能を回復することである．そのためには，次のようなことに注意する．

- ギプス固定などの保存療法が原則である．
- 脱臼骨折では，できるだけ早く脱臼の徒手整復を行う．
- 関節内骨折でも転位のないものは保存療法が原則である．
- 転位のある関節内骨折に対してはまず徒手整復を試みる．
- 関節内骨折は関節に障害を残しやすい骨折である．
- 再転位をきたさない固定法を目標に行う．
- 早期からの可動域訓練が可能な固定を行う．
- 術後のリハビリテーションも手術と同じくらい重要である．
- 術後急性期からの疼痛の強い状態での運動は禁忌である．
- 骨折後は複合性局所疼痛症候群（complex regional pain syndrome：CRPS）が発生することもあり，できるだけ早期に対応しないと，不可逆的な拘縮になることがある．

創外固定の利用

徒手整復が困難な場合，粉砕骨折で徒手整復が困難な場合，観血的整復を行うが，症例により創外固定法も考慮する．その他の創外固定の適応として軟部組織損傷の大きいもの，意識障害患者の骨折，骨長や関節アライメントの維持が必要な骨折などである．

骨折牽引法

牽引の目的は，骨折の整復，整復位の保持，安静・疼痛緩和などである．徒手牽引は整復操作として，介達牽引はスピードトラックを弾力包帯で固定して牽引する．直達牽引はキルシュナー鋼線を骨に挿入して牽引するなどの方法を用いる．

骨折の合併症

■ 化骨性筋炎

外傷後に本来骨組織のない組織に骨形成が起こり，可動域制限などをきたす疾患で，肘関節

脱臼や顆上骨折後，早期より強力な後療法を行った場合に生じやすいとされる．

遷延治癒骨折，偽関節

臨床的に3か月以上経過後もX線画像上骨癒合がない場合，遷延治癒骨折と考える．遷延治癒骨折は一般には6か月以上経過しても骨癒合がみられないものを偽関節という．遷延治癒骨折，偽関節に対して，保存療法として低周波刺激；低出力超音波パルス療法を行う．

炎症性疾患など

腱鞘炎・狭窄性腱鞘炎

弾発指やde Quervain病などの狭窄性腱鞘炎では，局所の安静，副子固定および消炎鎮痛薬の内服で軽快することが多い．症状が強い場合には局所麻酔薬とステロイドを混ぜて局所注入を行う．また早期に治癒を望む場合，注射を2～3回行っても再発する場合，難治性の場合などは腱鞘切開術の適応となる．

屈筋腱化膿性滑膜炎

手指の切創，刺創，咬傷などに引き続いて，発赤，腫脹，疼痛，可動域障害などが急性に発症し，創部を中心に手掌部からDIP関節部まで広範囲に屈筋腱滑膜炎を発症する．抗菌薬の点滴や内服を行うも軽快しないことが多く，滑膜切除の適応となることが多い．

上肢の絞扼性神経障害は多い

上肢の絞扼性神経障害は多い．上肢の末梢神経障害の回復は，橈骨神経＞正中神経＞尺骨神経の順であることは経験的に知られている．急性に発症する疾患として，後骨間神経症候群，円回内筋症候群や前骨間神経症候群がある．慢性に発症する疾患として，手根管症候群，肘部管症候群や尺骨神経管症候群がある．

橈骨神経の絞扼性障害

- 後骨間神経症候群（posterior interosseous nerve syndrome）
- 橈骨神経知覚枝絞扼障害（radial sensory nerve entrapment）

81

正中神経の絞扼性障害

- 円回内筋症候群（pronator syndrome）
- 前骨間神経症候群（anterior interosseous nerve syndrome）
- 手根管症候群（carpal tunnel syndrome）

何らかの原因により手根管内圧が上昇し正中神経が絞扼されて発症するもので，特発例が圧倒的に多い．初期には保存療法で効果があるが，保存療法で改善しない症例や母指球筋の萎縮が著明な症例は手術の適応となる．

尺骨神経の絞扼性障害

- 肘部管症候群（cubital tunnel syndrome）

変形性肘関節症に起因する絞扼性障害を肘部管症候群とよぶが，保存療法は一般に無効であり，診断が確定されれば可及的早期に手術を行うべきである．手術が遅れると神経の回復は不良となる．

- 尺骨神経管症候群（ulnar tunnel syndrome）

固有指神経の絞扼性障害

ボウラー母指があり，エッジやハサミ使用などによって指神経が圧迫されて発症する．

4章 肘・手関節・手指の疾患の保存療法

2 肘内障—整復のコツと注意点

原田　昭（原田整形外科病院）

- 回内法が最初に試みられるべきである.
- ほかの外傷との識別診断が重要である.

　肘内障は小児（6か月〜3歳）の肘関節に発生する外傷のなかで最も頻度の高いものの一つである．肘引っ張り症候群とも別称されているように，多くの場合，両親が手を引っ張った際に発生するが，まれにソファーから転がり落ちたり，布団のなかで上肢が捻じられて発生することも少なくない．大きな外力を受けていないにもかかわらず，小児が急に腕を動かさなくなったという症状を示す場合には，肘内障を疑う必要がある．また発症に，必ずしも牽引力が関与するわけではないことを念頭におかなければならない．小児肘内障の整復のコツと注意すべき点について述べる．

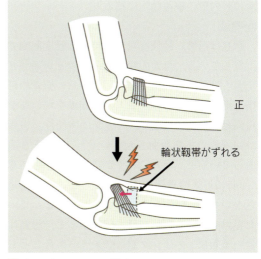

❶ 小児肘内障の発症機序

病態

　橈骨小頭は，輪状靱帯によって尺骨に固定されている．幼児期には輪状靱帯の固定がゆるいので，強い引っ張り力に前腕回内力が加わることにより，輪状靱帯の下を橈骨小頭前方部がくぐり抜けることによって，輪状靱帯が橈骨小頭部と上腕骨外顆との間の腕橈骨関節前方にはまり込む．このため橈骨小頭が固定されて，回内・回外や肘関節の屈伸が不能となることが原因とされている．

　最近のエコー検査でも，肘内障の本質は輪状靱帯を主体とする軟部組織の腕橈関節前方への嵌頓と損傷であることが指摘されている（❶）．

診断のポイント—最初に除外診断を行う

問診

　親に抱かれてくる肘内障の子のほとんどは，健側上肢を親の肩に回し，患肢はダラリと下垂させており，前腕は回内位をとっている．これを指先でそっとつまんで回外しようとすると痛がるので，まずこれをチェックする．

　意志の疎通のない幼児では外傷機転が判然としないものもあるが，多くは何らかの理由で手を引っ張るというもの，時に転倒，または這っていて手を突き損ねたなどの起点も含まれている．両親などの付添者より外傷機転，肘内障の既往などについて話を聞いておく．

視診・触診

　次に上半身を裸にして，母親に患児を検者と向かい合うように抱っこさせ，鎖骨〜上腕〜肘〜前腕〜手関節にかけて視診を行い，腫れや変形の左右差がないかをチェックする．同様に両手で左右同時に鎖骨〜手関節まで慎重に触診を行う．患者が痛がる様子を見逃さないように注

83

意する．幼小児期に頻度が高い鎖骨，上腕骨近位，上腕骨顆上，外顆，橈骨遠位の骨折所見等がないことを確認する．腫れがみられなくても，痛みの訴えが強い場合は，X線撮影を行うことを躊躇してはならない（❷）．

整復方法─回内法整復のコツ

以上の診察によりまったく所見がなければ，次に肘内障の整復動作に移る．

回内法

患肢は通常，肘軽度屈曲，前腕は軽度回内で下垂している．母親の膝の上に術者と対面させて座らせた患児の両手首を，おのおの術者の母指と示中指ではさみ，患児のご機嫌を伺いながら両肘を屈曲させていく（健側は中間位，患側は回内位のまま屈曲させていく）．そのまま屈曲していくと，患側にわずかに抵抗感を感じる（同時に患児の表情に変化を生じることを見逃さない）．その瞬間に術者は指先でつまんでいた患児の手首を両側同時に回内すると，患側に軽い整復感（クリック感）やクリック音とともに完全屈曲，回内が得られる（❸）．

回外法

回内操作で整復が得られない場合には，回外

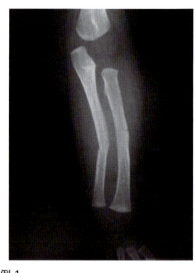

❷ 症例1
8か月の男児．受傷機転は判然とせず，「先ほどから左上肢を動かさない」という主訴で来院した．他覚的には肘から前腕の腫脹ははっきりしなかったが，患児の痛みの訴えが強いため，整復を行う前にX線撮影を行った．X線上で橈尺骨若木骨折を認めた．

操作による整復を同様に行う．母親に患者の肘に軽く手をそえておいてもらうと，整復時のクリック感を検者とともに触知することができ共感を得られる（❹）．

整復が無事に成功すると，多くの場合で患児は直ちに患肢を自由に動かすようになる．一方

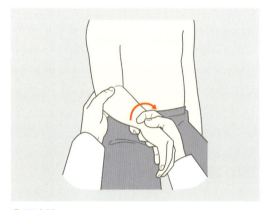

❸ 回内法
肘を屈曲させ，前述のように前腕回内を強制すれば，橈骨は輪状靱帯をすくい上げて整復される．前腕の牽引や橈骨小頭の圧迫操作は不要であり海軍病院式のほうがスマートである．

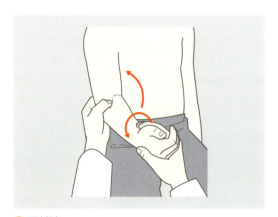

❹ 回外法
患児の肘部を1側の手で軽く握り，肘をやや屈曲して外則側副靱帯を弛緩させて橈骨小頭部を母指で抑える．反対側の手で患児の手を握り，軽く牽引しながら前腕を回外させながら屈曲すると，コチッというかすかな音（クリック音）とともに整復される．

で，整復後も 15 分程度たたなければ通常のように腕を使えないケースもあるので，整復後は一度診察室を離れて，再度整復後の状態を確認することがある．

回内法か回外法かの選択は術者に任せる（昔海軍は回内法であったと先輩に伺った）が，両方の方法に習熟していることが望ましい．

Rockwood の教科書では，小児肘内障の整復法として，伸展位回外→屈曲が推奨されると記載されている．また，回内法のほうが回外法より一次整復率が高いという論文も報告されている．筆者の経験でも，回内法（屈曲＋回内）での成功率が高い．

整復後の注意点と固定

整復後の指導の注意点

整復後も輪状靱帯の拡張，弛緩のため再発がまれではない．着衣を脱がせるときは健側の手から，着せるときは患側の手から袖を通すように指導している．子どもの手を無理に引っ張らないように指導することは言うまでもない．再発を繰り返す場合には，母親の理解度に応じて前述の回内法を伝授する場合もあるが，ほとんどの場合外来を受診するようである．

固定について

上記の整復操作によってもクリックが触知されない場合は，別の病態（ねんざ・関節血腫・輪状靱帯の断裂など）も考慮する必要がある．1 週間程度のギプスシーネ固定を行い経過を観察する．ほとんどの場合，肘関節の運動制限と痛みは消失している．

最近の傾向として，すでに医業類似行為が行われて，なお整復が得られていない場合にも遭遇する．クリックがなく整復状態が不明のことが多いが，何度も整復操作を繰り返すことによる患児の不安感を除くために，親に十分な説明を行ったうえで，包帯や副子固定を行う．一両日後に再診すると，運動を回復していることも少なくない．また再度整復操作を試みると，容易にクリックが得られることもあるので，いたずらに患児をいじめないことが大切である．

●文　献

1) 原田　昭. 小児肘内障整復のコツ. 日本臨床整形外科学会編. 運動器スペシャリストのための整形外科 外来診療の実際. 中山書店；2014. p.136-7.
2) 那須亨二ほか. 小児肘内障の整復法. 伊丹康人ほか編. 整形外科診療二頁の秘訣. 金原出版；1977. p.165-7.
3) 二見俊郎ほか. 小児の肘内障. 新図説臨床整形外科講座5　肩・上腕・肘. メジカルビュー社；1994. p.222-5.

3 小児の肘周辺骨折—手術適応が基本となる外傷

森谷浩治（新潟手の外科研究所）

> **POINT**
> - 上腕骨顆上骨折に対する保存療法は，適応の遵守，麻酔下での愛護的な整復操作と許容範囲内の整復位獲得が大前提となる．
> - 上腕骨外側顆骨折では転位距離 2 mm 未満の症例が保存療法の適応となる．
> - 上腕骨内側上顆骨折では保存療法といえども確実に骨性癒合が獲得できる症例を選択する．
> - Monteggia脱臼骨折の徒手整復では，音を発した整復感を得ること，整復後はさまざまな前腕肢位のX線写真で腕橈関節が整復されていることを必ず確認する．

上腕骨顆上骨折[1,2)]

本外傷は上腕骨顆が次第に細くなり，上腕骨幹端に移行する部分で生ずる骨折で，小児の肘周辺骨折のなかで最も多く発生する．

病態

大多数例では骨折線が後上方から前下方へ向かい，遠位骨片が後上方へ移動する（伸展型）．また，まれであるが屈曲した肘後面に直達外力が加わって遠位骨片が前上方に転位することもある（屈曲型）．

診断

肘関節を中心とした正面・側面の2方向X線撮影で十分診断できる．正面像ではBaumann角（BA）の減少（❶a, b），側面像では上腕骨遠位部の形態変化や上腕骨小頭骨端核の位置異常に注目する（❶c, d）．本骨折は遠位骨片の転位の程度によって4型（Holmberg分類）に分けられる（❷）．

1型：不全骨折で転位がないもの．
2型：回旋転位がなく，側方転位を示すもの．
3型：回旋転位を伴うが，骨片間は接触しているもの．
4型：近位骨片との接触がなくなったもの．

本外傷の合併症として神経損傷と循環障害は看過できないため，その有無を初診時に必ず判断しなくてはならない．

保存療法の実際

■適応

Holmberg分類1～3型のうち，回旋転位を有する3型では周転位の徒手整復が困難なことが少なくなく，実際は1型と2型が保存療法の適応となる．筆者の施設では確実に徒手整復後の整復位を保持するため，2・3型に対しては経皮鋼線固定，Volkmann拘縮発生の危険性がある4型に対しては観血的整復および内固定の適応としている[3)]．

■徒手整復[1,4)]

肘関節伸展位で前腕を遠位方向に牽引しながら（短縮転位の整復），遠位骨片を側方から押して（側方転位の整復），かつ前腕を強く回内する（正面での軸転位整復）．次いで，長軸方向へ牽引しながら伸展位にある肘関節を90°以上まで屈曲する（側面での軸転位整復）．

整復後に肘関節のX線写真で，最初に骨皮質の連続性が全周にわたって獲得されていることを確認する．正面像ではBAを必ず計測する（❶a, b）．このBAの計測値から約10°引いた角度がほぼ肘外偏角と等しいため，整復後のBAは少なくとも10°より大きな値でなくてはならない[5)]．また，側面像では上腕骨顆の前方傾斜が約40～45°になっていることも確認する．

■外固定および経過

整復位に問題がなければ肘関節90°屈曲位，前腕軽度回内位の上腕ギプスまたはギプス副子（この場合は1週後に上腕ギプス固定へ変更）

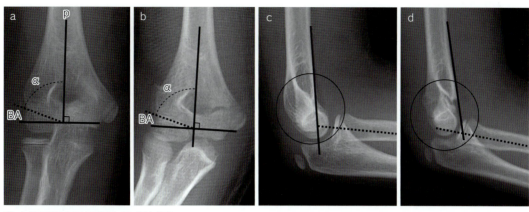

❶ 上腕骨顆上骨折症例（8歳女児）
a：正面像健側，b：正面像患側
ここでの Baumann 角（BA）は Baumann が原著で記した上腕骨長軸（実線 p）と上腕骨小頭骨端線（点線）のはさむ角（α）ではなく，その余角である（90−α）°とする．健側の BA は 17°，患側は 10°であった．
c：側面像健側，d：側面像患側
上腕骨遠位部の正常なホッケースティック状形態（丸印）は上腕骨顆上骨折で消失する．また，通常，橈骨長軸線（点線）は上腕骨小頭の中心を通り，上腕骨遠位の前方骨皮質と平行な線（実線）は上腕骨小頭の中 1/3 を横切るが，上腕骨顆上骨折ではこの関係も破綻する．

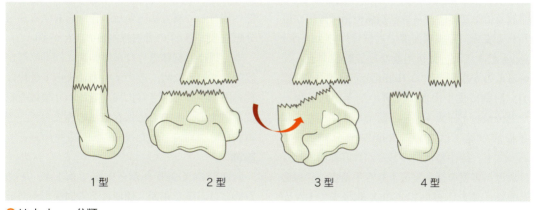

❷ Holmberg 分類

で固定する．徒手整復後 3 週間は毎週 X 線写真を撮影し，計測した BA から整復状態を確認する．仮骨が形成される時期で異なるが，外固定期間は通常 3〜5 週間を要する（❸）．外固定除去後は入浴時に肘関節の自動運動を行わせるよう両親へ指導するのみで，主として患肢の使用は患児に任せる．通常，これだけで可動域（ROM）は回復するため，特別な ROM 訓練，特に他動訓練は必要としない．

■ 注意点
　治療開始前に健側よりも多少内反肘傾向になること，ギプス固定中に Volkmann 拘縮や転位が生ずれば手術療法が必要になる可能性について保護者に十分に説明しておく．
　徒手整復は必ず全身麻酔または腕神経叢ブロック下に除痛と筋弛緩を得てから，X 線透視下で愛護的に行う．外固定装着後 24 時間は疼痛や循環障害に注意して Volkmann 拘縮の早期発見に努めなくてはならない．また，変形癒合防止のため経過観察中の X 線検査では妥協することなく正前後，正側面の画像を撮影する．

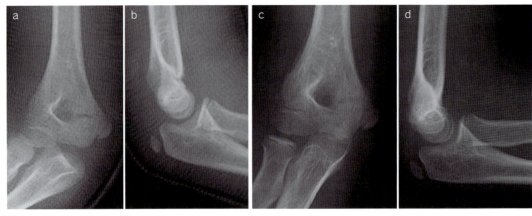

❸ 図1 症例の保存療法後X線写真
a, b：徒手整復後，c, d：受傷後6週間

■ 手術適応を考えるポイント

受傷からかなりの時間が経過している症例，すでに整復操作が試みられたために肘関節部の浮腫が高度な症例には徒手整復の適応はない．開放骨折や初診時から神経損傷や循環障害が疑われる場合，X線側面像で近位骨片のanterior spikeがみられ，整復困難な回旋転位を有していることが予測されるHolmberg分類3型（❹a），肘窩に皮下出血や皮膚のひきつれを伴ったHolmberg分類4型（❹b, c）に対しても保存療法の適応はない．Holmberg分類2型であっても，徒手整復後のBAが許容範囲内になければ，再度の徒手整復よりも手術療法の適応とする．また，外固定中のX線検査でBAが許容範囲を逸脱した場合も保存療法を断念し，手術療法に切り替える．屈曲型は整復位の獲得に難渋することがあり，さらに尺骨神経損傷を合併する危険性も有しているため手術可能な施設での加療が望ましい．

上腕骨外側顆骨折[1, 2, 6]

上腕骨外側顆骨折は関節軟骨に及ぶ関節内骨折であると同時に，上腕骨遠位骨端線損傷でもある．

病態

骨折線が橈側顆上部から遠位尺側に斜めに下行して肘関節に至るため，一見Salter-Harris分類（S-H）IV型の骨端線損傷にみえる（❺a）．しかし，3D-CTを用いた形態解析によると本外傷は正面像でS-H分類III型（❺b），側面像では骨折線が前方の骨端線から後方中枢の骨幹端部へ走行し，後方に三角形の骨片を有するS-H分類II型（❺c）の骨端線損傷のことが多い[7]．

本骨折は外側顆骨片に前腕伸筋・回外筋群が起始しているため，その牽引力によって骨片は前外方へ回転し，さらに回旋も加わり複雑な転位を呈する．そのため保存療法のみならず，手術的に整復固定された後も再転位しやすい．

診断

肘関節のX線写真から確定できるが，そのためには正確な正面・側面の2方向撮影が必要となる．ただし，通常の2方向撮影だけから外側顆骨片の転位度を正確に把握することが難しい場合も少なくない．このような場合，斜位像を撮影することも必要となるが，本外傷の骨折形態をふまえてX線が骨折線にほぼ平行に照射される上腕骨20°挙上位正面撮影法（上腕をフィルムに対して約20°挙上させて正面像を撮影する）は，正確な離開程度を知るうえで有用である[7]．

保存療法の実際
■ 適応

関節内に及ぶ骨端線損傷である本骨折に対しては極力解剖学的治癒を目指す必要があり，そのため手術療法が選択される機会が多い．この

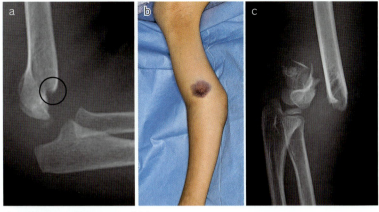

❹ 手術療法を考慮すべき症例
a：近位骨片の anterior spike（丸印）がみられ Holmberg 分類 3 型．
b：肘窩に皮下出血を伴う Holmberg 分類 4 型．
c：b の X 線画像．

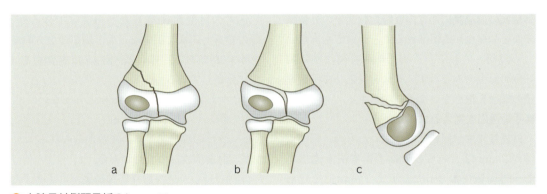

❺ 上腕骨外側顆骨折のシェーマ
一見，Salter-Harris（S-H）分類Ⅳ型の骨端線損傷にみえる（a）が，実際は正面像で S-H 分類Ⅲ型（b），側面像では S-H 分類Ⅱ型（c）の骨端線損傷であることが多い．

ような中で保存療法が適応となる必要条件は転位がない，もしくは側方転位のみの骨折であり，これに転位距離が 2 mm 未満という十分条件が加わる[7,8]．

■ 徒手整復および外固定

転位が認められない症例では肘関節を 90°屈曲位，前腕と手関節は伸筋・回外筋群の緊張をとるため軽度回外・背屈位とした上腕ギプス固定とする[1,6]．前腕や手関節の肢位に関しては一定の見解が得られていないため，中間位とすることもある[8]．側方転位を認める症例では外側顆骨片に圧迫を加えて整復を試み，整復位が得られたならば非転位型と同様の外固定を行う[1,6]．

外固定後，最初の 3 週間は週 1 回肘関節の X 線撮影（上腕骨 20°挙上位正面撮影法を含む）を施行し，転位距離が 2 mm 未満であることを確認する．外固定期間は 3〜8 週間が目安となるが，おおむね 6 週間としている（❻）[8,9]．偽関節の発生を考慮すれば明確な仮骨形成が得られるまでは固定すべきであり，多少固定期間が長くなっても ROM 制限が問題になることはほとんどない[9]．外固定除去後は上腕骨顆上骨折と変わりない．

■ 注意点

保護者へ本骨折の病態を述べ，それに起因して転位が生じやすく，保存療法中に手術療法への変更が十分に考えうることを伝えておく．ま

89

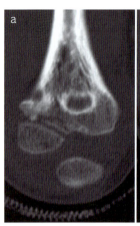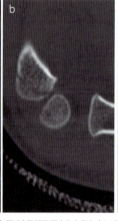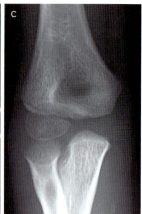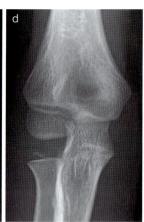

❻ 保存療法を施行した上腕骨外側顆骨折症例（6歳男児）
a, b：受傷後 CT, c：外固定除去（6週）, d：受傷後4か月

た，偽関節や骨端線早期閉鎖による成長障害，外側顆の過成長に伴う内反肘，肘関節の外側膨隆などの発生が危惧されることついてもあらかじめ説明しておく[8,9]．実際の保存療法中は再転位の発生のみならず，それを見逃して手術療法の機会を逸さないように注意する．

■ 手術適応を考えるポイント

外側顆骨片が回転転位しているもの，転位距離が2mm以上のものには手術療法を選択する．外固定中も2mmを超えた再転位を認める，もしくは疑われる場合はためらわず手術療法へ切り替える．

上腕骨内側上顆骨折[10]

上腕骨内側上顆骨折の発生年齢は内側上顆部の骨端線が閉鎖する以前の10～17歳が大部分を占め，成人に生じることはまれである．

病態

上腕骨内側上顆は円回内筋や浅指屈筋といった前腕浅層屈筋の起始部となり，これらの筋群によって骨折部の転位が生じやすい．同部には肘内側側副靱帯も付着しており，前腕屈筋群とともに肘関節内側の安定性を担っている．したがって，本外傷は十分に治癒しないと肘関節の外反不安定性が遺残しかねない．また，尺骨神経が内側上顆の後面を走行しており，同部の骨折では尺骨神経障害も生じうる．

診断

通常の肘関節X線写真から確定できるが，他の骨折と同様に正確な正面・側面の2方向撮影が必要である．Watson-Jonesは本骨折を4型に分類している（❼）．
1型：骨端離開のみで転位はほとんどない．
2型：明らかな転位を認める．
3型：骨片の腕尺関節への嵌頓がみられる．
4型：肘関節脱臼の合併がある．

本骨折では可能な限り腕神経叢ブロックまたは全身麻酔下に肘関節の外反動揺性を評価することが望ましい．

保存療法の実際

■ 背景

転位の大きさにかかわらず小児例に対する保存療法は優れており，骨癒合率を除けば，疼痛や尺骨神経障害，関節ROMを含めた治療成績は手術療法に劣らず，長期成績もかわらない．しかし，偽関節部の線維性癒合で担保されている肘関節内側の安定性が新たな外傷によって破綻すると，その再建の困難さは骨接合術の比でない．そのため，骨癒合を除く治療成績がよいからといって盲信するのではなく，保存療法といえども確実に骨性癒合が獲得できる症例を選択することが重要となる．

■ 適応

Watson-Jones分類1型，転位距離が2mm以内の2型が適応となる．この適応症例に対し

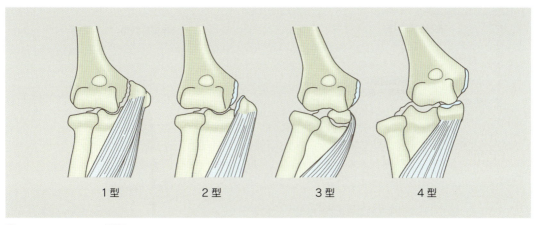

❼ Watson-Jones 分類

ても，可能であれば肘関節の外反動揺性がないことを確認しておく．

■外固定

肘関節は60～90°屈曲位，前腕は屈筋・回内筋群の緊張をとるため軽度回内，手関節中間位とした上腕ギプスで固定とする[10]．

外固定後，週1回は肘関節のX線撮影を施行し，転位距離が2mm以内であることを確認する．外固定期間は3～4週間が目安となり，除去後は上腕骨顆上骨折と同様である．

■注意点

保存療法では偽関節となっても機能的に大きな支障はないが，再受傷時の肘関節内側支持機構の再建が難しいことを保護者へ伝えておく．経過中に転位が生じた場合は偽関節になるとしても保存療法を継続するか，手術療法に切り替えるか相談して決定する必要があることもあらかじめ説明しておく．伸展制限が遺残しかねないため，外固定除去後は早期から肘関節の自動伸展を患児や保護者に促す．

■手術適応を考えるポイント

肘関節の外反動揺性が認められるようであれば手術療法を選択する．経過中に2mm以上の転位が生じた場合は，保護者からの同意が得られれば手術療法を選択する．また，受傷時から尺骨神経障害が疑われる場合は神経剥離術を含めた手術療法の適応となる．

Monteggia 脱臼骨折[12,13]

Monteggia脱臼骨折は尺骨近位部骨折と近位橈尺関節脱臼を合併するまれな外傷であり，尺骨骨折の部位や橈骨頭の脱臼方向は一様でない．

病態

従来，受傷時に輪状靱帯は断裂するといわれていた．しかし，小児例で実際に断裂していることは皆無であり，輪状靱帯は断裂せず肘内障のように部分的，もしくは完全に橈骨頭から脱転しているだけである（❽）．この輪状靱帯が原位置に復さない限り，橈骨頭はX線学的に整復されていても，解剖学的に整復されているとは言い切れない．

診断

肘関節X線写真正面・側面像で確定できる．尺骨骨折には肘頭骨折や急性塑性変形も含まれるため，必ず健側の肘関節および前腕のX線写真と比較する．橈骨頭の脱臼方向でBadoは本外傷を4型に分類している（❾）．

1型：前方凸の尺骨骨折に橈骨頭の前方脱臼を伴う．

2型：後方凸の尺骨骨折に橈骨頭の後方脱臼を伴う．

3型：外側凸の尺骨骨折に橈骨頭の外側脱臼を伴う．

4型：橈・尺骨骨折に橈骨頭の前方脱臼を伴う．

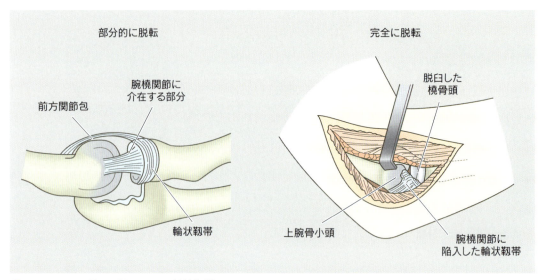

❽ Monteggia 脱臼骨折における輪状靱帯
輪状靱帯は断裂せず,肘内障のように部分的,もしくは完全に橈骨頭から脱転しているだけである.
(森谷浩治. Monteggia 脱臼骨折. 金谷文則編. 整形外科手術イラストレイテッド上腕・肘・前腕の手術.
中山書店;2015. p.113-21[13]より改変)

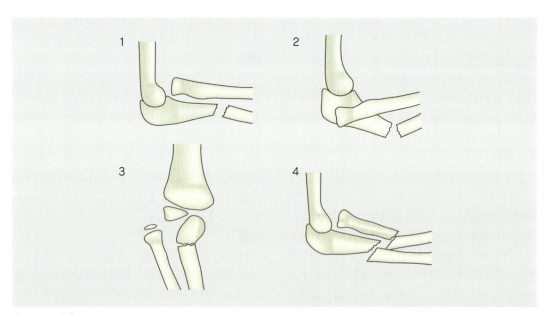

❾ Bado 分類
(森谷浩治. Monteggia 脱臼骨折. 金谷文則編. 整形外科手術イラストレイテッド上腕・肘・前腕の手術.
中山書店;2015. p.113-21[13]より)

牽引や陥入,断裂によって正中,尺骨,橈骨,いずれの神経においても損傷が生じうることを念頭に置き,入念に理学所見をとる.

保存療法の実際
■ 適応
神経損傷のない Bado 分類 1～3 型の Monteggia 脱臼骨折が保存療法の適応となる.

■ 徒手整復および外固定
全身麻酔または腕神経叢ブロックによって十分な除痛を得て,肘内障と同じ整復操作を試みる.この操作では音を発した橈骨頭の整復感を獲得することが重要である.整復後に前腕中間

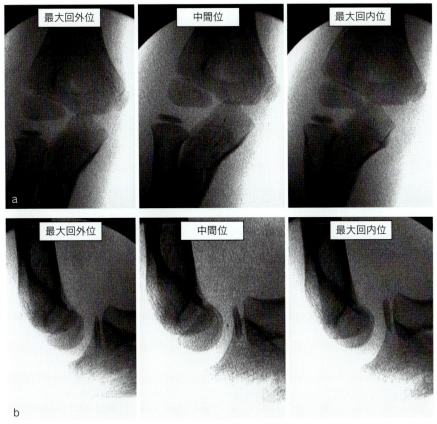

⓾ X線透視による徒手整復後の腕橈関節の確認
正面像（a）では最大回外位と比べ，中間位や最大回内位で橈骨頭は外側亜脱臼位となる．側面像（b）では最大回外位や中間位と比較して，最大回内位では橈骨頭は前方に亜脱臼する．したがって，本症例に対する徒手整復では橈骨頭の安定性が十分に獲得されていないと判断できる．
（森谷浩治．Monteggia 脱臼骨折．金谷文則編．整形外科手術イラストレイテッド
上腕・肘・前腕の手術．中山書店；2015．p.113-21[13]）より）

位のみならず，最大回内位や最大回外位の肘関節 X 線写真で腕橈関節が安定していることを確認する（⓾）．いずれの肢位でも橈骨頭の脱臼傾向が認められなければ，Bado 分類1型や3型は前腕回外位，2型は回内位で，肘関節90°屈曲位の上腕ギプス固定を行う．

外固定後，週1回は肘関節の X 線撮影を施行し，橈骨頭が再脱臼していないことを確認する．外固定期間は3〜5週間で，除去後は上腕骨顆上骨折と同様である（⓫）．

■注意点
徒手整復で腕橈関節の確実な整復が得られない場合は，観血的脱臼整復が必要になること，整復されても保存療法中に橈骨頭の再脱臼が生じうることについて，十分なインフォームド・コンセントを行う．徒手整復では音を発した整復感を得ること，操作後は橈骨頭が最も安定している前腕回外位だけでなく，さまざまな前腕肢位の X 線写真で腕橈関節が整復されていることを必ず確認する．

■手術適応を考えるポイント
保存療法が成功する見込みの少ない Bado 分類4型や神経損傷合併例は手術療法を選択する．音を発した整復感がない症例，整復感があっても肘関節伸展や前腕回内位の X 線写真で橈骨頭が亜脱臼または脱臼位を呈する症例では腕橈関節を観血的に確認する．

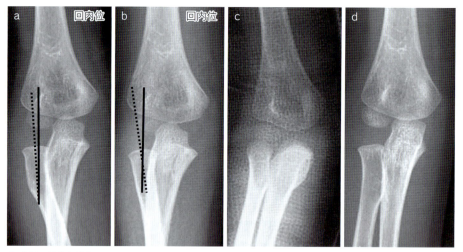

🔴 保存療法を施行したMonteggia脱臼骨折症例（4歳男児）
a：受傷時，b：外固定後1週，c：徒手整復後，d：徒手整復後9週
受傷時は回内位の正面像で上腕骨小頭骨軸（実線）に対する橈骨頭骨軸（点線）の偏位は軽度であったため，そのまま上腕ギプスで固定した．外固定後1週で上腕骨小頭骨軸（実線）に対する橈骨頭骨軸（点線）の偏位が増大していた．徒手整復後に腕橈関節の適合性は改善し，その後も再脱臼することなく経過した．

文献

1) 田島達也．肘部．天児民和ほか編．整形外科領域の部位別診断と治療 下巻．第1版．日本メルク萬有株式会社；1984. p.151-86.
2) 斎藤英彦．四肢骨折とその管理．渡辺好博ほか編．外傷の救急治療．第1版．南山堂；1988. p.503-18.
3) 六井志穂ほか．小児上腕骨顆上骨折．整形外科看護 2013；2013秋季増刊：92-101.
4) 剣持雅彦ほか．小児上腕骨顆上骨折の骨折型と治療方針．骨・関節・靱帯 2003；16：1129-39.
5) 佐藤 栄ほか．Baumann角を内反変形予防の指標として治療した小児上腕骨顆上骨折例の検討．新潟整外研会誌 1983；1：85-6.
6) 田島達也．上腕骨外顆偽関節（その予防と治療）．山本 真編．骨折・外傷シリーズ No.2 遷延癒合と偽関節．第1版．南江堂；1986. p.145-52.
7) 今田英明ほか．小児上腕骨外顆骨折の3次元的形態および上腕骨20°挙上位撮影法の有用性に関する検討．骨折 2010；32：5-11.
8) 奥村 剛ほか．小児上腕骨外側顆骨折治癒後の変形障害―内反変形と外側膨隆について．骨折 2014；36：493-7.
9) 藤 哲ほか．上腕骨外顆骨折の診療．MB Orthop 1991；36：73-85.
10) 森谷浩治ほか．小児上腕骨内側上顆骨折に対する手術療法．関節外科 2014；33：839-43.
11) Tachdjian MO. Fractures of the medial epicondyle of the humerus. Pediatric Orthopedics Vol. 4. 2 nd ed. W.B.Saunders；1990. p.3121-3.
12) 森谷浩治ほか．新鮮小児モンテジア脱臼骨折の治療成績．整・災外 2012；55：413-6.
13) 森谷浩治．Monteggia脱臼骨折．金谷文則編．整形外科手術イラストレイテッド上腕・肘・前腕の手術．第1版．中山書店；2015. p.113-21.

4章　肘・手関節・手指の疾患の保存療法

4　野球肘

鶴田敏幸，荻本晋作，峯　博子（鶴田整形外科）

> **POINT**
> - 内側障害は，早期復帰と将来における障害予防のため，局所治癒および全身機能改善，両面へのアプローチを行う．
> - 外側障害は早期発見が重要であり，症例によっては手術的加療も必要となるため，より厳重な管理が必要．
> - 内側障害（内側の不安定性）は外側障害・後方障害の増悪因子の一つとなりうる．

はじめに

野球は近年競技人口の減少が懸念されているものの，国民的人気スポーツの一つであり，少年野球も盛んである．しかし，少年野球検診において33.4％に肘関節障害の既往があり，二次検診にて診断が確定した子どものうち，部位別では肘関節が75.9％と最も多かったとの報告があるように，肘関節に問題を起こす例は多い[1]．

野球肘の発症部位は内側が最も多く，2002年4月から2014年3月まで当院を受診した野球肘1,344例の内訳も，内側が1082例（80.5％），外側が160例（11.9％），後方が40例（3.0％），混合が62例（4.6％）と，内側型がほとんどを占めていた．

内側障害

われわれはこれまで行ってきた高分解能MRI画像所見の検討の結果から，内側上顆下端障害は，前斜走線維の牽引による剥離（裂離）損傷が本態であると考えている[2]．また，内側上顆下端障害に対するわれわれの縦断的研究では，非癒合例や変形治癒の程度が強い例に高校以降で投球パフォーマンスの低下がみられた[3]．これらの結果を鑑み，治療は骨折に準じ，分離骨片の転位を最小に，骨癒合率を最大に，しかも短期間で癒合させることを目標に行っている．

保存療法

骨端線閉鎖前であれば，基本的には骨癒合を

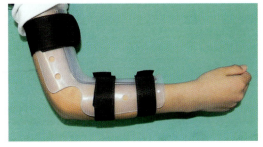

❶ 簡易装具

できる限り優先する．投球は禁止し，その間，再発予防のための全身調整（リハビリテーション）を行う．外固定については，以前われわれが行った研究にて，投球禁止のみで経過をみた群では癒合率が73.3％，癒合期間が平均3か月であったのに対し，初期治療にギプスシーネ固定を導入した群では，癒合率は86.5％，癒合期間は平均1.7か月であった[4]．

このため，可能であれば外固定を勧め，最近では，ギプスシーネより強度があり簡便に脱着できる簡易装具（❶）を作製している．

外側障害

外側障害の上腕骨小頭の離断性骨軟骨炎（osteochondritis dissecans：OCD）は，内側上顆下端障害に比し難治性で，臨床経過も長い．予後に関しては，進行すると関節症を生じて日常生活にも支障をきたすことがある．

診断には，単純X線肘関節45°屈曲位正面像，

95

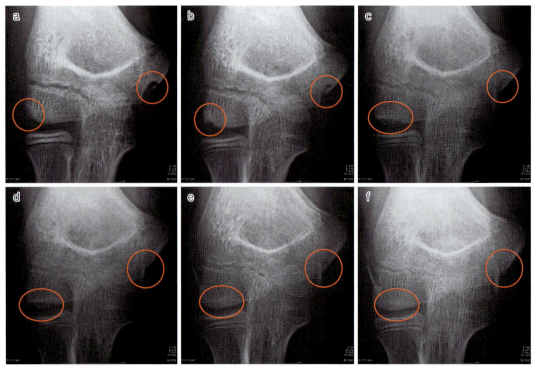

❷ 保存療法による良好な修復例
a：初診時　b：1か月後　c：2か月後　d：3か月後　e：6か月後　f：8か月後
11歳男児，軟式野球投手．1週間前からの右肘内側部痛にて初診．内側上顆下端の裂離と上腕骨小頭OCD（透亮期，外側型）を認めた．投球禁止，ギプスシーネ固定にて2か月で内側は癒合，5か月でギプスシーネを除去し簡易装具装着，6か月で外側も修復を認め，塁間より徐々に投球許可，10か月より完全投球開始した．

MRIやCTなどを用いるが，最近は超音波画像検査（エコー）による早期診断が可能である．「保存療法か手術療法か」その判断に苦慮することも多いが，病期はその判断の最も重要な要素となる．われわれは岩瀬らに準じて，病期を透亮期（外側型・中央型），分離期（前期型・後期型），遊離体期（巣内型・巣外型）に分類している[5]．透亮期〜分離期前期型は基本的には保存療法を行う．経過観察期間中エコーやMRIによる不安定性所見，年齢（学年），野球に対する本人や保護者の考えなどを常に考慮しながら，総合的かつ臨機応変に治療方針を決定している[6]．

保存療法

基本的には，解剖学的修復を目標とし，野球活動を休止して小頭への動的ストレスを加えず，自然修復を待つ．近年は超音波治療の報告も散見され，透亮期や分離期前期型などの初期の症例で修復が良好との報告がある[7]．

外固定に関しては，以前はあまり積極的に行っていなかったが，内側上顆下端障害に外固定を導入した結果，外側も比較的早期に修復した症例を経験した（❷）．このため，現在は骨端線閉鎖前であれば，外固定を勧めている．

野球活動の休止は，投球のみ休止するのかバッティングまで休止するのか，これも賛否両論あるが，できるかぎり小頭への動的ストレスを加えないように，当院ではバッティングも休止させている．

治療中は1か月に1回受診してもらい，画像所見の経過を追う．治療は数か月以上の長期に及ぶことが多いため，診察やリハビリテーション時には治療意欲が持続するような語りかけを心がける．本人や家族の様子や画像所見（エコー，MRI）などから保存療法の継続が限界と考えられたときは，野球活動の再開，手術療法への移行

など，慎重に対応することも必要と考える．

後方障害

後方障害には，上腕三頭筋による牽引型障害，肘頭疲労骨折，肘頭骨端線離解がある．肘頭疲労骨折の原因は，三頭筋の牽引力ではなく外反・過伸展ストレスであり，内側側副靱帯機能不全によるストレスの増大が肘頭疲労骨折をきたす一つの要因と考える[8]．

保存療法

後方障害は肘頭疲労骨折の完全骨折に至った場合を除き，原則的に保存療法を選択し，野球活動の休止，リハビリテーションによる身体機能の改善や投球動作への介入を行う．しかし，復帰を急ぐ例や競技レベルの高い例，数か月の保存療法にて癒合が得られない例などには手術を選択する．手術は骨接合に加え，内側側副靱帯再建を考慮する．

リハビリテーションの注意点

投球禁止中は，患部のケア（炎症症状の改善，可動域制限の改善，筋機能の維持・向上）と全身のコンディショニング（姿勢，体幹・胸郭・肩甲帯・股関節・足関節などの身体機能，バランス，コーディネーション能力）の改善を図る．

外側障害の場合は，患部の保護を第一に考え，肘に荷重負荷のかかるトレーニングは避ける．

骨癒合（患部修復）確認後，投球開始はネットスローや壁当てから開始し，肘の違和感（運動時痛，圧痛，外反ストレスによる不安感）に注意しながら，距離や量を段階的に上げ，野手なら1か月程度で，投手なら2か月程度で競技復帰としている．

●文　献

1) 松浦哲也ほか．少年野球肘検診―障害の早期発見・早期治療と予防をめざして―．関節外科 2008；27：1089-95．
2) 鶴田敏幸ほか．内側上顆障害への病態に則した対応　保存的対応―固定の適応と期間―．臨スポーツ医 2015；32：648-52．
3) 小松　智ほか．野球競技者における成長期野球肘内側上顆下端障害の追跡調査．日臨スポーツ医会誌 2013；21：57-61．
4) 鶴田敏幸ほか．成長期野球選手の上腕骨内側上顆下端分離骨片に対する初期治療．日肘会誌 2013；20：92-5．
5) 岩瀬毅信ほか．上腕骨小頭骨軟骨障害．整形外科 MOOK 1988；54：26-44．
6) Takahara M, et al. Natural progression of osteochondritis dissecans of the humeral capitellum：initial observations. Radiology 2000；216：207-12．
7) 後藤英之ほか．肘離断性骨軟骨炎に対する低出力パルス超音波治療．日整外超音波研会誌 2009；20：37-43．
8) 古島弘三ほか．野球による肘頭疲労骨折の検討．整スポ会誌　2008；28：150-157．

4章　肘・手関節・手指の疾患の保存療法

5　上腕骨外側上顆炎（テニス肘）

麻生邦一（麻生整形外科クリニック）

> **POINT**
> - 日常生活の中で，いかに痛みを起こさないように上手に使うかが大事である．
> - テニス肘バンドなどの装具を適宜用いて痛みを軽減することが大事である．
> - 痛みが強い場合にはステロイド剤の注射が有効である．

概要

上腕骨外側上顆炎（テニス肘）は，肘の外側上顆に起始する短橈側手根伸筋（extensor carpi radialis brevis：ECRB）の使い過ぎによる炎症であり，手関節を背屈する動作や手関節を固定する動作などでECRBは最も主体的に機能するために，テニスなどラケットを握るスポーツや物を持つ，運ぶなどの家事などで生じやすい．テニス肘とはいいながら，実際は筋力の弱い主婦のほうが発生頻度は高い．

病態

ECRBの腱起始部炎であるが，病理学的には線維芽細胞の増殖と血管新生が主体のangiofibroblastic hyperplasiaで，炎症細胞浸潤がみられないことから，付着部症（enthesopathy）と考えられている[1]．一方，腕橈関節の滑膜ヒダ，輪状靱帯の狭窄，さらには上腕骨小頭軟骨の変性など関節内病変も存在する難治性のものも存在し，病態，治療ともまだ完全に解明されてはいない[2]．

治療方針

多くは本疾患の理解と生活指導，理学療法，ストレッチング，筋力トレーニング，装具，ステロイド注射などの保存療法で治癒する[3,4]．また自然寛解（self-limiting）することも期待できる疾患であるので，十分な保存療法を行うべきである．自験例では難治性で手術に至る症例はおよそ10％であった．

保存療法の実際

疾患の理解と生活指導

手関節背屈を繰り返す動作や背屈位を保持することを避ける．仕事上使わざるをえない場合には，できるだけ脇を付けて前腕回外位にて，すなわち手のひらが見えるように使うことを指導する．

ストレッチング，筋力トレーニング

ECRB筋のストレッチングは有用で，仕事やスポーツの開始時には不可欠である（❶）[4]．30秒くらいたっぷりと筋を伸張し，血流を良くし，その後自動屈伸運動訓練を行い，軽く負荷をかけて，筋温度を上げてやる方法が最善である．さらに終わるときにもストレッチングをすることを勧める．

急性期が過ぎて，あるいは疼痛がすっかり消え去ったときには，再発の予防として筋力トレーニングを行う．セラバンドで手関節を背屈する方法が安全である（❷）．鉄アレイなど重い負荷を急にかけることは危険である．

装具療法

外顆の2横指くらい遠位で，手関節伸筋群をパッドで押さえるテニス肘バンドが最も多く汎用され有効である（❸）．ECRB筋の肘外顆への筋力伝達を減弱させて腱を保護する効果がある[5]．仕事でどうしても手を使う人には有用である．他にも手関節背屈保持装具（cock-up splint）などの手関節固定装具や，中指伸展制御付き手関節バンドも効果的である．

注射療法

トリアムシノロンアセトニド（ケナコルト

98

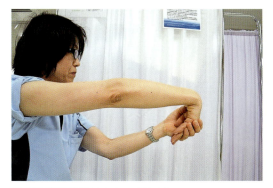

❶ 手関節伸筋のストレッチング

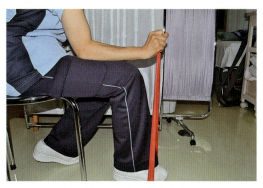

❷ チューブ（セラバンド）を用いた手関節伸筋の筋力トレーニング

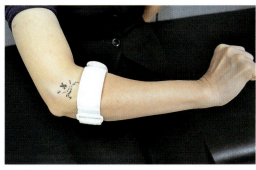

❸ パッド付き肘バンド
パッドでECRB筋の収縮をある程度抑える効果があり，疼痛が軽減する．活動時に使用する．

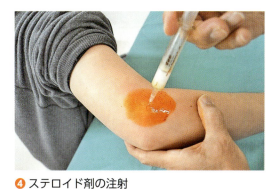

❹ ステロイド剤の注射
手は台の上に付けて安定化する．トリアムシノロン10 mg＋0.5％メピバカイン2 mLを外顆の圧痛部に注射する．骨に打ち込むように注射することがコツである．

-A®）10 mg＋0.5％メピバカイン（カルボカイン®）2 mLを外顆の圧痛部に注射する（❹）[3,4]．外顆の骨に打ち込むように注入すると効果が大きい．短期的にはきわめて有効である．トリアムシノロンは3〜6か月という長期間効果が持続するが，それ以上の長期では有効性に関するエビデンスに乏しく不明である．したがって漫然と注射を続けることは組織の脆弱性をきたすために行うべきではない．

薬物療法

NSAIDsの外用薬は使いやすく，効果も認められる[4]．症状は強いが注射ができない場合には内服で対応する．

物理療法

外顆を中心に超音波やSSP（silver spike point）療法（刺さない鍼治療）を行う（❺）．血流をよくして治癒を促進する効果がある．

その他の治療

体外衝撃波，PRP（platelet-rich plasma）療法（多血小板血漿療法）など新しい治療が試みられているが，有効とする報告がある一方，長期の有効性についてはまだエビデンスが乏しく，今後の研究に期待する[6]．

手術的治療の適応

①保存的治療に抵抗し，6か月以上症状が改善しない症例．
②腕橈関節に圧痛や雑音を認める場合，回内位で疼痛が増強する（関節内圧が高まる）場合

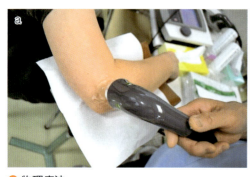 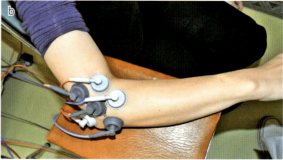

❺ 物理療法
a：超音波，b：SSP

など関節内病変を示唆する症例，
③X線所見にて石灰化を認める症例（ECRB腱の変性断裂を示唆する），
などが手術適応になると考えている．

手術には直視下と鏡視下手術があり，成績はいずれの方法でも良好である．ただし，直視下手術でも関節内を観察し，滑膜ひだや輪状靱帯に異常があるか否かを観察すべきである．

● 文 献

1) Nirschl RP, et al. Tennis elbow tendinosis (epicondylitis). Instr Course Lect 2004 ; 53 : 587-98.
2) 峯 博子ほか．上腕骨外側上顆炎に対する保存療法の治療成績．日肘会誌 2011 ; 18 : 60-3.
3) Smidt N, et al. Corticosteroid injections, physiotherapy, or a wait-and-see policy for lateral epicondylitis : a randomised controlled trial. Lancet 2002 ; 657-62（pubmed）．
4) 日本整形外科学会診療ガイドライン委員会，上腕骨外側上顆炎ガイドライン策定委員会編．上腕骨外側上顆炎のガイドライン．南江堂；2006．
5) Meyer NJ, et al. Modeled evidence of force reduction at the extensor carpi radialis brevis origin with the forearm support band. J Hand Surg Am 2003 ; 28 : 279-87.
6) Ahmad Z, et al. Lateral epicondylitis. A review of pathology and management. Bone Joint J 2013 ; 95B : 1158-64.

4章 肘・手関節・手指の疾患の保存療法

6 [注意すべき疾患] 変形性肘関節症，肘部管症候群

長谷川利雄（長谷川整形外科医院）

POINT
- 変形性肘関節症では，疼痛に対しては保存療法にて対応するが，可動域制限が強い例，ロッキングを生じる例または肘部管症候群を呈する例は手術を考慮する．
- 環・小指のしびれなどの知覚障害や手指の巧緻運動が障害される例では肘部管症候群を考慮する．
- 肘部管症候群は，発症早期や軽症例では保存療法を試みてよいが，無効例では速やかに手術を考慮する．

変形性肘関節症

原因
外傷性脱臼や骨折，長期間にわたって肘関節を酷使する野球などのスポーツおよび職業，関節炎など．

病理変化
腕尺，腕橈，近位橈尺関節の軟骨の摩耗による関節裂隙の狭小化，骨硬化，骨棘形成．

症状
壮年期以降に痛み（運動時痛，安静時痛），腫脹（腕橈関節に出現しやすい），可動域制限（初期に伸展制限，しだいに屈曲制限），時に遊離体によるロッキングや肘部管症候群を合併する．

治療
安静，外用薬，NSAIDs（非ステロイド性抗炎症薬），腫脹が強いときはステロイドの関節注射も有効である．可動域制限に対するリハビリテーションは，軽症例では有効なこともあるが，疾患の特性から多くは手術適応となる．ロッキングが生じた例は遊離体摘出術，可動域制限の強い例は，骨棘切除および関節授動術が適応となる．肘部管症候群を呈したときは尺骨神経前方移動術が適応となる．

肘部管症候群

尺骨神経が，上腕骨尺骨神経溝から尺側手根屈筋を通過する部位での絞扼神経障害（entrapment neuropathy）を総称して肘部管症候群とよぶ．尺骨神経は上腕の内側筋間中隔を貫き後方に至り，上腕三頭筋内側頭に沿って末梢へ下行し，肘頭と上腕骨内側上顆の間に存在する尺骨神経溝に入る．この部位より肘部管が始まる．尺骨神経の近位の表層は浅筋膜（時に滑車上肘靱帯）が覆い，遠位では尺側手根屈筋の上腕骨頭と尺骨頭の間に線維性の膜（fibrous band：時に arcuate ligament ともよばれる）が存在する（❶）．肘部管の床面には腕尺関節部の内側側副靱帯が存在する．

本症候群の大部分がこの部位にて圧迫を受ける（❶）．上腕骨外顆骨折，顆上骨折などの骨折後に外反肘もしくは内反肘変形をきたたし，数年から十数年を経て発症する遅発性尺骨神経麻痺も本症候群の1つと考えられている．

病態生理
今日まで，本症候群の病態生理について膨大な研究業績があるが，定説は確立されていない．本症候群の病態にはさまざまな因子が関与していることを認識しておくべきである．およそ3つに大別される．

① 機械的障害：神経の圧迫，神経の走行異常による伸長，圧迫部での剪断力など．
② 血行障害：虚血，うっ血，神経血液関門の破綻による浮腫→線維化．
③ friction neuritis：繰り返される労作や神経の反復性亜脱臼などが原因の friction．

原因
変形性肘関節症，ガングリオン，関節リウマ

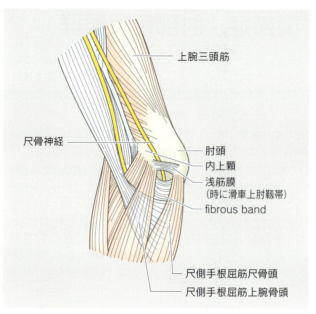

❶ 肘部管の解剖

チ，内反肘，上腕骨滑車形成不全，外反肘など

症状

■ 尺骨神経知覚障害

手尺側と環・小指のしびれ感や知覚鈍麻，時に paresthesia などの異常知覚．尺骨神経背側枝は前腕にて尺骨神経から分枝するので，手背尺側の知覚障害の有無が Guyon 管症候群（手関節部での尺骨神経の絞扼性神経障害）との鑑別になることがある．

■ 尺骨神経運動障害

手指の脱力感や握力の低下を自覚する．指交差テスト（crossed finger test，骨間筋の筋力低下のため指の交差ができない），Froment 徴候（母・示指にて紙を把持させて引っ張ると母指内転筋不全のため母指 IP 関節が屈曲する），小指外転筋や小指の深指屈筋の筋力低下が認められる．特に，小指の深指屈筋の麻痺は先述の Guyon 管症候群との鑑別になり得る．さらに進行すると鷲爪変形（claw finger deformity）を呈する．

診断のポイント

■ 肘屈曲テスト

誘発テストには肘屈曲テスト（elbow flexion test）が有用である．本テストは患者に肘の屈曲を指示することにより，尺骨神経の領域のしびれ感が増悪することを観察するテストである．肘部管において尺骨神経を触診することにより，神経の硬さや肥大の有無を確認する．また，同部にて適度な圧迫を加えたり，軽い叩打により，尺骨神経の末梢への放散痛や蟻走感の有無を観察する（Tinel 様徴候）．手内在筋の麻痺の有無はことに重要である．

■ 電気生理学的検査

肘部管での神経伝導速度の遅延および波形変化を認めることが重要である．さらに筋電図検査も確定診断の助けになる．

■ 超音波検査，MRI 検査

超音波検査および MRI 検査では，尺骨神経の圧迫部位および神経自体の形態学的変化の観察が可能である．時に潜在性ガングリオンや滑車上肘筋などが描出される．特に超音波検査では，尺骨神経の断面積を評価することにより術前の補助診断として有用であり，重症度の評価にも用いることが可能である（❷）[1]．

鑑別診断

第 8 頸椎神経根症，Guyon 管症候群，胸郭出口症候群など，糖尿病性ニューロパチーなど．

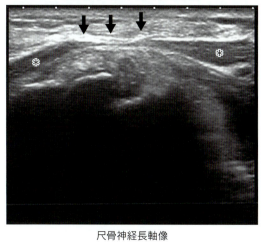

❷ 肘部管症候群の超音波像（長軸）

治療
■保存療法
　本症候群は進行性であることから，いたずらに保存療法にこだわるべきではない．発症早期例や軽症例などは，ビタミン B_{12} の経口投与，肘関節の安静を目的にシーネ固定や夜間のみの肘関節固定装具などは試みられてよい（固定肢位は 40〜60°の軽度屈曲位）．尺骨神経に注意して肘部管にステロイド注射も時に著効する．保存療法に反応しない症例は，速やかに手術治療を考慮されるべきである．

■手術
　大別すると，①神経の除圧（Osborne 法），②上腕骨内側上顆切除術（King 変法），③尺骨神経前方移行術があり，②と③では神経剝離術を併用することが少なくない．

保存療法の限界と手術適応のポイント
　本症候群は，その病態生理から，発症早期例や軽症例については保存療法の適応はあるが，無効例では速やかに手術が必要である旨を患者に説明する必要がある．

謝辞
　❷の写真は渡辺千聡博士（河端病院　副院長）からご提供いただきました．深甚なる謝意を表します．

●文　献
1) 渡辺千聡：肘部管症候群における超音波断層法を用いた神経断面積の評価　日整外超音波会誌 2007；19（1）；34-7.

7 橈骨遠位端骨折に対する保存療法

石黒　隆（いしぐろ整形外科）

POINT
- 整復には基本的な手順がある．
- 整復後のギプスシーネは近位手掌皮線までとし，指MP関節の伸展位拘縮をつくらないようにする．
- 1回20秒以上の手の挙上を1日20回以上行わせる．

はじめに

関節内骨折で関節面の適合性の得られないものや，整復後に大きな転位を残すものは手術的治療の適応となる．しかし，許容可能な転位であれば機能的に障害を残すことはないので，ほとんどの症例が保存療法が可能である．絶対的な手術適応はBarton骨折と徒手的に整復不能な関節面の陥没骨折である．

基本的な整復操作（）

まず15分間の牽引を加えてから（❶a），筆者は一旦牽引をはずし徒手整復している．ligamentotaxis効果（靭帯性整復）だけでもある程度の整復位は得られるが，骨折面の適合性をよくすることで再転位の可能性が少なくなる．

転位した骨折では，骨膜の損傷された側と骨膜の温存されている側とがある．単に屈曲しても末梢に牽引しても整復位が得られない．転位している側（骨膜の温存されている側）にいったん折り曲げてから，末梢に引っ張りながら骨折面を押し込むようにして整復する（❶b）．整復操作は一瞬であり，新鮮例に対し筆者は無麻酔下に整復を行っている．助手に肘を90°屈曲位に保持させた状態で，整復の手順を思い描き一気に整復するのがコツである（❶c）．

整復後の固定と後療法

整復操作を要しない骨折や小児例に対しては前腕ギプスシーネを4週間使用している．整復操作を要する本骨折に対しては，手関節軽度掌屈・前腕中間位にsugar tongs型のギプスシーネを3週間あてがっている．その後は前腕ギプスに変更して肘の屈伸と前腕の回内外運動を行わせ，1週間後にギプスシャーレとしている．

掌側面のシーネはMP関節の屈曲を妨げないように近位手掌皮線までとし，MP関節の屈曲が可能であることを必ず確認する（❷a）．MP関節の屈曲運動を指導し，腫脹をひかせるために1回20秒間の手の挙上運動も1日20回以上行わせる（❷b）．

小児の橈骨遠位端骨折

若木骨折の形態をとるものが多い．小児では自家矯正能力があるので，軽度の屈曲転位（15°以内）は問題ない．しかし，筆者は転位のあるものに対しては，骨折面を一度折り曲げるようにして整復している．

成人および高齢者の橈骨遠位端骨折

骨粗鬆症を伴った高齢者の本骨折では，背側に骨欠損を伴っていることが多い．後療法中に骨折面での陥入が進みradial inclinationが減少する．しかし，20°を超える背屈転位や遠位橈尺関節部での3mm以上の橈骨の短縮を起こさない限り，握力の減少はあっても疼痛や機能的問題を残すことはない．

若年者では強い握力を必要とするので，でき

7. 橈骨遠位端骨折に対する保存療法

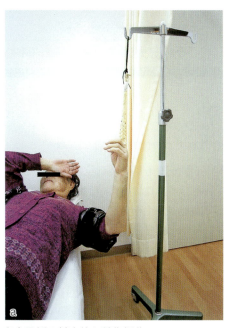
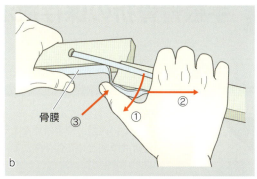
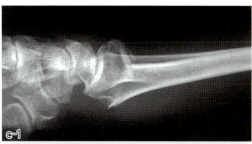
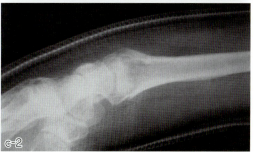

❶ 完全骨折の基本的な整復操作
a：15分間の牽引による整復．上腕に3 kgの重錘をかけ，示指を chinese finger trap（指ハブで代用）で点滴架台につるす．
b：損傷されていない骨膜のある側に骨片を屈曲（①）してから，末梢に牽引（②）しながら骨折面を押し込む（③）ようにして整復する．
c：79歳女性の橈骨遠位端骨折．初診時のX線所見（1）と整復直後のX線所見（2）である．

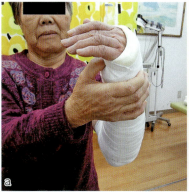
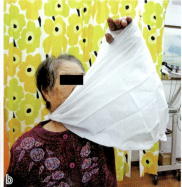

❷ 固定と後療法
a：sugar tongs型のギプスシーネをあてがい，MP関節の屈曲運動をしっかりと行わせる．手の機能障害を残さないためにも，きわめて重要な後療法である．
b：三角巾をしたままでも腕の挙上運動は可能である．

るだけ解剖学的な整復位を獲得することが望ましい．整復できない場合には手術的治療の適応となる．

● 文献

1) 石黒　隆：橈骨遠位端骨折．片田重彦・石黒　隆共著改訂第2版．整形外科プライマリケアハンドブック．南江堂；2004．p.148-60．
2) 石黒　隆ほか：橈骨遠位端骨折．越智隆弘編．NEW MOOK 整形外科　No.16．金原出版；2004．p.188-195．
3) 石黒　隆：高齢者橈骨遠位端骨折の保存療法．OS NOW instruction No.15：8-20．

105

4章 肘・手関節・手指の疾患の保存療法

8 手根骨骨折の保存療法

今村宏太郎（いまむら整形外科医院）

> **POINT**
> - 骨折を疑い，詳しい病歴，理学所見をとることが重要．
> - 転位のない骨折は原則として保存療法でよい．

舟状骨骨折

舟状骨骨折における保存療法の適応は，遠位1/3の骨折と中央1/3の新鮮安定型骨折である．遠位1/3は血行が良く4～6週間のギプス固定によって骨癒合を得ることができる（❶）．

中央1/3の新鮮例であれば，4週間の上腕部からthumb spica plaster cast，その後4週間の前腕からthumb spica plaster castによって骨癒合が得られる．しかし，長期間のギプス固定は日常生活や仕事にかなりの不自由を強いることになるため，小切開によるHerbert typeのスクリュー固定を勧めることが多い（❷）．スクリュー固定によって骨折部は圧着され，骨癒合が確実となり外固定も不要でADLにおける満足度も高い．近位1/3は血行が不十分で骨癒合が起こりにくい部位であるため，新鮮例であっても手術を行う．

ところで，受傷早期に骨折線が明らかでない症例を経験することも多い．転倒し背屈位に手をついた既往があり，snuff box（解剖学的嗅ぎタバコ）や舟状骨結節部に圧痛を認める場合にはX線写真に異常がなくとも舟状骨骨折を疑うことが重要である．そのことを，患者本人や家族に説明し，必要であればシーネ固定を行い1～2週間後に再度，X線撮影を行う（❸）．早期に骨折の有無を知りたければMRIを撮ることになるが（❹），費用の面からMRIを撮ることは少ない．

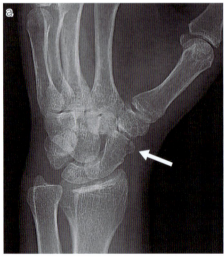
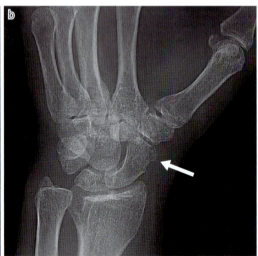

❶ 左舟状骨骨折（60歳，女性）
a：散歩中に転倒して受傷．舟状骨結節部の骨折（Herbert分類[1] A1）がみられる．
b：ギプス固定3週間後．骨癒合の進行が認められる．

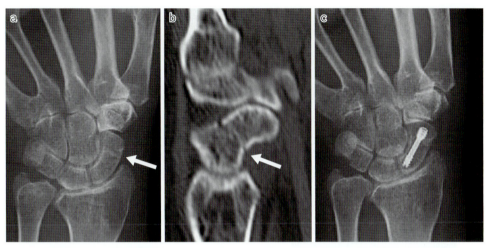

❷ 左舟状骨骨折（63歳，女性）
a：中 1/3 の安定型骨折（Herbert 分類 A2）を認める．b：CT像．c：小切開による DTJ screw 固定術．

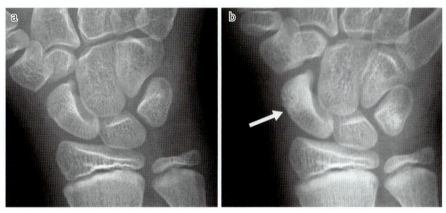

❸ 右舟状骨骨折（12歳，男性）
a：サッカー中に転倒し受傷．初診時 X 線では骨折は明らかではない．手関節の可動域制限，snuff box に圧痛を認めたため，ギプスシーネ固定を行った．
b：5週後の X 線で骨硬化像を認める．

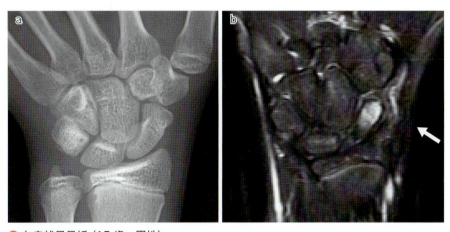

❹ 左舟状骨骨折（15歳，男性）
a：サッカー中に転倒し受傷．初診時の X 線では骨折は明らかではない．
b：MRI：脂肪抑制 T2 強調画像で高信号．

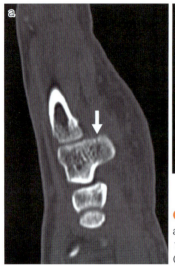
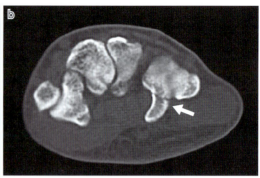

❺ 右有鈎骨鈎骨折（42歳，男性）
a：CT矢状断像．b：CT横断像．
ソフトボール中に滑り込んで受傷．
CT像：有鈎骨鈎に転位のない基部骨折を認める．

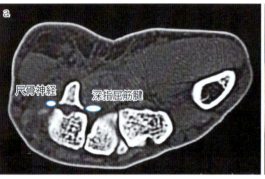
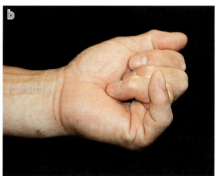

❻ 有鈎骨鈎骨折の合併症（72歳，男性）
a：尺骨神経，深指屈筋腱と有鈎骨鈎の位置関係．
b：右小指深指屈筋腱皮下断裂

有鈎骨鈎骨折

　有鈎骨鈎骨折では正しい診断を行うことが最も重要である．原因としては転倒，ゴルフ，野球などで小指球部を強打した場合と，ゴルフ，野球，テニスなどの繰り返しの小外力による場合がある．したがって，受傷機転を詳しく聞くことが診断にとって重要である．また，指を強く握った際の小指球部の痛みや違和感，手掌部（近位尺側）の圧痛などの臨床症状からも有鈎骨鈎骨折を疑う．

　次に画像診断を行うが，通常の手関節2方向撮影では骨折部を写し出すことは難しい．手根管撮影は痛みがあると十分な背屈位がとれず有鈎骨基部が描出されないことも多い．20〜25°の軽度回外位で撮影すると骨折部が写ることもあるが，うまく撮れないことも多い．最も確実に骨折部の状態を把握できるのはCTである．臨床症状より有鈎骨鈎骨折を疑ったならば，まずCTを撮ることにしている．

　鈎先端の裂離骨折は保存療法でよい．2〜3週間のシーネ固定を行うことが多いが，骨癒合しなくとも問題はない．基部で転位がないもの（❺）はギプス固定でよいといわれている．しかし，有鈎骨鈎に付着する横手根靱帯や小指対立筋などは骨片を引き上げるように作用するため骨折部に牽引力が働き骨癒合を阻害する．したがって，早期の職場復帰，スポーツ復帰のために骨片摘出，骨接合などの手術療法を選択することもある．

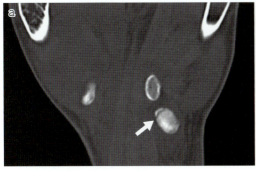
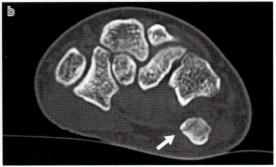

❼ 右豆状骨骨折（25歳，男性）
a：CT冠状断像．b：CT（横断像）．

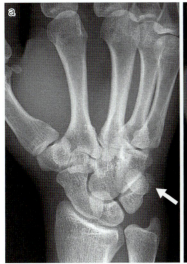
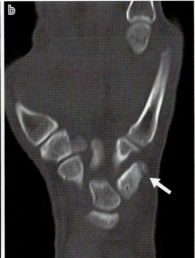
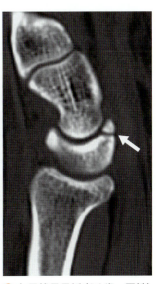

❽ 右三角骨骨折（19歳，男性）
a：X線像．b：CT（冠状断像）．

❾ 左月状骨骨折（36歳，男性）
CT（矢状断像）

　有鉤骨鉤骨折の重要な合併症として尺骨神経麻痺と深指屈筋腱皮下断裂がある．❻に示すように尺骨神経と小指の深指屈筋腱は有鉤骨鉤に近接して走行しているので，合併症の有無に注意しておく必要がある．

　有鉤骨体部の骨折は第4，5CM関節の脱臼骨折に合併することが多く，新鮮例であれば徒手整復後に経皮的ピンニングを行う．

その他の手根骨骨折

　豆状骨，三角骨，月状骨などでは，手術の適応となるような体部の骨折は少なく裂離骨折の形をとることが多い（❼〜❾）．通常のX線撮影では骨折線がわかりにくく，受傷機転や圧痛部位などから骨折の存在を疑ったならば診断のためにCTを撮ることになる．裂離骨折であるので手術に至るものは少なく，サポーター，ギプスシーネなどの3〜4週間の固定を行うことが多い．

● 文　献

1) Filan SL, et al. Herbert screw fixation of scaphoid fractures. J Bone Joint Surg Br 1996 ; 78 : 519-29.

4章 肘・手関節・手指の疾患の保存療法

手根管症候群 (CTS)

成澤弘子（新潟手の外科研究所病院）

> **POINT**
> - 特発性手根管症候群に対する保存療法の適応：短母指外転筋 (APB) 筋力低下のない軽症例，年齢が若い，妊娠中，罹病期間が短い，神経伝導速度検査 (NCV) で運動神経終末潜時 (TL) が 6 msec より短く知覚神経伝導速度 (SCV) が導出される，重篤な合併症があり手術のリスクが高い，などの症例．
> - 保存療法の実際：ビタミン B_{12} 内服，手関節背屈装具，手指ストレッチ訓練，過使用を避ける．

特発性手根管症候群

病態

　特発性手根管症候群（carpal tunnel syndrome：CTS）は，正中神経が遠位手首皮線の遠位部にある屈筋支帯レベルで絞扼される疾患である．手根管構成要素は背側が有頭骨，尺側が有鉤骨鉤，橈側が大菱形骨と舟状骨，掌側が屈筋支帯となっている．月状骨は手根管より近位部に位置している．手根管内には9本の屈筋腱が通っていて正中神経は解剖学的に絞扼されやすい構造になっている．神経絞扼部位は遠位手首皮線より遠位の屈筋支帯レベルである．明らかな占拠性病変や構造物に異常がない場合が特発性CTSである．

診断上の注意点

　母指球のAPB（abductor policis brevis）はT1支配とされている．したがって頚椎病変でAPB単独麻痺が出ることはない．APB単独の麻痺が認められる症例はほとんどCTSである．NCV（nerve conduction velocity）検査を行って確定診断する．また，CTS症例は多彩な症状を訴えて受診する．しびれ以外の症状として肩痛，肩こり，頚腕痛，手関節痛，手指痛，手指冷感などを訴えた場合もCTSを疑いNCV検査を行うようにすると見逃しにくい．

保存療法の適応

　寛解因子として罹病期間が短い，年齢が若い，一側性，Phalen test 陰性が挙げられている．その他，妊娠中，夜間や起床時のしびれのみ，APB筋萎縮がない．浜田の病気分類Grade2（APBのMMT4）までは適応がある．電気生理学的には神経伝導ブロックが主体で軸索変性がない（振幅〈amplitude〉低下がない），運動神経の終末潜時（TL）が6 msec 以内，手根管を挟んだ知覚神経伝導速度（SCV）が30 m/sec 以上が目安となる[1]．

保存療法の実際

■ 内服薬

　ビタミンB製剤が処方される．ビタミン B_6（ピリドキサール：ピドキサール錠®など）またはビタミン B_{12}（メコバラミン：メチコバール®など）であるが有効性を示すランダム化比較試験はない．国内ではビタミン B_{12} 製剤 1,500 mg/日が一般的に処方されている．ビタミン B_{12} 欠乏は完全菜食主義者，胃切除後吸収障害，胃酸分泌が減少する高齢者などで生じる．これらの症例では効果が期待できるが漫然と長期間使わない．非ステロイド性抗炎症薬（non-steroidal anti-inflammatory drugs：NSAIDs），利尿薬，ステロイドを浮腫改善目的に処方する報告もあるが有効性は示されていないので筆者らは行っていない．

■ 手関節背屈装具（）

　終日固定と夜間固定では差がないとする報告もあるので筆者らは夜間のみの装着を指導している．夜間のみの固定であれば既製品のリストサポートでもよい．
　常時装着させる場合は手関節背側型のコックアップスプリントがよい[1,2]．

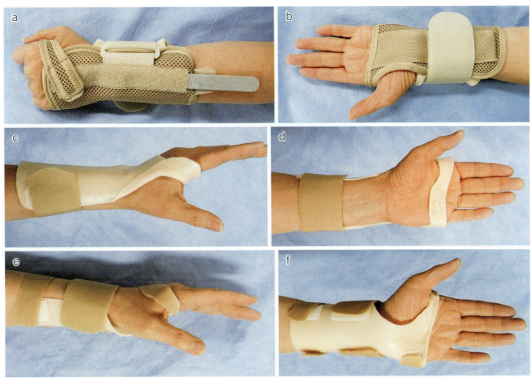

❶ 手関節背屈装具
a,b：市販の手関節背屈装具である．背側のメタルは抜いて装着している．
c,d：背側型装具．e,f：掌側型装具．常時装着するには背側型のほうが手指作業がしやすい．

■ ステロイド注入[2]（❷）
　疼痛が強い症例に有効とされるが筆者らは行っていない．デキサメタゾン（デカドロン®）2 mg＋リドカイン（キシロカイン®）1 mL[3] またはトリアムシノロンアセトニド（ケナコルト-A®）4 mg＋メピバカイン（カルボカイン®）0.9 mL[2] などが使用されている．

■ 運動療法（❸）
　有効性を示すランダム化比較試験の報告はないが10秒間の患肢挙上を1日50回行うことや，手指ストレッチ訓練などが推奨されている．手関節背屈，手指伸展，母指伸展（自動，他動）を中心に行う．

■ 生活指導
　手指を酷使する作業は避ける．食洗機導入など，家事負担の軽減，長時間の鋏作業，タオル絞り，草取り，編み物，縫い物，PC作業などをしない．

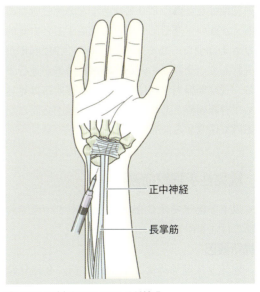

❷ CTSに対するステロイド注入
細い25G針を用いる．刺入部位は手根管より近位で長掌筋腱の尺側から前腕筋膜をつらぬく．正中神経に当ててはいけない．屈筋腱滑膜周囲に注入する．屈筋支帯の下（手根管の中）に入れる方法もあるがDawsonは手根管内に入れない方法を推奨している[4]．

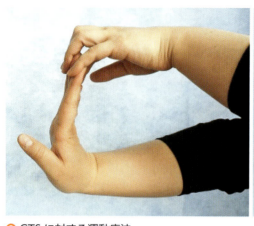 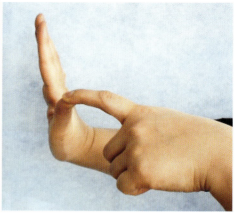

❸ CTS に対する運動療法
手関節背屈位とし，反対側の手で母指および手指を別々に他動伸展する．

■ 物理療法

治療効果を認める報告はほとんどない．

保存療法の限界

保存療法の効果は比較的早期に出現する[3]．1〜2か月で改善傾向があれば3〜6か月継続する．長期効果についてのエビデンスが示されている保存療法はないので1〜2か月で症状改善傾向がない場合は手術適応を考慮する．CTSの初期はしびれやビリビリ感などの感覚障害の訴えが強い．進行して感覚が脱失すると自覚的な訴えは少なくなる．その代わりAPB麻痺が進行してつまみにくいなどの運動障害が進行する．長期間経過すれば手術後の神経回復は見込めず神経剥離とともに母指対立再建が必要になるので注意する．

続発性手根管症候群

以下の疾患ではCTSを併発しやすいので診断には注意する．

局所要因

橈骨遠位端骨折後，Kienböck病，有鉤骨鉤骨折，母指CM関節変形性関節症，変形性手関節症，腫瘍，ガングリオン，透析患者のアミロイド，関節リウマチ，偽痛風，痛風による屈筋腱滑膜炎．

全身要因

妊娠，浮腫，糖尿病，甲状腺機能低下症，原発性アミロイドーシス，遺伝性圧脆弱性ニューロパシー，巨人症，ホルモン治療，抗がん薬治療．

妊娠中以外，続発性手根管症候群の多くは保存療法の適応にならない．

● 文　献

1) 山本博司ほか．手根管症候群の保存治療．日本手の外科学会雑誌 1992；8：886-9．
2) 時村文秋ほか．Prospective studyによる手根管症候群の保存治療の成績．日本手の外科学会雑誌 1995；11：959-62．
3) 中村哲郎ほか．手根管症候群に対する手根管内ステロイド注入による保存療法の成績．日本手の外科学会雑誌 2008；25：193-6．
4) Dawson DM, et al. Carpal tunnel syndrome. In：, Entrapment neuropathies. Little, Brown and company；1990. p.64-67.

4章 肘・手関節・手指の疾患の保存療法

TFCC（三角線維軟骨複合体）損傷

坪川直人（新潟手の外科研究所）

> **POINT**
> - TFCC 損傷は臨床症状，誘発テスト，MRI などによる正しい診断を行う必要がある．
> - シーネ固定，装具固定などの保存治療は最低 3 か月間行い，症状の改善が認められない場合は手術治療を考慮する．

概要と病態

三角線維軟骨複合体（triangular fibrocartilage complex：TFCC）には，尺骨手根骨関節の緩衝作用と，遠位橈尺関節安定機構の 2 つの重要な役割がある．解剖学的にはハンモック状の遠位部と三角靱帯（遠位橈尺靱帯），掌側尺骨手根靱帯によって遠位橈尺関節の安定性に関与している（）[1,2]．

分類では Palmer 分類[3]が使用されてきたが，現在では TFCC 断裂状態による，より詳細な分類が行われている[4]．外傷やスポーツにより損傷される場合が多く，手関節尺側部運動痛，特に回内外運動で手関節尺側部痛を訴える．

臨床症状

手関節の腫脹は少なく，手関節，回内回外運動や尺屈，手を背屈させて起き上がる push-up 動作，手をひねる動作（タオル絞り，ペットボトルの口を開ける）などで疼痛が誘発される．通常，TFCC の一部が嵌頓しなければ可動域制限は認めないが，遠位橈尺関節にクリックを感じる場合がある．

診断

TFCC 損傷では手関節尺側，骨茎状突起掌側に圧痛を訴える（fovea sign）．手関節痛誘発テストとしては手関節を尺屈回外矯正で痛みを訴える ulnocarpal stress test，遠位橈尺関節不安定性を診断するために手関節回内位で尺骨頭の浮き上がりを確認する piano key sign，尺骨頭を掌側背側にずらす ballottement test などで診断を行う．

補助診断としては単純 X 線写真，手関節造

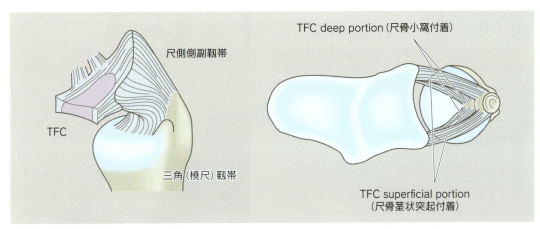

❶ **TFCC の靱帯構造**（中村俊康．手関節三角線維軟骨複合体の機能解剖学および組織学的研究．日整会誌 1995；69：168-80[1]，中村俊康．三角線維軟骨複合体（TFCC）損傷．臨整外 48；2013：559-63[2]を参考に作成）

113

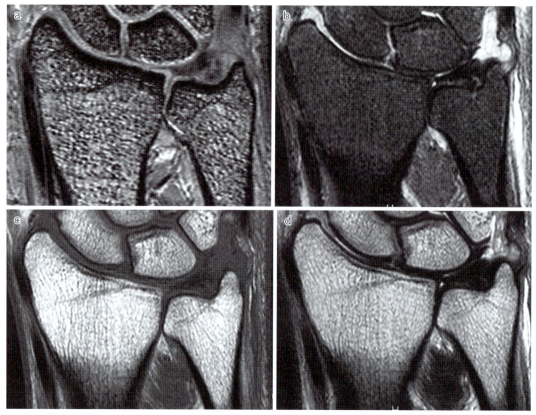

❷ TFCC の MRI 画像
a：gradient recall echo（GRE）法 T2*強調画像　b：short tau inversion recovery（STIR）画像
c：fast spin echo（FSE）法 T1 強調画像　d：fast spin echo（FSE）法 T2 強調画像
T2*，STIR 法による TFCC 描出が可能

影，MRI が使用される．現在 MRI の画像能力が進歩しているため関節造影を行わなくなってきている（❷）．

保存療法の適応

TFCC 損傷の基本はまず 3 か月間はギプス，シーネなどよる外固定（❸），装具による外固定などの保存療法が行なわれている[5,6]．

保存療法の実際とコツ・注意点

急性期外傷例で疼痛が強く，遠位橈尺関節の不安定性があり，MRI で尺骨小窩からの橈尺関節の裂離が強く疑われる症例では，上腕ギプス固定，または sugar-tongs シーネ固定を行い前腕の回旋運動を制限する．その後は手関節装

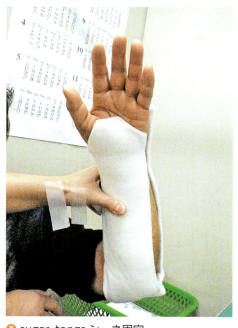

❸ sugar-tongs シーネ固定

10. TFCC（三角線維軟骨複合体）損傷

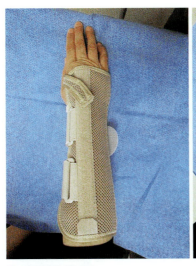 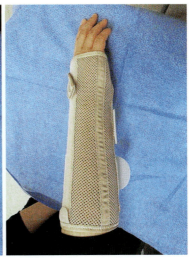

❹ 手関節装具固定

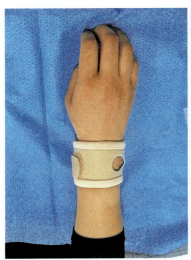 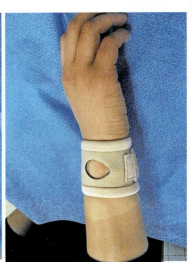

❺ 遠位橈尺関節固定装具手関節装具固定

具（❹）で屈曲伸展を制限させ，疼痛が軽減したら遠位橈尺関節のみを固定する装具（❺）へ変更する．

外傷後の慢性期の症例では疼痛などの症状，遠位橈尺関節の不安定性も軽度であれば，1か月間は手関節装具で屈曲伸展を制限させ，その後，遠位橈尺関節のみを固定する装具へ変更する．

スポーツ，重労働の繰り返し運動によるTFCC損傷では，スポーツ時，作業時に遠位橈尺関節のみを固定する装具を3か月以上装着させる．ulnar plus variance症例，DRUJ不安定性の強い症例，MRIでの橈尺靱帯損傷がある症例，慢性期で発症から治療までの期間が長期間の症例では保存療法の成績は劣ると報告されている[6]．また，変性断裂があり尺骨突き上げ症候群を示している場合でも保存療法の成績は劣る[5]．

手術適応を考えるポイント

3か月間の保存療法の効果がない場合，不十分な場合は手術治療を考慮する．しかし，学生などのスポーツによるTFCC損傷では手術の

115

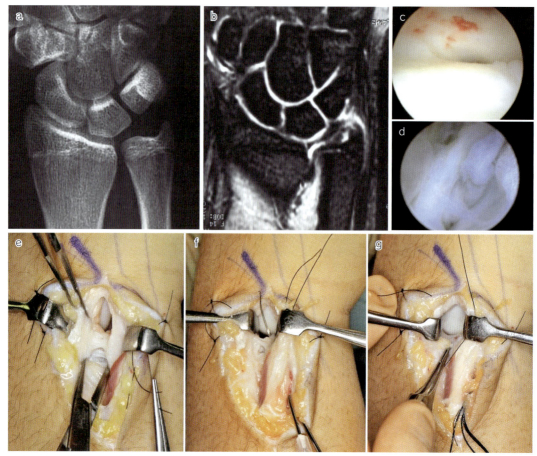

❻ 新鮮 TFCC 損傷手術例
DRUJ 脱臼後不安定性著明
a：X 線写真　b：MRI　c：手関節鏡（尺骨手根骨関節鏡）　d：手関節鏡（DRUJ 鏡）
e, f, g：直視下 TFCC 縫合術

時期が難しい．保存療法成績が良好ではないと思われる急性期であっても，遠位橈尺関節の不安定性が強く，MRI で明らかに橈尺靱帯断裂が確認された症例では手術により TFCC 縫合を行うことも考慮される（❻）．手術治療は関節鏡視下 TFCC 縫合術と直視下縫合術がある．また変性断裂では TFCC 部分摘出術，ulnar plus variance 症例で尺骨突き上げ症候群を合併している場合は尺骨短縮骨切り術を追加する症例もある．

● 文　献

1) 中村俊康．手関節三角線維軟骨複合体の機能解剖学および組織学的研究．日整会誌 1995；69：168-80.
2) 中村俊康．三角線維軟骨複合体（TFCC）損傷．臨整外 48；2013：559-63.
3) Palmer AK. Triangular fibrocartilage complex lesions：a classification. J Hand Surg Am 1989；14：594-606.
4) 安部幸雄．三角線維軟骨複合体（TFCC）損傷の治療．MB Orthop 2014；27：26-32.
5) 水関隆也ほか．TFCC 損傷に対する保存治療の限界と手術適応の検討．日手会誌 1993；10：31-4.
6) 澤泉卓哉ほか．TFCC 損傷に対する装具療法の検討．日手会誌 1997；14：230-3.
7) 小野宏之ほか．TFCC 損傷に対する保存療法の検討．日手会誌 2003；21：852-5.

4章 肘・手関節・手指の疾患の保存療法

11 腱鞘炎 (de Quervain)

麻生邦一（麻生整形外科クリニック）

> **POINT**
> - 日常生活の中で，いかに痛くないように母指を使うかを工夫するよう指導する.
> - 急性期や，症状が強い場合には，思い切って外固定することを勧める.
> - ステロイド剤の EPB 腱鞘内への注射は有効である.

概要

母指の使い過ぎで，橈骨茎状突起部の第1背側区画に生じる EPB（短母指伸筋）と APL（長母指外転筋）の機械的な狭窄性腱鞘炎である[1]. 女性に男性の 7〜8 倍ほど多く，また 20〜30 歳代（授乳中の若い母親）と 50〜60 歳代（お孫さんのできた中年女性）の 2 つの年齢のピークがあるために女性ホルモンの関与が示唆されている.

病態

背側第 1 区画の中を通る EPB と APL の腱鞘炎であるが，病変の主体は EPB 腱鞘炎である[2]. さらに 2 つの腱の間に隔壁が存在する場合があり，発症と予後不良の因子として重要な病態である. 手術症例の 70〜80％に隔壁の存在が認められる.

手術的治療の適応

すべての症例に最初は保存療法を試みるが，手術に至る症例は，次のような場合である[3].
① 保存療法のどれも奏功せずに疼痛が持続し機能障害が続く場合.
② エコーなどで隔壁が認められる場合.
③ 早期に確実な治癒を望む場合.
手術になる症例は全体の 10％くらいである.

保存療法の実際

基本的治療

元来予後の良好な疾患であるので，本疾患をよく説明して，理解してもらうことが基本的に大事である. 日常生活のなかで自分で母指の痛くない使い方を工夫することも大事である[4].

消炎鎮痛薬の外用・内服

消炎鎮痛薬の外用は使いやすく，副作用が皮膚に限定されるのでほとんどの症例に用いる. 炎症が強ければ内服も有効である.

理学療法

超音波が有効で，腱鞘の血行を良くして治癒を促進する（❶）.

腱鞘内注射

腫れ，痛みが強く，日常生活に支障がある場合にはステロイドの腱鞘内注射を行う. トリアムシノロン製剤 10 mg＋メピバカイン 2 mL を第 1 背側区画の遠位方向から EPB 腱と APL

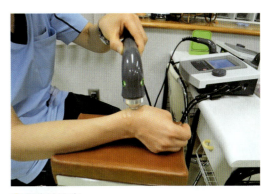

❶ 超音波治療
通常患部に 3 Hz を当てている. 施行中に血行が良くなり温かく感じる.

117

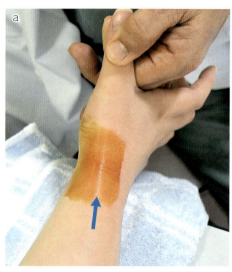
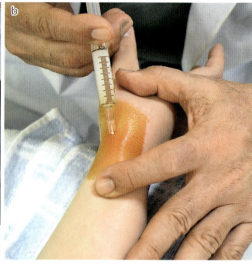

❷ 注射療法
a：EPB 腱と APL 腱を皮膚上からよく同定しておく（矢印は EPB 腱）．
b：両腱の間の遠位方向から 26G 注射針を用いて注射する．病変は EPB 腱に強いために EPB 腱鞘にめがけて注入する．近位側で薬液が腱鞘内を通って来るのを触れる．

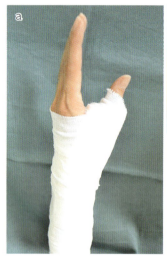
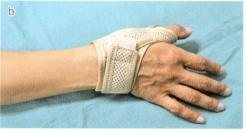

❸ 外固定，装具療法
a：ギプスシーネ固定．手関節をやや橈屈位に，母指 MP 関節を伸展位に固定する．IP 関節は自由に使えるようにする．重度の症例に適応がある．
b：装具（サムレスト）．母指 MP 関節を伸展位で固定する．装着が簡単で，手関節が自由なので使いやすい．中等度の症例に適応がある．

腱の間からやや EPB 腱鞘に向けて注射する（❷）．背側区画の近位に反対側の指を置いて，背側区画を通って近位に薬剤が注入されていることを確認する．背側区画内に注入されれば，より効果は大きく，効果の持続も長い．経験上 3 か月以上効くことが多い．注射は 1 か月以上間隔をあけるが，2 回行っても再発してくる場合には，手術的治療を勧める．注射療法の有効性は認められているが，それでもなお頻回の注射は避けるべきである．手術治療の成績は良好であるために，いたずらに治療期間を延ばすことは避けたい[5]．

外固定・装具

炎症が強く，どうしても母指を使うことになる場合には，手関節橈屈位，母指伸展位にて前腕〜母指のギプスシーネ固定を行う．やや重いのが欠点であるが，外来で簡単に作れるので便利である．注射と内服と外固定の組み合わせにて，重症例でも強い炎症は軽快してくる．中等度や軽症の場合には，市販の装具を装着するが，簡単で使いやすいのが利点である（❸）．

11. 腱鞘炎（de Quervain）

●文献

1) Finkelstein H. Stenosing tenosynovitis at the radial styloid process. J Bone Joint Surg 1930；12：509-40.
2) 湯淺勝則ほか．de Quervain 病は短母指伸筋腱の狭窄性腱鞘炎か？　日手会誌 2000；17：300-2.
3) 麻生邦一．de Quervain 病．菊池臣一編，運動器の痛み プライマリケア．肘・手の痛み，南江堂；2011．p.207-11.
4) 麻生邦一ほか．保存的に治療せる de Quervain 病の予後．整外 1981；32：1734-36.
5) 堀内行雄ほか．de Quervain 病における保存的治療．臨整外 2006；41：115-21.

コラム：ガングリオン，アテローム等良性軟部腫瘍

藤野圭司（藤野整形外科医院）

　若いころは，ガングリオン，アテローム等の軟部腫瘍は原則として手術的に摘出術を行っていた．しかし最近では，患者の強い要望（痛み，見た目等）がある場合を除き放置・経過観察としている．その理由として一番大きいのは，超音波装置の画像が非常にクリアとなったことである．腫瘍の種類や，良性のものか悪性の可能性があるか等をある程度判断できるようになったことで，従来のように病理診断を目的として手術をする必要が少なくなった．またガングリオンについては，放置しているといつのまにか消失しているものが少なからずあることがわかった．あえて手術瘢痕をつくってまで手術を行わず，穿刺のみで十分ではないかと思っている．アテロームの場合，炎症を起こし，痛みが強い場合のみ切開し内容物を廓清，その際，カプセルの一部でも一緒に除去すると再発することはほとんどないようである．手術派の皆様のご意見をたまわれば幸いである．

12 手指の外傷

石黒　隆（いしぐろ整形外科）

> **POINT**
> - 手指の外傷では骨折，腱や側副靱帯の損傷の有無を確認する．
> - 骨折の有無の確認には正確な二方向撮影が必要である．
> - 治療としては拘縮を予防する早期運動療法が大切である．

はじめに

手指の外傷を主訴として来院した場合には，受傷機転および受傷部位を確認する．DIP 関節と PIP 関節では治療方針が異なる．

DIP 関節の損傷

マレット指では骨折を伴っているかの確認のため X 線撮影を必ず行う．

マレット指（腱損傷）

extension lag を伴い能動的な指の伸展はできない．保存療法を原則とする．指の固定装具も色々あるが，筆者はアルフェンスシーネを用い，DIP 関節のみを伸展位に 6〜8 週固定している（❶）．途中で固定を外さないように患者の良き理解を得ておくことが大切である．その後は夜間副子（指装具）を 2〜3 か月間用い，伸展力が弱いと感じられる場合にはさらに延長して夜間副子を使用する．

マレット骨折

背側骨片の転位が少なく関節面の適合性に問題のない場合には，保存療法が可能である．その際，DIP 関節を軽度屈曲位に固定する．骨癒合が獲得されるまでに 2〜3 か月を要する（❷）．

転位のあるマレット骨折（関節面の 1/3 以上を占める，あるいは掌側への亜脱臼を伴ったもの）で extension block 可能なものは extension block pin 法（石黒法）の適応となる（❸）．

extension block を利用した closed reduction（石黒法）の手技を簡単に説明する．
① DIP と PIP 関節を屈曲位に保持し，extension block pin を中節骨頭に刺入する．
② 末節骨を牽引しながら末節骨基部を持ち上げるようにして整復する．
③ DIP 関節を経皮的に固定する．
④ 4〜5 週後に鋼線を抜去し後療法を行う．

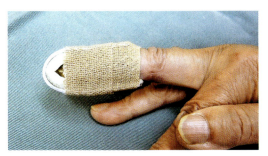

❶ マレット指（腱損傷）に対する固定
アルフェンスシーネを用い，DIP 関節のみを伸展位に固定している．夜間副子は着脱が容易な指装具を使用している．

12. 手指の外傷

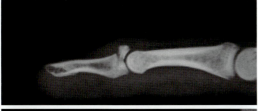
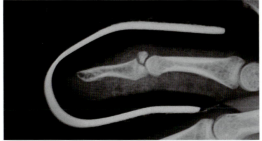
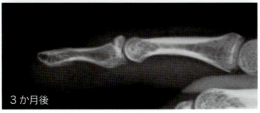

❷ マレット骨折に対する保存療法
転位が少なく関節面の適合性に問題がない場合には保存療法が可能である．DIP 関節を軽度屈曲位に固定するが，骨癒合の獲得には 2〜3 か月を要する．途中で転位が増大したり，亜脱臼する場合には手術的治療に変更する．

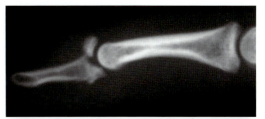
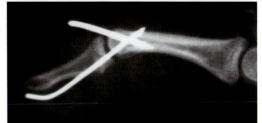
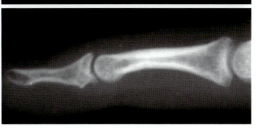

❸ extension block pin 法（石黒法）
転位の大きな骨片を有するものや，掌側への亜脱臼を伴っているものは extension block pin を利用した石黒法の適応となる．上段：初診時の X 線所見，中段：石黒法施行後の X 線所見で 4 週後に鋼線を抜去した．下段：8 週後の X 線所見である．

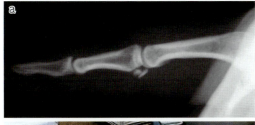
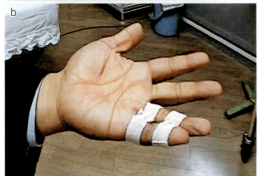

❹ PIP 関節の過伸展損傷
a：初診時の X 線所見で掌側板の剥離骨折を伴っている．
b：隣接指との間でのテーピングを 3 週間行った．積極的な指の屈伸運動を行わせることが大切である．

PIP 関節部の損傷

PIP 関節では側副靱帯の損傷や骨折の有無を確認する．PIP 関節はわずかな癒着でも可動域制限を生じやすいので，早期からの可動域訓練を行ったものほど成績は良い．

掌側板の剥離骨折

頻度の高い外傷である．筆者は保存療法を原則とし，隣接指との間で 3 週間のテーピングを行っている（❹）．側副靱帯の損傷を伴い不安定性のある場合には 6 週間のテーピングとしている．指の屈曲位拘縮は機能的に問題が多いので，決して屈曲位に固定しないように注意してほしい．

背側脱臼骨折

脱臼整復後に安定性の得られているものは 3 週間のテーピングのみで加療している．しかし，伸展時に亜脱臼傾向のあるものは extension

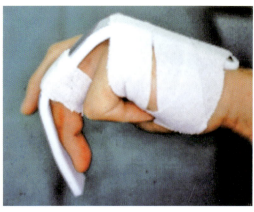
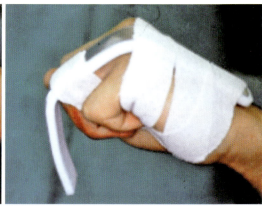

❺ PIP 関節の背側脱臼骨折に対する extension block splint
アルフェンスシーネを用いて PIP 関節を軽度屈曲位に extension block する．関節面の適合した状態での早期運動療法が可能となる．3 週間後に除去する．

block splint で PIP 関節を軽度屈曲位に保持して早期運動療法を行っている（❺）．3 週間後に extension block splint を除去して伸展可動域を増やしていく．関節面の適合が得られないものや容易に再脱臼するものは手術的治療の適応となる．

● 文　献

1) 石黒　隆：外傷に対するプライマリケア．整形外科プライマリケアハンドブック．片田重彦・石黒　隆共著改訂第 2 版．南江堂；2004．p.139-234．
2) McMinn DJ. Mallet finger and fractures. Injury 1981；12：477-9．
3) 石黒　隆：槌指変形（マレット骨折）extension block を利用した closed reduction．OS NOW 28 手の外科．メジカルビュー；1997．p.24-9．
4) Ishiguro T, et al. Extension block with kirschner wire for fracture dislocation of the distal interphalangeal Joint. Orthop Traumatol 1999；7：105-11．
5) McElfresh EC. Management of fracture-dislocation of the proximal interphalangeal joints by extension block splinting. J Bone Joint Surg Am 1972；54：1705-11．
6) 石黒　隆ほか：PIP 関節脱臼骨折．OS NOW instruction 2 上肢の骨折・脱臼．メジカルビュー社；2007．p.273-282．

4章 肘・手関節・手指の疾患の保存療法

13 手部の骨折

石黒　隆（いしぐろ整形外科）

POINT
- MP関節の伸展位拘縮をつくらない．
- 指の回旋変形の有無は指の最大屈曲位で判断する．
- 整復後の固定はMP関節屈曲位に保持し，積極的な指の屈伸運動を行う．

はじめに

指には多数の腱が複雑に関与しているため，治療を誤れば容易に拘縮をつくり機能的な障害を残すことになる．早期運動療法によって癒着を防止し，MP関節の伸展位拘縮をつくらないことが重要である（❶）．指の基節骨骨折および中手骨骨折に対してはMP関節屈曲位での早期運動療法（ナックルキャスト）で治療している．

MP関節屈曲位での早期運動療法（ナックルキャスト）

腱損傷のない皮下骨折が適応となる．その手技を簡単に説明する．
①まず徒手的に整復し，指を屈曲位にして回旋変形のないことを確認する．
②MP関節を屈曲位に保持させ，指は伸展する．
③2インチ（5 cm）幅のソフトキャストを用いて固定する．
④手の平でMP関節を屈曲位に保持すると同時に手のアーチも形成する．
⑤指の最大屈曲ができるように掌側面のギプスを切除し，積極的に指の屈伸運動を行わせる．
⑥原則として4週間でキャストを除去するが，粉砕骨折例では1〜2週間除去を延ばすこともある．

本法ではナックルキャスト施行直後から疼痛のない指の屈伸が可能で，ある程度の手の使用もできる．予後を予測できるため，治療する側だけでなく患者にとっても本法は安心感のもてる治療法といえる．

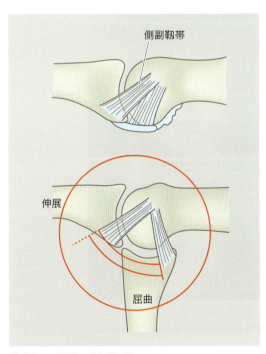

❶ 指MP関節の側副靱帯
指MP関節の側副靱帯は中手骨頚部の関節軸のやや背側よりから基節骨基部掌側面に向かって走行している．指伸展時には側副靱帯は緩み，屈曲時には緊張する．外傷などにより腫脹のある場合は，指が伸展位にあり，容易に側副靱帯の短縮を生じ，MP関節の伸展位拘縮を生じやすい．

指の基節骨骨折

指の基節骨は周囲3/4を腱によって覆われており，骨折部での腱との癒着をつくりやすい．

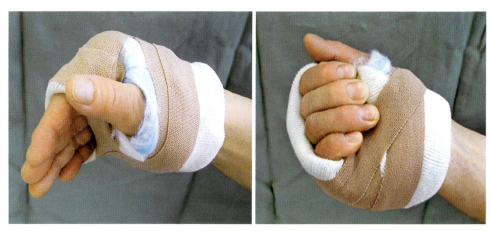

❷ 指基節骨骨折に対する MP 関節屈曲位での早期運動療法（ナックルキャスト）
MP 関節を 70～90°屈曲位に保持することで骨折面の整復位が保持される．指の最大屈曲が可能で指の回旋変形のないことを確認し，積極的な指の屈伸運動を行う．

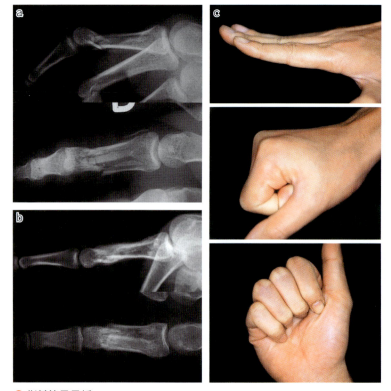

❸ 指基節骨骨折
a：初診時の X 線所見である．示指の基節骨骨折で頚部から基部にかけて粉砕されている．ナックルキャストにより加療した．
b：受傷後 4 か月の時点における X 線所見である．
c：受傷後 4 か月の時点における可動域を示す．

骨折部での癒着を防止する早期運動療法が大切である（❸）．

頚部骨折

基節骨骨頭が背屈転位する．整復操作を試み

指の最大屈曲が可能で指の回旋変形がない場合にはナックルキャストで保存的に治療している．手術的治療では十分な可動域訓練ができずに拘縮をつくりやすい．

骨幹部骨折

転位が大きくても MP 関節を 70〜90°の屈曲位に保持し，早期運動療法を行うことで整復位が保持され癒着も防止される．

基部の骨折

小児を含め頻度の多い骨折である．高齢者では骨欠損を伴っており背屈転位を残すこともある．しかし，指のしっかりした屈曲が可能であれば機能的に問題はない．

中手骨骨折

保存療法を原則としている．MP 関節の伸展位拘縮を予防することがきわめて重要である．

頚部骨折

屈曲転位の大きなものは整復操作を試みるが，どうしても再転位は免れない．指の最大屈曲が可能で回旋変形がなければ，30°位までの屈曲転位は許容できる．機能的な問題はない．

骨幹部骨折

斜骨折では短縮転位を生じる．深横中手骨靱帯があるためそれ以上の短縮は起こらない．横骨折では屈曲転位が頚部骨折よりも目立つ．整復できずに屈曲が気になるようであれば手術的に治療されることもある．

基部骨折

関節面の適合性に問題がなければ保存的に治療している．しっかりとした屈曲可動域が獲得されていれば機能的に問題ない．

●文 献

1) Burkhalter WE, et al. Closed treatment of the hand. Bull Hosp Jt Dis Orthop Inst 1984；44：14-62.
2) Reyes FA, et al. Conservative management of difficult phalangeal fractures. Clin Orthop Relat Res 1987；214：23-30.
3) 石黒 隆ほか：指基節骨および中手骨骨折に対する保存的治療—MP 関節屈曲位での早期運動療法．日手の外科会誌 1991；8：704-8.
4) 石黒 隆ほか：指基節骨頚部骨折に対する保存的治療—MP 関節屈曲位での早期運動療法．日手の外科会誌 1994；11：156-9.
5) 石黒 隆：基節骨骨折．日本骨折治療学会教育委員会編．整形外科 骨折ギプスマニュアル．メジカルビュー社；2014. p.93-101.

4章　肘・手関節・手指の疾患の保存療法

14　書痙

牧　裕（新潟手の外科研究所）

> **POINT**
> - 以前は心因性の neurosis などといった考えもあったが，現在は局所性ジストニア，動作特異性ジストニアと考えられている．
> - 患者の話をよく聞き，体の動きや歩き方，字の書き方をよく観察する．書字以外の動作に異状がなく書痙の診断をつけたなら，薬物治療は効果がない．
> - 軽症例にはスプリントの使用などで経過を見てよいが，症状が進行して発症から時間が経過した例は，ジストニアに対する定位脳手術の実績のある脳神経外科に紹介すべきである．

書痙とは

書痙（writer's cramp）は書字動作で本人の意思に反して，上肢の筋の一部に筋収縮のバランス異状を生じ，手関節や指関節が屈曲位または伸展位のまま動かせなくなり，字が思うように書けないという状態を指す．一般的には痛みはない．現在は局所性ジストニアの一つとして理解されている．同様の病態としてピアノ，弦楽器，管楽器の奏者が，演奏で手指が特定の肢位のまま意に反して動かなくなり，演奏ができなくなる musician's cramp やキーボードをたたく作業で指が特定の肢位で動かせなくなる typist's cramp などが知られている．特定の動作で症状が出現することから動作特異性ジストニアという呼び方もある．

病態

局所性ジストニアは脳内の運動中枢と末梢の筋を結ぶ回路の異状で，末梢からの感覚情報に基づいて手指の動きをコントロールする運動制御機能に問題があり，大脳基底核の機能障害と考えられている．仕事や練習で手や指の同じ動作を長時間繰り返すといったストレスが引き金になっている可能性は考えられるが，その仕組みはいまだ不明である．以前は心因性の神経症（neurosis）と考えられたこともあったため，今でも精神科疾患と誤解され精神科や心療内科に

まわされている例もある．

書痙でも，書字動作で上肢が震え字が書けない振戦型というタイプ分類が以前あったが，書字動作でのみ手指が震え文字がうまく書けないという動作特異性があり，本態性振戦（essential tremor）とは異なる病態を原発性書字振戦（primary writing tremor）として，硬直するタイプの書痙とは別の疾患とする考えがある．

発症

発症年齢は10～60歳代までだが30～40歳代の男性に多く，局所性ジストニアのなかでは眼瞼痙攣や痙性斜頸とともに書痙は比較的多いとされている．頻度はヨーロッパの統計で10万人あたり1.4人という報告がある．

症状

書字動作がぎこちなく素早く字が書けなくなった．以前のようにスムースに筆記用具が運べないため，字が以前より崩れて下手になった．字を書いていると前腕や上肢全体がこわばるといった訴えがある．さらにペンを持った手の手関節が屈曲してしまう（❶a），ペンを支えるはずの指の1本が屈曲または伸展してしまう（❶b）などの手や指の異状肢位を生じ，書字動作が障害されるといった状態まである．また長時間の書類を書く作業が続いた後や仕事上

126

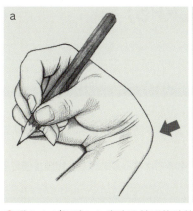 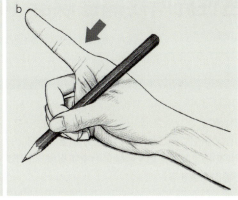

❶ 私たちが経験した書痙の特異的肢位
a：書字動作中に手関節が過度に屈曲し，思うように鉛筆が運べない．
b：書字動作中に示指が伸展して鉛筆が保持しづらくなる．

(Ilustrated by M. Iguchi)

のストレスなどを発症や悪化のきっかけとして訴える場合もある．人前で字を書く機会が多い教員や公務員，営業関係の職種の人は，人前で字が書けなくなったと深刻さを訴える．手が震えて字が書けないという訴えでは primary writing tremor との鑑別が必要である．

診断

患者の病歴を丁寧に聞く．実際に字を書いてもらう．書かれた字以外に書く動作をしっかり観察する．神経学的所見をとり，神経学的異常をきたす疾患が他にないことを確認する．書字以外の動作には問題がないか確認する．書字以外の動作にも問題があれば（動作特異性がない）書痙ではなく上肢ジストニアと考える．手の震え，振戦が主体である場合で動作特異性があれば primary writer's tremor と診断する．

治療

局所性ジストニアでは薬剤治療は効かない．書痙のごく軽症の例では，簡単な装具（スプリント）で手関節や指関節の肢位を矯正し，安定化させることで書字がしやすくなる場合もある．ただ人前に患手を見せたくないという患者の意志が強い場合は難しい．利き手変換という考えもあるが，変換した手にやがて同じ症状が出る場合が多いとされている．ボツリヌストキシンを異常収縮する筋に注射し，一時的にその筋を麻痺させる治療法も海外では行われているが，日本では保険適応外となっている．患者が日常や仕事で大変困るという場合は，定位脳手術を局所性ジストニアに対して行っている脳神経外科施設に紹介するしかなく，基本的には整形外科領域で簡単に対処できる疾患ではない．

手の震えが主体の primary writer's tremor では，β遮断薬，ベンゾジアゼピン系薬剤が使われる．人前の緊張する場面では特に震えが強くなるといった例には心理療法が効く可能性はある．書字の際，上腕や肘をしっかり体幹に固定する，前腕や手関節を卓上に固定するなどのアドバイスを行う．こちらも脳神経外科で定位脳手術を行う選択もある．

文献

1) Sheehy MP, et al. Writer's cramp — A focal dystonia. Brain 1982；105：461-80.
2) 目崎高弘. 書痙. Clin Neurosci 2007；25：230-1.
3) 平　孝臣ほか. 書痙の脳神経外科治療. 脳外誌 2005；14：316-22.
4) 平　孝臣. ジストニアの治療の最前線. 脳と発達 2011；43：183-8.
5) Bain PG, et al. Primary writing tremor. Brain 1995；118：1461-72.
6) The epidemiological study of dystonia in Europe (ESDE) collaborative group. A prevalence study of primary dystonia in eight European countries. J Neurol 2000；247：787-92.

15 複合性局所疼痛症候群（CRPS）

古瀬洋一（サトウ病院）

POINT
- 薬物療法，リハビリテーション，神経ブロック，心身医学療法の組み合わせで治療する．
- 所見と病態に応じた薬剤の選択が重要である．
- 早期の患者では治癒を目標に治療するが，末期の患者では痛みがあっても患肢が使えることを目標に治療する．

概要

複合性局所疼痛症候群（complex regional pain syndrome：CRPS）は，いまだに病態が明らかにされていない難治性の疼痛を主症状とする運動器疾患である．一般の整形外科診療所では末期の患者に遭遇することはまれであるが，早期の患者やCRPSの疑いのある患者は日常的に受診している．また新鮮外傷で受診した患者が徐々にCRPSに変化していくことも少なくない．患者の痛がり方，患部の腫れ，患部の皮膚の状態（皮膚の色，体毛や爪の状態，発汗状態）がおかしいと感じたらCRPSの発症を念頭において治療を開始する．

病態

CRPSは原疾患や病期によって症状や所見が異なる．診断には厚生労働省研究班の判定指標を用いるが，判定指標の項目中，「診察時における浮腫の有無」が病態を大きく分けている．浮腫は患部における強い炎症の存在を示唆していて，浮腫が著しい場合はステロイドが著効する[1]．浮腫がほとんどない場合は神経障害性疼痛や他の原因による慢性疼痛が主たる病因で炎症の関与は少ない．したがってステロイドは無効である．

保存療法の適応

CRPSに対する手術療法には，疼痛除去用脊髄電気刺激装置植え込み術，神経再生手術等があるが，まずは保存療法を強力に根気よく行うことが原則である．手を尽くして保存療法を行ったが軽快しない場合に専門医に手術適応について相談する．

CRPSの保存療法のフローチャートを❶に示す．

薬物療法

浮腫のある（強い）場合：ステロイドを投与する[2]

■経口投与

使用するステロイドは何でもよいがプレドニゾロン換算で20〜30 mg/日を投与する．早期CRPSの炎症は非常に重症かつ難治性であるのでNSAIDs（非ステロイド性抗炎症薬）や少量のステロイドでは効果がない．まず大量投与して効果を確認しながら漸減（1週毎に5〜10 mgずつ減量）していく．20〜30 mg/日を1週間投与してもまったく効果のない場合は漸減せずに1週間で中止する．

■ステロイド局所静脈内投与

経口投与で効果が不十分な場合や関節拘縮のマニピュレーション等を行いたい場合に局所静脈内投与を行う．局所静脈内投与はBier's blockに準じてステロイドと局所麻酔薬を混合して使用する．標準的な使用薬剤はベタメタゾン20 mgと1％リドカイン20 mLである．患肢の駆血後に空気止血帯を加圧し薬剤を注入する．30〜40分後に止血帯を開放するが，この

15. 複合性局所疼痛症候群（CRPS）

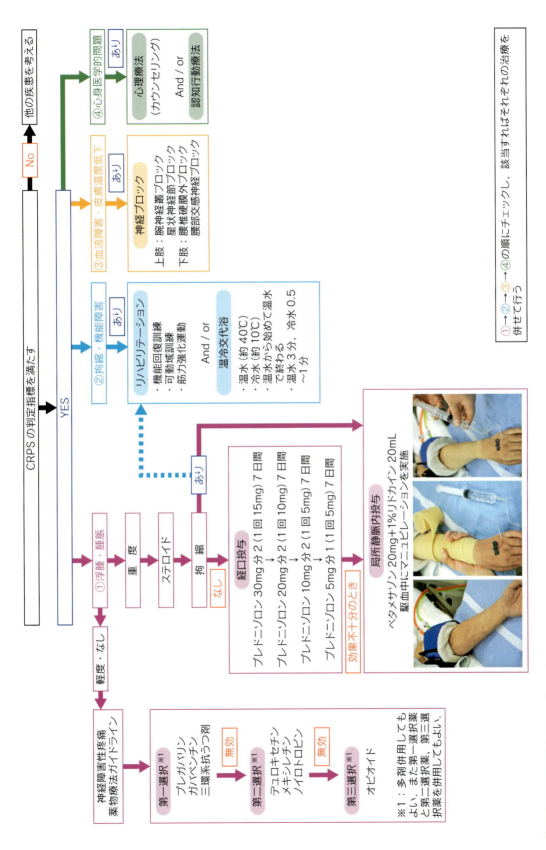

❶ CRPSの保存療法フローチャート

間に必要に応じて関節授動術や爪切り，皮膚の清拭等を行う．症状の強い時期には週2回，症状が軽快してくれば週1回試行し計10回程度行う[2]．

浮腫のない（少ない）場合：神経障害性疼痛の薬物療法を行う

ガイドラインに準じて投薬を行う[3]．ステロイドの場合と異なり副作用に注意しながら少量から開始して漸増する．眠気を催す薬物が多いので副作用を逆手に取って眠前に内服させて夜間痛や睡眠障害を軽減させるのがコツである．

リハビリテーション

機能回復訓練

リハビリテーションの目標は，痛みを取ることではなく，患肢の機能を回復させることである．このことを患者に理解させ納得させることが最も重要である．リハビリテーションの手段には特別なものはないが，患者の状況をセラピストが理解し，患者に共感しながら目標を定めて訓練を行う．いわゆる認知行動療法の手法を取り入れて行うことが大切である．痛い→不動化→拘縮という悪循環を断ち切る．

温冷交代浴

患者自身が自宅で行えるので方法を指導する．痛みに対してもある程度の効果が期待できるが，やはり目標は患肢を動かすことである．

神経ブロック

以前はCRPS治療の中心的手法であったが現在は神経ブロックだけでCRPSを治癒させるのは困難と考えられている．リハビリテーションの前に機能回復訓練がスムースに行えるように神経ブロックを行ったり，患肢の清拭や爪切りのために行ったりすることもある．上肢では腕神経叢ブロック，下肢では腰部硬膜外ブロックを行うことが多い．血流障害が明らかな場合には上肢では星状神経節ブロック，下肢では腰部交感神経ブロックを行う．

心身医学療法

可能であれば各種の精神科的テストを行って評価し，精神科的な問題があれば心理療法や認知行動療法，自律訓練法などの心身医学療法を行う．

●文　献

1) 住谷昌彦ほか．本邦におけるCRPSの判定指標．日臨麻会誌 2010；30（3）：420-9．
2) 井関一道，古瀬洋一：CRPS（RSD）の治療—早期ステロイド療法とリハビリテーションの役割．MB Orthop 2005；18：15-21．
3) 細川豊史ほか．神経障害性疼痛薬物療法ガイドライン．日本ペインクリニック学会神経障害性疼痛薬物療法ガイドライン作成ワーキンググループ編．真興交易医書出版部；2011 p.20-30．

4章 肘・手関節・手指の疾患の保存療法

注意すべき手の外傷

木島秀人（木島整形外科）

> POINT
> - 常に注意すべき外傷の存在を念頭に丁寧な診察を行うこと．
> - 外傷を疑ったら正確な肢位でのX線撮影を行う．

舟状骨骨折

手関節背屈位で転倒して受傷することが多い．Snuff box の圧痛を確認することが大切である．

手関節2方向（正面，側面）のX線では骨折が見えないことが多いので，斜位など角度を変えたX線撮影が必要である[1]（❶）．

最近は，Herbert screw などの開発で，低侵襲手術で骨接合術が行われることが多いので，受傷早期の診断が重要である[2,3]．

筆者は，車が縁石に乗り上げたときの握ったハンドルからの衝撃で受傷した舟状骨骨折例を経験している．

Stener lesion[4]
（母指 MP 関節尺側側副靱帯断裂）

Stener lesion とは，母指 MP 関節尺側側副靱帯断裂で断裂断端と靱帯の停止部の間に内転筋腱膜が介在した状態をいう．腱膜が介在するため保存療法では治癒しないので，見逃してはいけない外傷である．

MP 関節の不安定性を認めた場合は，橈屈ストレス撮影を行う（❷）．

橈屈35°以上，健側との差10°以上を目安にStener lesion と診断する．手術適応である．

有鉤骨鉤骨折

小指球部の強打やゴルフクラブ・ラケット・バットなどのグリップエンドでの圧迫で受傷することが多い．

受傷機転を確認して，小指球部の圧痛を確認することが大切である．

骨折を疑ったらX線で手根管撮影を行う（❸）．有鉤骨鉤基部の骨折は手根管撮影でも確認できないことがあるのでCT検査は有用である（❹）．

有鉤骨鉤は屈筋腱のプーリーとして重要な役割がある．有鉤骨鉤基部の骨折で陳旧例になる

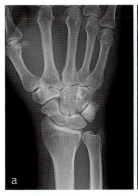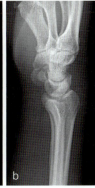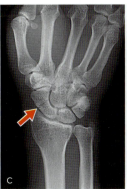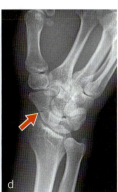

❶ 舟状骨骨折
a：手関節正面　b：手関節側面　c：舟状骨撮影第1　d：手根骨撮影第2

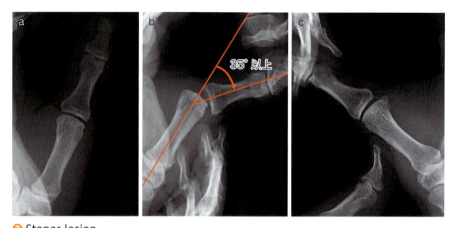

❷ Stener lesion
a:母指 MP 関節正面　b:患側・橈屈ストレス　c:健側・橈屈ストレス

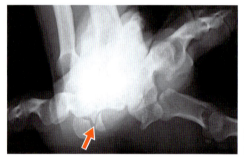

❸ 手根管撮影で有鉤骨鉤骨折を確認
X 線:手根管撮影

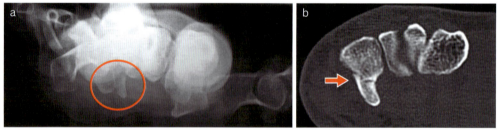

❹ 手根管撮影で有鉤骨鉤骨折が確認できず，CT で骨折を確認
a:X 線　手根管撮影　b:CT

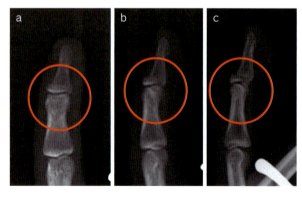

❺ 末節骨基部骨折
a:末節骨正面像　b:末節骨斜位となった側面像　c:末節骨正側面
斜位になっている側面像では骨折部の転位は軽度に見えるが，正側面では大きな転位であることがわかる．

と，屈筋腱が骨折部で擦れて腱断裂が起きることがある[5]ので，見逃してはいけない骨折である．

正確な肢位でのX線撮影

外傷を疑ったら正確なX線撮影を行う．

X線の入射角度で骨折部の状態が異なって見えた末節骨基部骨折例を提示する（**5**）．

人咬創[6]

ヒトによる咬創は，①自分で指を咬む，②他人に咬まれた，③握り拳で殴ったときなど相手の歯で傷つくMP関節背側部創，④口の中で使用した爪楊枝やナイフで刺す，などで起こる．

③が一番多く，人咬創は化膿しやすく治りにくいので，特にMP関節背側部創は注意を要する．

患者は，恥ずかしい気持ちが強く，ヒトに咬まれたことを隠すことが多いので，筆者は，「言いにくいことかもしれないけど，ヒトが咬んだ傷は，化膿して治りが悪かったり，最悪は切断しなければならないこともあるので……ヒトに噛みつかれたり，ヒトの口元を殴ってできた傷だったら，教えてね」と必ず確認することにしている．

人咬創と確認した場合は，徹底的なデブリドマン，洗浄を行い，ペニシリン系の抗生物質を投与する．

● 文 献 ────────

1) 日本臨床整形外科学会編．運動器スペシャリストのための整形外科外来診療の実際．中山書店；2014．p54-56.

2) 藤　哲．Herbert screwによる手舟状骨骨折治療．MB Orthop 1989；13：27-35

3) 坪川直人ほか．舟状骨骨折の小皮切による刺入固定．整・災外 2001；44：1359-67.

4) Stener B. Displacement of the ruptured ulnar collateral ligament of the metacarpo-phalangeal joint of the thumb. J Bone Joint Surg Am 1962：44：869-79.

5) Bishop AT, et al. Fracture of the hamate hook. J Hand Surg Am 1988：13：135-9.

6) Mann RJ, et al. Human bites of the hand：twenty years of experience. J Hand Surg Am 1977；2：97-104.

5章

股関節疾患の保存療法

5章 股関節疾患の保存療法

1 先天性股関節脱臼 ― RB法のコツ

原田　昭（原田整形外科病院）

POINT
- 触診による脱臼の整復状態の診断に習熟する．
- 血行障害の予防が重要である．

　1975年，石田は，京都伏見区で積極的な活動を推進した結果，先天性股関節脱臼（先天股脱）の発生率が1/10に減少したことを報告している．以来，先天性疾患の「予防」という言葉に抵抗を受けながら，石田らは全国的に予防運動を展開し，生まれた直後からの頭位への配慮と下肢の自由な運動を妨げない育児法の普及によって，先天股脱の発生率は0.1～0.3％程度で推移している．最近の減少傾向は，予防啓発の効果に加え，女性の体格向上で胎内のスペースが広くなったことや，妊婦が腹帯をきつく巻いて重労働を強いられるような社会環境でなくなったことが発生率低下につながったと考えられている．

　しかし一方で，医師や保健婦の検診技術の習熟向上に伴う過信や，予防活動のマンネリ化，母親の予防意識の低下や育児法への無理解などが重なり，最近では先天股脱児に触れることが少なくなった未熟医師による見逃し例を含めて先天股脱が増えていることが指摘されている．

　日本小児整形外科学会による先天股脱の実態調査では，全国782施設からの回答によると，1999年4月～13年3月の2年間に股関節脱臼と診断された子どもは1,295人で，うち199人（15.4％）が1歳以降に診断されていた．さらにこのうちの36人は，何と3歳以上での診断だった．

　注目すべきは，1歳以降に診断された199人の大半が公的乳児健診を受けていたにもかかわらず異常発見に至らなかったことであり，健診での見逃しが推察されることである．

　乳児股関節健診の再構築が急務であることと同様に，先天股脱の治療施設の減少も深刻な問題である．先天股脱の患者数が激減し，かつてのように日常的に扱う病気ではなくなったため，先天股脱を診たことがない，その知識にも乏しい整形外科医が増えてきている．臨床現場では，小児科，産婦人科領域からも先天股脱の専門医の紹介を求められることが多くなっている．日本整形外科学会のホームページ（会員専用ページ）では先天股脱紹介可能施設（三次施設）が公開されているが，紹介可能施設が1～2施設しかない県も散見される．先天股脱の治療は，将来にわたる長期間の経過観察を要し，治療戦略（哲学を含めて），治療方法，治療のコツなどが一朝一夕に身に付けられるものではないが，経験豊富な小児整形外科専門医から若い整形外科医への歴史を含めた先天股脱診断・治療体系の伝承が急がれている．

　ここでは4か月検診で発見された先天股脱に対するリーメンビューゲル（Riemenbugel：RB）法による治療の注意点とコツを述べる．この時期ではRB法が最も良い適応であり，症例の80％以上は自然整復を得ることが可能である．

RBの装着法

　当初は90°くらいの屈曲位で装着し，2～3日後の外来診療では必ず触診にて整復状況を探りながらバンドの長さを調節する．4か月児の完全脱臼例では，初回RBは股関節を90°以上の屈曲位で装着する．同時に朝昼晩とRBを装着した患児の踵を軽く跳ね上げて，自由な膝関節の伸展運動を促すように刺激を与えることを母親に指導する．1週間以内に開排位をとるのが

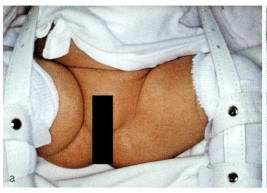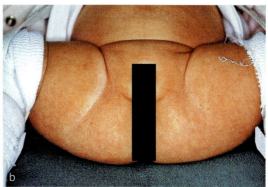

❶ 右先天性股関節脱臼
a：RB装着時．右股関節の開排制限を認める．
b：整復時．右股関節は開排している．

通例であるが，整復されたか否かの診断を確実に行うことが重要である（❶）．

RB装着法の注意点

①胴バンドは大人の指が4本入るくらいの締め具合として，なるべく上方につける．
②下腿の横バンドは膝窩部直下と踝部で大人の指が1本入るくらいに装着する．
③下肢の吊りバンドの長さは股関節屈曲角度を調整することになるので，装着法のなかで最も重要である．後方のバンドはゆるめにつける．
④装着時の股関節屈曲角度については，装着時に90°以上のやや強めの屈曲位として，整復された後に屈曲位を少しずつゆるめていくという意見と，最初は屈曲角度を90°以下より少なめにしておき，徐々に屈曲位を強めていくという2つの意見がある．筆者はどちらかといえば前者の方法をとっている．

RB装着後の診察のポイント

触診法による整復の診断

触診上（筆者は中指を愛用する）坐骨結節と大転子が垂直・水平両面ともにきちんと触れるものは完全整復である．検者は水平面で中指の掌側面でこの部分を水平方向に触診すると中指の指腹を介して水平面上に触れる．しかし，完全脱臼児ではほとんどの場合，この時期には触診上あいまい感を触れるものである．すなわち，中指尖での触診において坐骨結節と大転子のあいだのくぼみがはっきりせず，やわらかい餅状の抵抗が介在しているような感じである．

肥満の赤ん坊や比較的月例の若い患児ではとくにわかりにくく，術者の不安はいっそうつのるのである．大転子が触診上坐骨結節より決して後ろではなく，また遠くてもいけないこの感触は，日頃から指尖で多数の患児のおしりを触れて体得する以外方法はないようである．

X線での整復の確認は健側との比較が重要であるが，開排位X線所見での診断は不確実であり，臨床所見での整復状態の確認後にX線による判定を行うべきである．

診察の時期と注意点

この時期は解剖学的に骨頭が寛骨臼に落ち着いた状態ではなく，介在物の存在を含めて骨頭制整復の模索の時期であるから，少なくとも2～3日に一度は診察をすべきである．この経過は1週に1回の診察では見逃されることが多い．注意してみると，上記のあいまいな感じは1～2週のうちに消失する．

非整復位の場合の大部分は骨頭が後方に，したがって大転子も後方に落ち込んでいる場合がその大部分である．疑問の場合は開排位のまま母指を恥骨に当て，残る4指で大転子部をぐっ

と前方に押し上げてみる，すると整復位が得られることが少なくない．このような場合には，RB の装着法が適切であるかをチェックしたうえで経過をみていると，よい整復位が保持できるようになる場合もある．いずれにしても RB をつければ事足れりとし，いたずらに非整復位のまま長期間放置されることのないよう，触診法の習熟には日頃から留意したいものである．

非整復の場合の対策

2週間で整復されないものは，あきらめて一度 RB を除去するか，あいまい感が残っている場合は下肢の運動状況をにらみ合わせて，バンドの吊り具合や指による愛護的な整復操作を含めて3週まで頑張ってみる必要がある．この期間は当然入浴を禁止する．

前述の RB 装用によって整復されない場合，1～2か月装着を中止して，下肢の運動を自由にした後に再装着すると整復に成功することがある．この理由としては待機期間中に下肢の拘縮が除去されるばかりでなく，筋力はさらに強くなり，神経生理学的にもより発達することが挙げられるが，ともかく不成功例には試みるべき方法であろう（再装着法）．

再装着法によっても整復が得られない場合には，多くの場合 overhead traction 法が適応となる．

血行障害の予防

先天股脱の治療で最も問題となるのは，骨頭壊死による骨頭変形である．骨頭壊死の発生をできるだけ少なくするポイントについて述べる．

RB によって整復されると，股関節は 90° 開排位をとり，その後1～2週間患肢の動きが少なくなり，股関節部には若干の腫れがみられるようになる．この時期に股関節を他動的に運動させると患児はむずかる．股関節が安定化してくるにつれて，その後は徐々に患肢の動きは活発になり2～3週間後には整復前の活発な状態に回復する．このような患肢の運動が徐々に活発になって行く過程は，患児自身が関節の安定性を自らチェックしながら運動量を増やしていると考えられる．

一方で，患児の機嫌が悪く食欲もないような場合で患肢をまったく動かさないでじっとしている場合は，股関節に大きなストレスが加わっていることの表れである．したがって RB 装着中の患児の状態を良く観察して，患児の機嫌が極度に悪くならないか否か，および自動運動が活発か否かをチェックすべきである．症状が軽度の場合には，大腿骨頭への血行を阻害しないように留意しつつ，肢位を変えて股関節周囲筋群が脱臼整復に最も有効な力を発揮させるような肢位を保ちながら慎重に経過をみることが重要である．原因が股関節周辺にある場合，これを看過すれば反射性拘縮が起こって円滑な運動が阻害されるばかりでなく，骨頭傷害につながる危惧があるため，直ちに RB をはずすことを躊躇してはならない．

RB 装着後の母親への指導

① RB を装着すると患児は不機嫌になり，むずかるか泣くようになるため，どうしても母親は抱いたり，あやしたりしたくなる．装着後の2週間はできるだけ患児を仰臥位にしておくように指導することが必要である．また正しい抱き方（コアラ抱っこ）も併せて指導する．患児のむずかりは約4日で落ち着くものである，この期間に眠りを妨げられる家族の忍耐が大切であることを教育しておく必要がある．

② また患児の機嫌があまりに悪いときには，骨頭壊死の発生を防ぐために，すぐに受診するように伝えておく

③ 入浴は，整復後2週間くらいから許可をするが，バンドの長さや位置を変えないように注意をする．

④ RB の装着期間は3か月とし，その後は臼蓋の改善度，骨頭の発育状況により1か月間延長する．

熟練した技術の伝承が必要

RB法は4か月乳児健診で診断された先天股脱に対する治療として標準的な治療法ではあるが，その実施施設は減少傾向にある．ここではRB法のコツの一部について紹介したが，RBの装着法，装着肢位，装着後の指導，装着期間などに関しては，創意工夫をこらして立派な成績を残された先達によるさまざまなコツがある．また，RB法によっても骨頭壊死の発生は完全には避けられないため，初期治療として持続牽引法を行い，良好な成績を報告している施設もある．先天股脱は数は減っても決して過去の疾患ではない．現在第一線で活躍中の小児整形外科医の経験と熟練した技術が，その哲学も含めて次世代の整形外科医に伝承されることが必要と考えている．

●文　献

1) 石田勝正：先天股脱成立の予防—臨床的・実験的検索と予防の実践．整形外科 1975；26：467-74.
2) 原田雅弘．リーメンビューゲルによる先天股脱整復のコツ．広畑和志ほか編．整形外科診療　私のコツ・工夫．メジカルビュー社；1985．p.114-5.
3) 松永隆信．乳児先天股脱初期治療の進め方．伊丹康人ほか編．整形外科診療二頁の秘訣．金原出版；1977．p.224-5.
4) 室田景久ほか編．図説整形外科診断治療講座　18　先天性股関節脱臼・臼蓋形成不全．メジカルビュー社；1991．p.106-3

5章 股関節疾患の保存療法

先天性股関節脱臼—超音波による検診

橋口兼久（橋口整形外科）

>
> - 「乳児股関節エコーセミナー」に参加する．
> - 超音波機器はできるだけ鮮明な画像が得られるものがよい．
> - 検査時は，母親，看護師に協力してもらい，患児が泣いて動かないように工夫する．

1980年，オーストリアのGrafが乳幼児先天性股関節脱臼（先天股脱）の検診に対する超音波検査を報告して以来，超音波検査Graf法は普及してきている．新潟市においては，すでに超音波検査による検診体制が確立している．

乳児股関節脱臼に対する超音波検査はX線検査に比べ，非侵襲的でありX線検査ではわかりにくい，生後3～4か月までの臼蓋の発育状況を観察するのに非常に有用であり，生後1～2か月の乳児の股関節の診断にも適している．日本整形外科超音波学会が行う「乳児股関節エコーセミナー」を受ければGraf法を習得できる．もしくは，習熟した医師に指導を受ければよい．

超音波機器と検査台

超音波機器は，できるだけ鮮明な画像が得られるものがよい．プローブはリニアタイプを使用し，周波数は7.5 MHzが基本となる．最近の新しい機種は，Graf法のα角，β角の計測モードのソフトが入っているものもあり，容易に計測できる．

Graf法は，股関節側方から長軸操作を行い，前額面の断層像を得るが，画面は常に左側が体表面に，画面上が頭側，画面下が足側となるように反時計回りに90°画面を回転させて撮像準備に入るとよい．

検査台は，Graf法の検査台を使用する．筆者は，乳児股関節セミナーを受けたとき，設計図も頂いたのでそれを参考として固めのスポンジで作製し，バスタオルをかけ使用している（❶）．

Graf法の検査方法

検査は，必ず右股関節→左股関節の順に行い，ボディーマークの変更も行う．検査時は，患児を検査台に正側臥位とし，傾斜しないように腹側，背側から軽く挟み，股関節は軽度屈曲，軽度内旋位で行う．医師は患児の左側から検査する．母親には頭側に座ってもらい，患児の上肢に軽く手を添えてもらう．患児の動きが

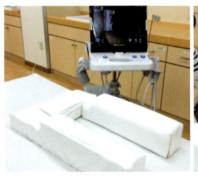 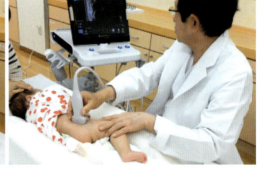

❶ Graf法の検査台と検査の様子

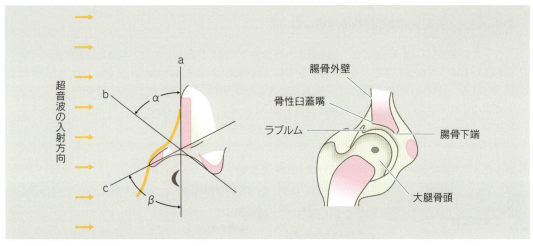

❷ 乳児股関節前額面像
a：基線（base line）：軟骨膜と腸骨外壁とが接する点を通り，腸骨外壁と平行な線．
b：骨性臼蓋線（bony roof line）：骨性臼蓋嘴と腸骨下端を結ぶ線．
c：軟骨性臼蓋線（cartilage roof line）：骨性臼蓋嘴とラブルムの中心を結ぶ線．

（日本超音波医学会：新生児・乳児の股関節脱臼診断基準[4]より）

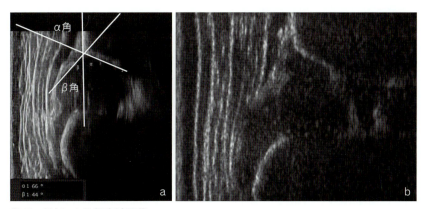

❸ Graf 法による超音波画像
a：正常・計測方法，b：type IIa・臼蓋形成不全例

ある場合は，看護師も下肢に軽く手を添えるとよい．患児が泣いて動くときは，おしゃぶりを口にふくませたり，ガラガラなど遊具を鳴らしたりすると動きが止まるので検査しやすくなる．

Graf 法は，股関節側方大転子部にプローブを当て，画面を見ながら腸骨壁，腸骨下端，関節唇（ラブルム）を描出するようにプローブを前後に軽度傾斜させたり，少し回転させたりして，基準となる断層像（スタンダードプレーン）を描出する．乳児股関節の，超音波画像では，腸骨壁，骨性臼蓋嘴，腸骨下端が高エコーであり，軟骨膜，関節唇は低エコーである．スタンダードプレーンには，明瞭な腸骨下端，垂直な腸骨外壁，明瞭な関節唇の 3 つが必要であり，整わなければ，Graf 法による計測，診断はできない．ただし，著しく非求心性で脱臼傾向であればこの限りではない．

まず，最も高エコーな腸骨下端がキラッと光ったとき，次に腸骨外壁の傾きが垂直になるときフリーズして画像を得る．この 2 つが重要である．これによってスタンダードプレーンが得られ，Graf 法による計測と type 分類を行う．
a：基線（軟骨膜と腸骨外壁が接する点を通り，腸骨外壁と並行な線），b：骨性臼蓋線（骨性臼

5章　股関節疾患の保存療法

● Advice　先天性股関節脱臼の用語について

　先天性股関節脱臼(先天股脱)は，日本整形外科学会で用語の見直しがあり，発育性股関節形成不全と称されるようになってきている．英語表記では developmental dysplasia of the hip（DDH）と表現される．「日本小児股関節研究会乳児股関節健診あり方検討委員会」において，種々のパンフレットが作成されているので，日本小児整形外科学会のホームページの公開資料などをダウンロードするとよい．

---

❹ 新生児・乳児股関節脱臼の超音波診断分類（Graf 法改変）

	Type	骨性臼蓋嘴の形状	臼蓋軟骨の形状	α角	β角[*2]
I	正常股関節	角ばっているまたはやや丸みをおびる	幅が狭いよく骨頭をおおう	α≧60	
II	IIa：骨性臼蓋の骨化の遅延（生後 3 か月未満）	丸みをおびる	幅を増す骨頭をおおう	50≦α≦60	
	IIb：骨性臼蓋の骨化の遅延（生後 3 か月以降）		幅が広いほぼ骨頭をおおう		
	IIc：脱臼危険状態				70≦β≦77
D	骨頭が求心性を失った状態（臼蓋の形成不全は type III・IV に比べて軽度）	やや平坦化	骨頭をおおわない	43≦α<50	β>77
III	IIIa：脱臼臼蓋軟骨部にエコーが出現しない	平坦化	臼蓋軟骨は骨頭の内上方に存在する	α<43[*1]	
	IIIb：脱臼臼蓋軟骨部にエコーが出現する				
IV	完全脱臼		臼蓋軟骨は骨頭の内下方に存在する		

＊1：臼蓋軟骨が明らかに内側にある場合は，α角を計測する必要はない．
＊2：β角は Type IIc と Type D の判別時のみに用いる．
注：Type D は脱臼危険股の意味で，Type IId ではない．

（日本超音波医学会：新生児・乳児の股関節脱臼診断基準[4]より）

蓋嘴と腸骨下端を結ぶ線），c：軟骨性臼蓋線（骨性臼蓋嘴と関節唇の中心を結ぶ線）の 3 本の補助線を引き，この 3 本を基に α 角（bony roof angle）（基線と骨性臼蓋線の成す角度），β 角（cartilage roof angle）（基線と軟骨性臼蓋線の成す角度）の角度を計測する（❷，❸）．Graf 分類は求心性と臼蓋嘴および軟骨性臼蓋の形状の他，α 角，β 角，患児の月齢的要素等により type I〜IV に分類される（❹）．これにより診断が確定すれば治療方針が決定できる．超音波検査 Graf 法は慣れてくると正常か否かが瞬時に判断できるようになるので，症例を重ねることである．

●文　献

1) Graf R. The diagnosis of congenital hip-joint dislocation by the ultrasound Compound treatment. Arch Orthop Traum Surg 1980：97：117-33.
2) 扇谷浩文ほか．小児股関節に対する新しい超音波画像診断．整形外科最新技術―手技のポイントとコツ．新 OS　NOW　新世代の整形外科手術 27．メジカルビュー社；2005. p.128-34.
3) 村上玲子ほか．超音波乳児股関節検診の方法と現状．整形・災害外科 2009：52：819-25.
4) 公益社団法人日本超音波医学会．新生児・乳児の股関節脱臼診断基準〈https://www.jsum.or.jp/committee/diagnostic/pdf/JVM00003.PDF〉
5) 藤原憲太．小児股関節疾患．臨床雑誌整形外科；2015：776-85.

3 Perthes病に対する保存療法

亀ヶ谷真琴（千葉こどもとおとなの整形外科）

> **POINT**
> - 診断においては，股関節単純X線2方向撮影が必須である（健側との比較も有効）．
> - 可動域を常に確認し，制限（特に外転制限）が著明な場合には，運動制限や時に入院の上介達牽引による安静が必要となる．
> - 発症年齢，壊死範囲により，保存療法から手術療法へ方針を変更する必要がある．

はじめに

Perthes病の治療目的は，いかに骨頭変形を防止し，将来の変形性股関節症を予防するかにある．歴史的にみると，そのためにまず骨頭に対する免荷療法が考えられた．その後，1929年頃から骨頭部を臼蓋内に包含するいわゆるcontainmentの概念が導入され，1960年代から下肢を外転位とし，骨頭全体を臼蓋内に包み込む外転免荷装具が主流となった．containmentとは，変形した骨頭を臼蓋の中に可及的に包み込ませ，臼蓋を鋳型としてその後の関節運動により，骨頭のリモデリングを促すことである．したがって，このためには常に関節可動域を良好に保つことが重要となる．

装具治療について

装具装着にあたっては，常に当該関節の可動域を評価する必要がある．特に外転装具では少なくとも外転可動域が30°以上必要であり，それ以下の場合には，2～3週間の入院による介達牽引を施行し，30°以上の外転可動域を獲得した後に装着し，その後は外来での経過観察を行う．外来での定期診察においても，必ず30°以上の外転可動域があることを確認することが重要である．

いくつかの代表的な装具について，目的別に紹介する．

免荷装具

Snyder装具，Taylor装具，Thomas装具などがある．免荷だけを目的としたもので下肢は中間位をとるものが多い．

免荷・外転装具（containment）

代表的なものは，西尾式装具，Tachdjian装具，Pogostick装具があり，患肢の外転によりcontainmentを得ながら同時に免荷を目的としている．

荷重・下肢外転装具（containment）

Petrie装具，Newington装具，Atlanta装具などが代表的である．前二者はcontainmentの状態で骨頭への荷重は許すものであるが活動性には乏しく，主に入院生活の中で使用する．Atlanta装具は，活動性に関しては優れており，装着したままで外来通院が可能である．しかし，containment効果に関してはPetrie装具やNewington装具と比べ劣る．

筆者は，1980年からそれまで使用していたTachdjian型装具に換え，外転荷重装具であるAtlanta装具を導入したが，その成績は必ずしも満足するものではなく，現在は再度Tachdjian装具を主に使用している（❶）．

しかし，装具での経過観察中に股関節可動域の悪化が生じたり，X線所見にて骨端部の圧潰（collapse）が進行してくる場合には，予後不良例と判断し装具治療に固執せず手術治療へ移行することが必要となる．

予後影響因子

予後に大きく係る因子には，発症年令と骨端部の壊死範囲がある．発症年齢では，若年であ

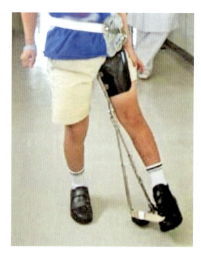

❶ Tachdjian 型装具（外転・免荷型）
（Tri-lateral abduction hip orthosis）

性を利用したリモデリング効果をより期待できることにある．年長例では反面，関節軟骨は薄く軟骨下骨組織が力学的な影響を受け変形しやすく，リモデリング効果も年少例と比べ劣る．

壊死範囲については，Catterall 分類や Salter 分類などあるが，壊死範囲の広い症例（Catterall III or IV 型）のほうがより広範な collapse を生じる可能性が強く，最終的な変形の程度も強くなる[1,2]．壊死を免れた骨組織（viable bone）の占める割合が大きければ大きいほど骨端の高さを保つ梁となる部分が多くなり，collapse を起こしづらくなる．

また，単純 X 線上での予後予測に関して，Herring による正面像での分類が有用である[3]．分類の略図を❷に示す[4]．骨端部外側支柱の高さ（健側との比較）にて Class A, B, B/C, C に分類され[5]，このうちの Class B/C（>8 歳発症例）と Class C が予後不良とされる[6]．われわれも予後予測に関して，発症年齢，初診時病期，単純 X 線側面像での骨端の高さ（後方）および側方化の程度の 4 項目をもとに予後予測式

るほど予後は良好とされ，年長になるほど予後は不良とされている．そのターニングポイントは 5〜6 歳と 8〜9 歳にあるといわれる．その理由の一つには，年少例における関節軟骨（骨頭および臼蓋）が年長例と比べ厚く，軟骨の可塑

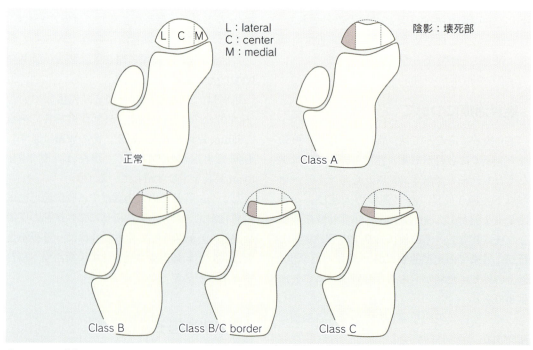

❷ Herring 分類

（Kollitz KM, et al. Clin Orthop Relat Res 2013；471：2068-72[4]より）

❸ 予測式

Y＝－0.697＋0.418（発症年齢）＋0.860（側面での骨端高）＋0.248（亜脱臼の有無）

（R＝0.748, adjusted R squared＝0.550；p＜0.0001）.

≦1.5　　　⇒ Good prognosis

1.5＜＜2.6　⇒ Fair prognosis

≧2.6　　　⇒ Poor prognosis

を作成し，治療選択の指標としている（❸）[7].

治療選択について

Perthes 病における保存療法（装具治療）の成績は，自験例と過去の報告例ともに約 60％の症例で良好となることが知られている[1,8]．また，装具の平均装着期間は約 1 年で，施設入所による完全免荷療法の場合と比べ治療期間は短い．しかし，最近では早期に学校生活やスポーツ活動への復帰を希望する本人・家族が多く，装具治療の受け入れは必ずしもよくない．筆者の調査では，装具治療に抵抗性の例，壊死範囲が広範な例，およびすでに骨頭変形が生じている例では，手術治療のほうが装具治療と比べて明らかに骨頭球形度の点で優れている．今後は社会的な背景とあいまって手術的治療を選択する機会が増えるものと思われる[9]．

また，5 歳以下の年少例は一般的に予後が良好とされており，total type の壊死例を除いては可動域をモニターしながら，積極的な治療はせず経過観察のみを行うこともある（supervised neglect 法）．

まとめ

Perthes 病の治療の基本は，装具を中心とした保存療法である．それにより 60％前後の症例は良好な結果が得られる．しかし，残る40％の症例は，早期にその予後を判断し，手術治療へ治療方針を変更する必要がある．

●文 献

1) Catterall A. The natural history of Perthes' disease. J Bone Joint Surg Br 1971；53：37-53.

2) Salter RB, et al. Legg-Calve-Perthes disease. The prognostic significance of the subchondral fracture and a two-group classification of the femoral head involvement. J Bone Joint Surg Am 1984；66：479-89.

3) Herring JA, et al. The lateral pillar classification of Legg-Calve-Perthes disease. J Pediatr Orthop 1992；12：143-50.

4) Kollitz KM, et al. Classifications in brief：the Herring lateral pillar classification for Legg-Calvé-Perthes disease. Clin Orthop Relat Res 2013；471：2068-72.

5) Herring JA, et al. Legg-Calve-Perthes disease. Part I：Classification of radiographs with use of the modified lateral pillar and Stulberg classifications. J Bone Joint Surg Am. 2004；86：2103-20.

6) Herring JA, et al. Legg-Calvé-Perthes Disease. Part II：Prospective multicenter study of the effect of treatment on outcome. J Bone Joint Surg [Am] 2004；86：2121-34.

7) Kamegaya M, et al.：A proposed prognostic formula for Perthes' disease. Clin Orthop 2005；440：205-8.

8) Kamegaya M. Comparative study of Perthes' disease treated by various ambulatory orthoses. J Jpn Orthop Assoc 1986；61：917-32.

9) Kamegaya M et al. A paired study of Perthes' disease comparing conservative and surgical treatment. J Bone Joint Surg Br 2004；86：1176-81.

4 小児の股関節炎

亀ヶ谷真琴（千葉こどもとおとなの整形外科）

> **POINT**
> - 化膿性股関節炎の診断は，発熱 38.5℃以上と CRP2.0 以上が目安となる．
> - 化膿性股関節炎の確定診断は，穿刺による膿の証明である．抗菌剤投与はその後が望ましい．
> - 化膿性股関節炎と診断された場合には，速やかに切開・排膿・ドレナージを行う必要がある．
> - 単純性股関節炎の治療は安静を取ることが基本である．5～6日程度で改善がないようであれば入院の上介達牽引も考慮する．
> - 単純性股関節炎では，adduction test が陰性となった時点で運動への復帰を許可する．

化膿性股関節炎

はじめに

化膿性股関節炎の原因として，以前は，大腿動脈穿刺による一次性感染もあったが，最近は主に血行性感染による二次性感染である．股関節内の滑膜組織あるいは大腿骨骨幹端部を経由して股関節内に波及する．

診断

全身の発熱や局所の運動時痛および強い安静時痛がポイントである．当該股関節は，軽度屈曲・外転・外旋位のいわゆる"psoas position"のまま，まったく動かそうとせず「仮性麻痺」といわれる状態である（❶）．わずかでも患肢を触られるだけで，強い痛みを訴える．局所の発赤・腫脹・熱感は，股関節が厚い軟部組織で囲まれた深部の関節のためにはっきりしないことが多い．発症年齢は，3歳以下で大きなピークがあり，10歳前後の低いピークと合わせ二峰性を呈する．

発熱が 38.5℃以上で，血液検査にて CRP 2.0 以上は，本疾患を疑う目安となる[1]．しかし，確定診断は関節穿刺により膿を証明することである．本症を疑った場合には積極的に穿刺することが重要である．その際，超音波による関節液貯留の有無確認は有用である（単純性股関節

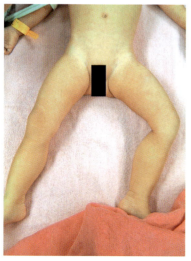

❶ 仮性麻痺の状態
左化膿性股関節炎例，2.5歳，女児．

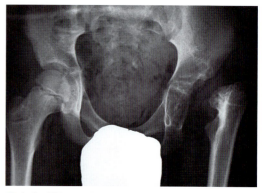

❷ 左化膿性股関節炎後遺症
乳児期発症例，男児．8歳2か月時単純 X 線正面像．左骨頭は消失している．

炎の項-❹参照）．穿刺液（膿汁）は起炎菌同定のため即日培養検査に出す必要がある．起炎菌を知ることは，その後の治療（抗菌薬の選択）に有利であるため，できれば検体採取前の抗菌薬投与は避けるほうがよい．また，関節外の炎症（化膿性筋炎など）でも本症類似の症状が生じることがあり，関節内病変との鑑別にはMRIが有用である．幼小児では，睡眠薬を必要とするが，可能な限りMRIは撮像するほうがよい．

治療

本症の診断がついた場合には，可及的早期に外科的治療（切開・排膿・ドレナージ）が必要となる．そのための医療環境が整っていない場合には，専門医へ至急紹介する必要がある．穿刺のみで軽快したという報告もあるが根拠はない．処置が遅れたことで生じる後遺障害は重篤となる（❷）．常に先手をとって対処することが肝要である．術後は引き続き感受性のある抗菌薬を投与し，起炎菌の同定ができなかった場合には，CRPや血沈値を参考にしながら広域スペクトルの抗菌薬を投与し，3～4日の経過で解熱傾向がみられない場合には，抗菌薬を変更する必要がある．最近では，股関節鏡を利用し低侵襲での排膿・関節内洗浄・ドレナージが可能となっている．

単純性股関節炎

はじめに

単純性股関節炎は，何ら誘引なく急性に発症し，炎症反応には乏しく短期間で自然改善する疾患である．感冒様症状が前駆症状として起こる場合もあり，溶連菌やウイルス感染が原因ではないかと考えられているが，いまだに不明である．

診断

股関節痛（時に大腿部前面の痛み）と可動域制限が主である．何ら誘引なく急性に発症し，軽度の跛行のみのものから歩行困難となるものまで多彩である．下肢は，外転・屈曲・内旋位をとることが多い．通常，発熱はあっても軽度で，局所の腫脹・発赤などはなく，血液学的にも炎症所見は乏しい．5～8歳に多く発症し，男女差，左右差などはみられない．何らかの原因により生じた滑膜炎が本態である．患側の下肢を股関節屈曲位とすると疼痛回避のため下肢が外転位となる「屈曲内転テスト（adduction test）」（❸）が特徴的である．

単純X線所見では，正面・側面像ともに形態学的異常や骨質の変化などはみられないが，正面像にて関節液の貯留による患側の骨頭涙痕間距離（tear drop distance）の拡大がみられ，

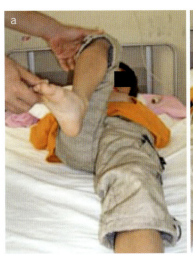 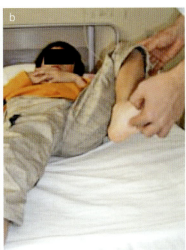

❸ 屈曲内転テスト（adduction test）：左単純性股関節炎
a：陰性（健側），b：陽性（患側）

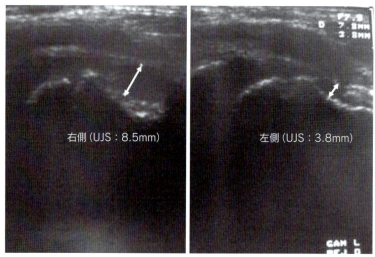

❹ 右単純性股関節炎：超音波による股関節内貯留液の確認
（UJS：Ultrasonographic Joint Space）

❺ 単純性股関節炎とPerthes病・化膿性股関節炎との鑑別点

	Perthes病	化膿性股関節炎	単純性股関節炎
発症型	慢性型	急性型	急性型
疼痛	軽度	重度	中等度～重度
歩行	可能	困難	時に困難
股肢位	内転・外旋	外転・外旋	屈曲・外転・内旋
発熱	なし	高熱（38～39℃）	微熱（時に）

骨頭の軽度側方化を生じることがある[1]．また，患側の内転が制限されるため，両下肢中間位での撮影で反対側の骨盤が高くなり骨盤傾斜を生じる．

超音波検査により，当該股関節前方から大腿骨頚部に沿ったスキャンにより，関節包と骨頭頚部の距離（ultrasonographic joint space：UJS）に健側との間で差異を生じ，関節液の貯留が認められる（❹）．

治療

軽度な場合，症状は2～3日の安静のみで改善する．症状が1週間以上も続く重度な場合には，入院のうえ，患肢の牽引を2～3週間行うほうがよい．Perthes病と化膿性股関節炎が鑑別上重要である（❺）．Perthes病との鑑別ではX線検査（股関節単純X線2方向）は必須である．特に，化膿性股関節炎が否定できない場合には，血液検査や関節穿刺を躊躇なく行う．また，症状が遷延する場合には，1か月程度の間隔をおいて再度X線検査を行い，再度Perthes病を否定する必要がある．運動などへの復帰は，「屈曲内転テスト」が陰性化してから許可するほうがよい．

● 文　献

1) Caird MS, et al. Factors distinguishing septic arthritis from transient synovitis of the hip in children. A prospective study. J Bone Joint Surg Am 2006；88：1251-7.

5章 股関節疾患の保存療法

　一過性大腿骨頭萎縮症

原田　昭（原田整形外科病院）

> POINT
> - MRI 所見からの確定診断は困難である．
> - 保存療法が原則であるが，骨折に注意が必要である．

概要

　一過性大腿骨頭萎縮症は，明らかな誘因なく急速あるいは徐々に股関節痛と跛行を生じ，X線像では骨頭輪郭の菲薄化を特徴とするが，数か月後に疼痛は自然に消失し，X線所見も正常化する疾患である．報告例は男性が若干多いが，女性例の 2/3 は妊娠と関連し，この妊娠に関連して比較的若い女性に発症する群と中年男性に発症する群に大別される[1]．

診断の進め方

　臨床症状には特徴的なものがないので，X線所見，MRI 所見が重要である．
　X線所見では骨頭輪郭の不明瞭化が特徴で，時に頸部，臼蓋にも骨萎縮像が認められる．関節面，関節裂隙は保たれる．MRI 所見では，T1 強調像においては骨頭〜頸部〜骨幹部にかけての広範かつびまん性の低信号域を認め，T2 強調像においては同部位に高信号がみられる．関節液の貯留も認められる．

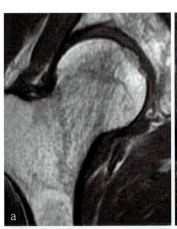
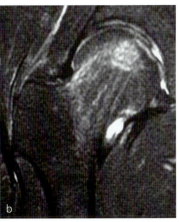
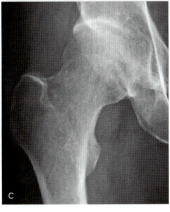

❶ 症例 1：51 歳男性，右一過性大腿骨頭萎縮症
右股関節の荷重時痛と回旋制限を訴え受診．
a, b：MRI 像．骨頭〜大腿骨頸部にかけてびまん性の T1 強調像で低信号域 (a)，T2 強調像で高信号域 (b) を認めたため一過性大腿骨頭萎縮症と診断した．
c：単純 X 線像．発症後 4 か月では骨頭輪郭の不明瞭化が認められた．約 2 か月間の免荷歩行を指示し，約 6 か月で股関節痛と跛行が消失した．

右股関節の荷重時痛と回旋制限を訴えて受診した症例を❶に示す.

治療の進め方

一般に予後良好な疾患であるため,治療は安静,免荷などの保存療法でよい.

骨萎縮が高度の場合には,骨折を生じることがあるので,厳重に免荷を守らせる必要がある.

比較的高齢男性で本症が発症した場合には,MRI所見からだけでは急速破壊型股関節症(rapidly destructive coxarthropathy:RDC)の初期,大腿骨近位部不顕性骨折,一過性骨髄浮腫症候群,大腿骨頭壊死との鑑別が困難であり,慎重な経過観察が必要である.

● 文　献

1) 松崎昭夫編.新図説臨床整形外科講座7股関節.メジカルビュー社:1994,p.231-5.

6 [注意すべき疾患] 大腿骨近位部不顕性骨折

原田　昭（原田整形外科病院）

> **POINT**
> - 高齢者が股関節痛を訴えた場合には本症を念頭におくことが重要である．
> - 手術的治療が選択されることが多い．

診断の進め方

高齢者が股関節痛を訴えて来院した場合，転倒，打撲などの外傷の既往があれば，大腿骨近位部骨折を念頭において診断・治療を進めることになる．

一方で，外傷の既往がまったくなく，X線上で骨折が明らかでない場合でも，大腿骨近位部不全骨折が生じているケースがある．大腿骨近位部不顕性骨折の診断にはMRIが有効である．転倒などの外傷の既往がなく，左股関節痛が出現した症例を❶に示す．

治療の進め方

骨折が診断された場合には，①厳重な免荷を指示し骨癒合を期待するか，②手術を行い，完全骨折の予防と歩行能力の維持をはかることになる．筆者は後者を選択することが多い．

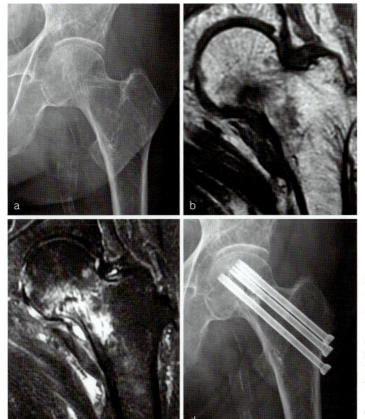

❶ 症例1：90歳，女性
転倒などの外傷の既往なく左股関節痛が出現．独歩は可能であるが跛行が認められた．
a：単純X線．骨折は明らかでない．
b, c：MRI像．大腿骨頚部～転子部にT1強調画像で低信号域，T2強調画像で高信号域を認めたため頚部骨折と診断した．
d：3本スクリュー固定を施行し，歩行能力が維持されている．

コラム：大腿骨近位部骨折の術後リハビリテーションの注意点

原田　昭（原田整形外科病院）

安定型骨折については，早期離床，早期全荷重を原則として，早期からのADL，QOLの改善を目指した積極的なリハビリを行うことで，患者の移動能力のみならず生命余命を延ばすことが重要である．

不安定型骨折に対しては，近年CTによる骨折型の詳細な把握と整復法の工夫（髄外型から髄内型骨折への整復など），各種インプラントの開発により，早期からの全荷重が可能となってきている．一方で画一的な術後リハビリテーションプログラム，クリニカルパスの実施により，骨折部の再転位やラグスクリューの骨頭穿破による再手術が散見されるのは残念である．手術後，骨折部の安定性に自信が持てない場合は，荷重時期を遅らせるなど，リハビリプログラム，クリニカルパスの変更を指示する必要がある．新しいタイプのインプラントの固定性を過信してはならない．特に急性期病院で手術が行われた場合には，術後2～3週で回復期リハビリテーション病院，有床診療所，老健施設などへの転院が余儀なくされるため，骨折部の状態やリハビリテーションプログラムの注意点などを確実に後方施設に申し送ることが重要である．急性期病院での入院期間の多くが術前の準備と周術期の全身管理に費やされるため，廃用予防運動や患肢の術後リハビリテーションが十分に行われていない可能性がある．大腿骨頸部骨折地域連携パスの成否は，最初の手術が的確に行われることと，その後の連携施設での医療リハビリテーションの質と量にかかっていることを忘れてはならない．術後のリハビリテーションにおいては健側の筋力強化運動を早期から継続して行うことが，患者の自立を早めるためにも重要である．

術後に骨粗鬆症の治療を継続することが，再骨折予防の観点からも重要である．急性期病院退院後の骨粗鬆症治療薬の投与率は20～50%とされている．特に医療費が包括化されている回復期リハビリテーション病棟，老健施設で骨粗鬆症治療薬が中止されているのは問題である．退院後は再骨折予防コーディネーターの関与により，骨粗鬆症治療薬の投与が80～90%で行われているとの報告もある．

大腿骨近位部骨折の発生数は年間約17万人と推計されており，そのうち要支援未満者（自立者）の発生は40%（8万人）と予想されている．要支援未満者に対してロコトレを中心としたロコモ予防運動と骨粗鬆症薬の投与による大腿骨近位部骨折予防を行った場合の削減効果は，年間1,500億円と推定されている．今後の運動器リハビリテーションは，大腿骨近位部骨折の術後リハビリテーションの充実のみならず，骨折予防の観点から運動器不安定症，転倒予防対策に対しても積極的に関与する必要がある．

5章 股関節疾患の保存療法

[注意すべき疾患]
急速破壊型股関節症

原田 昭（原田整形外科病院）

> **POINT**
> - 保存療法は無効であることが多いので，手術（THA）を考慮すべきである．
> - 診断にはOA，骨頭下骨折との鑑別が重要である．

概要

急速破壊型股関節症（rapidly destructive coxarthropathy：RDC）は1970年にフランスのPostelらによって報告された概念で，発症後6〜12か月間で急速に股関節の破壊が進行する疾患である．

臨床症状の特徴は，①約半年から1年で股関節の破壊が急速に進行する，②強い股関節痛を訴えるが，可動域は比較的保たれている，③比較的高齢者に多い（多くは60歳以上で発症し，特に85歳以上の占める割合が多い），④正常股関節から急速に発症することが多い．

その病態はまだ明らかになっていないが，骨盤の後弯，高度の骨粗鬆症，骨頭下の微小骨折，骨髄浮腫症候群などが複合的に関与していることが指摘されている．

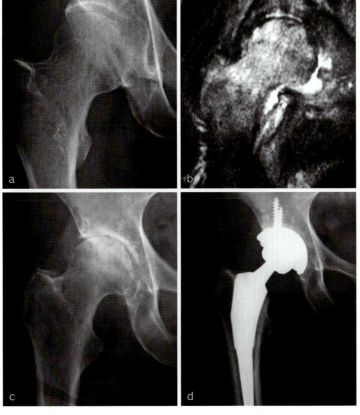

❶ 症例1：78歳，女性
誘因なく右股関節痛を訴え来院．
a：初診時：単純X線像で右股関節の関節裂隙の狭小化をわずかに認める．
b：MRI像．T2強調画像で臼蓋，大腿骨頭〜転子部にかけてびまん性の高信号域を認めた．
c：初診後2か月．単純X線像で右股関節の関節裂隙の急速な狭小化と臼蓋の不整，骨頭のcystを認めたためRDCと診断した．
d：股関節痛が高度となったため，ボーンストックが失われる前にTHAを施行した．

153

診断の進め方

診断にあたっては，大腿骨近位部不顕性骨折と同様に，つい先日まで元気に歩いていた高齢者が，何の外傷もなく急に股関節周囲を痛がり歩行困難となり来院するケースがあるので注意が必要である．初診時のX線上で明らかな骨折がなかったとしても，2週間以上症状が続く場合にはX線撮影の再検，MRIが必要である．初期のMRI所見では骨髄浮腫症候群の所見を呈することがあるので，確定診断には数か月を要することが多い．

何の誘因もなく右股関節痛を訴えて来院した78歳女性の症例を❶に示す．

治療の進め方

診断がついた後は，本症では臼蓋側のボーンストックが急速に失われることが多いので，早期に人工股関節置換術（THA）を検討することが重要である[1]．

● 文献

1) 松崎昭夫編．新図説臨床整形外科講座7 股関節．メジカルビュー社；1994．p.231-5.

コラム：THA術後脱臼予防のための日常生活指導

原田　昭（原田整形外科病院）

人工股関節置換術（THA）後の重大な合併症のひとつに術後脱臼がある．術後脱臼の発生率は初回THAで0.4〜5.8%と報告されている．

■後方進入法の場合

後方進入法では，一般的には屈曲・内転・内旋が脱臼誘発肢位となるため，日常生活においても靴下脱着動作や床上運動などの際に脱臼肢位をとることが多い．患者が術後に脱臼肢位をとらないようにするために，術前・術後を通じての日常生活指導が看護師，理学療法士（PT）を中心に積極的に行われている．脱臼を誘発しやすい日常生活動作としては，「しゃがみ込み」，「和式トイレ」，「患側の爪切り」，「患側の靴下履き」があげられている．これらの動作は禁止肢位ではなく，危険回避の代用動作を訓練，習得した後に退院となる施設が多いようである．

一方で，高齢者の場合には理解力の不足や脊柱や膝関節の拘縮のために，危険回避動作の習得が必ずしも容易でない場合が多い．

当院では後方進入を行っているため，特に高齢者に対しては，原則的に和式トイレの使用やとんび座りを禁止し，マジックハンドの使用を勧めてなるべくしゃがみ込み姿勢をとらないように指導している．当院における術後脱臼率は1%以下であるが，過度の生活指導による新たなストレスを患者に与えているのでないかとジレンマを感じている．患者の脱臼リスクを過大評価して，脱臼リスクの低いケースまでにも過剰な指導や不安を与えないように注意する必要がある．後方進入法を行う場合には，後方関節包と外旋筋群の修復を強固に行うことが重要である．術前の関節可動域が大きい高齢者に対しては，dual mobility cupの使用も選択肢として考えている．

■前方進入法の場合

一方で近年，前方進入法（direct anterior approach：DAA，anterolaral supine：ALSなど）や大骨頭径インプラントの使用により術後脱臼率は減少傾向にある．特に，前方進入法では後方関節包や外旋筋が温存されるため，脱臼誘発肢位は伸展・内転・外転となり，日常生活で脱臼肢位をとることが少ないため，脱臼する可能性が低いと報告されている．前方進入の術後脱臼率は後方進入に比べて明らかに低いため，前述したような脱臼回避動作指導を中心とした厳格な生活指導は不要であるとの報告もみられている．ただし，前方進入法においても高度変形例や関節リウマチ（RA），急速破壊性股関節症（RDC）など術前関節可動域の大きい患者に対しては，術後に脱臼動作指導が必要である．術後の脱臼リスクが低いことは患者にとって大きな福音であり，今後は前方進入法によるTHAが増えることが予想されている．前方進入法のラーニング・カーブからは手術手技の確実な習得までに20例以上の経験が必要であるとの報告もあり，前方進入手技の導入の際には合併症の回避に全力を尽くさなければならない．

■脱臼リスクと生活指導

THAの術後脱臼率は，手術進入法の工夫，インプラントの確実な設置，大骨頭径，dual mobility cupのようなインプラントなどの選択，早期からの筋力強化訓練などにより減少している[1]．一方で，インプラント性インピンジメントによる脱臼が回避されたとしても，新たに骨性インピンジメントの問題がクローズアップされており，患者が和式の生活を行う限り脱臼リスクは皆無ではないと考えられる．今後は，患者個々の脱臼リスクに応じた個別の生活指導を行うことが重要であり，同一メニューによる過剰な生活指導を行わないように留意しつつ，患者に過度な不安やストレスを与えないようにする必要がある．

■再手術のタイミング

30年以上前のことになるが，先輩から「THAを受ける時期は患者さんが決めることであるが，再手術のタイミングは医者が決めなければならない」と教えられた．すなわち，人工関節にゆるみが生じた場合には，ボーンストックが高度に失われる前に手術を受けるように患者を説得しなければならない．一度手術をさせていただいた患者は最後まで責任をもって診ろという教育である．ポリエチレンライナー処理の向上によりwear debrisによるゆるみは減少傾向にあるが，新しい人工関節モデルの成績は必ずしも安定していないため，従来と同様に注意深く患者の術後経過を見守る必要がある．

■退院後のフォロー

急性期病院における在院日数短縮の目的のために，入院日数が2週間以内の術後クリニカルパスも散見されるようになっている．術後早期の退院の場合は筋力やROMの回復が不十分な状態での退院となるので，退院後もリハビリテーションを継続する必要がある[2]．術後の不定愁訴や鈍痛は筋力低下に起因するものが多いので，積極的な筋力強化訓練を行うことにより症状が安定する．急性期病院の主治医は後医に対して，術中の関節の安定性，術後の日常生活の注意点，筋力の評価とリハビリテーションの留意点，患者の社会背景などの詳細な個別情報をきちんと申し送る必要がある．看護師やPTのサマリー任せにしてはならない．国が推し進める医療の機能分化の流れに安易に押し流されることなく，急性期病院，回復期リハビリテーション病院，診療所の医師が一人ひとりの患者に責任をもち，密接な連携と情報交換を行うことが，THAの術後成績をより向上させるものと考えている．

●文　献

1) 藤田貴也：dual mobility cup を用いた人工股関節置換術．Hip Joint 2014；40：580-3.
2) 岡本浩明ほか：THA のアプローチの違いによる下肢荷重量の改善差．Hip Joint 2014；41：43-5.

6章

膝周辺疾患の保存療法

6章 膝周辺疾患の保存療法

I　膝関節疾患に対する有効な保存療法

八木知徳（八木整形外科病院）

はじめに

　膝関節およびその周辺疾患は多数ある．靱帯損傷や骨折など外傷のほか，疲労骨折，スポーツ障害，成長期の障害などがある．この章を始めるにあたり，膝関節疾患全般に共通する保存的な治療法について述べる．
　関節疾患においては安静を保つための固定療法，装具療法が重要である．疼痛や腫脹の改善を図る物理療法，関節機能を保ったり改善を図る理学療法は整形外科の治療法のなかでも，有用な方法である．最後にすべての膝関節疾患に共通して用いられる各種薬剤についても述べる．

固定療法

ポイント

- 急性期の外傷や炎症で運動制限が必要な場合，まず暫定的な固定療法を選択するが，対象部位以外の運動は積極的に行う．
- 疾患が明らかになったら，それぞれの疾患にあった固定法に変更する．
- 固定による合併症に注意し，必要がなくなったら速やかに除去する．

　関節捻挫や，靱帯損傷の場合，ギプスやギプスシーネ，ニーブレースなどによる下肢および膝関節の固定は，基本的な治療法である．膝関節内および関節周辺の骨折の場合でも，骨折片の転位がないか，あっても3mm未満の場合は保存療法が適応となる．
　一方，転位が大きい骨折の場合は，観血的骨接合術が適応となるが，手術までの待機期間中，骨片の動きを抑え，安静を保ち腫脹を軽減するためにも固定が必要である．
　靱帯損傷の場合も，前十字靱帯損傷は手術療法が選択される場合が多いが，その他の靱帯では保存療法が主となる．また外傷のみならず，関節炎で関節痛や腫れが強いときは，一時的に関節を固定し安静を保つ必要がある．
　しかし長期間関節をギプス固定すると，関節軟骨は変性するので，固定期間はなるべく短期間にとどめる[1]．ギプスを除去する際には，超音波カッターを用いると，熱や音が少なく患者に優しい（❶, ❷）．
　ギプスやギプスシーネを当てる場合，腓骨頭付近にオルテックスなどの綿製のクッションを当て，腓骨神経麻痺を起こさないように注意する．施術直後は，頻繁に患肢を観察し，麻痺や循環障害が起きていないか注意する．患者および家族にも説明し，注意を促す．
　固定する肢位は疾患により異なる．膝蓋骨骨折や後十字靱帯付着部の転位の少ない骨折で

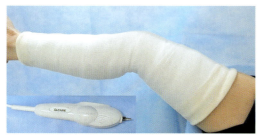

❶ ギプス固定
プラスチックギプスと超音波カッター．

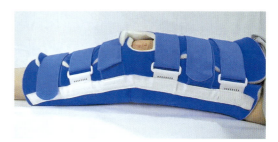

❷ ニーブレース固定
前十字靱帯損傷用の軽度屈曲位ニーブレース．

は，伸展位で固定する．その他の膝関節内および関節周囲骨折では，軽度屈曲位で固定する．荷重にあまり関与しない膝蓋骨骨折では，伸展位の固定で荷重を許可する．しかし他の骨折では，ある程度骨癒合するまで，非荷重を保つ必要がある．その後，部分荷重を徐々に始める．

装具療法（❸～❻）

ポイント
- 装具を十分に理解し，治療の目的に合った装具を処方する．
- 治療用とスポーツ復帰用の装具があるので，用途に合ったものを選択する．

装具は，身体の一部を外部から支え，運動機能の向上や疼痛の軽減を図るものである．病院で処方される装具は，医療保険が適応され，治療用装具となる．

膝装具は膝関節の支持性獲得，制動を目的と

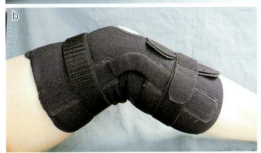

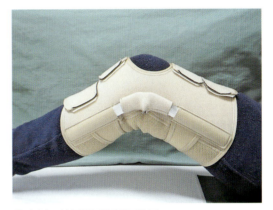

❸ 前十字靱帯用装具
a：手術後装着する治療用硬性装具
b：社会復帰してから保護のため用いる軟性装具

❹ 内側・外側側副靱帯用装具
内側・外側に支柱が付いている．

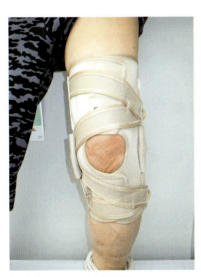

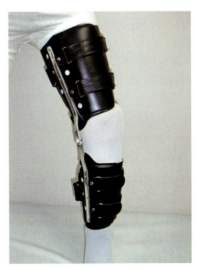

❺ 変形性膝関節症用装具
外反を強制するバンドが付いている．

❻ 支柱付硬性装具
膝関節内および関節周辺骨折後のリハビリに用いる．アンダーウェアを用いると，かぶれやよごれを防ぐことができる．

して用いられることが多い．
①**前十字靱帯用装具**：膝関節の前方不安定性の制動を目的とし，治療用の硬性装具とスポーツ復帰用の軟性装具がある（❸）．
②**内側・外側側副靱帯用装具**：内外側方向の不安定性のある膝関節に用いる装具である（❹）．
③**変形性膝関節症用装具**：変形性膝関節症による内反変形や内外動揺（スラスト）を抑制し，内側の過荷重を軽減する装具である（❺）．
④**簡易型膝関節固定装具（ニーブレース）**：膝関節の手術後や靱帯損傷の受傷直後などに用いられる（❷）．
⑤**支柱付硬性装具**：側副靱帯が不安定な膝関節や，関節内骨折後でまだ骨癒合が不完全な症例では，両側に支柱の付いた硬性膝装具が用いられる（❻）．
⑥**ストラップ付バンド**：Osgood-Schlatter病やジャンパー膝に対し，膝蓋腱を圧迫し，脛骨粗面にかかる牽引力を減少させる．
⑦**膝蓋骨制動サポーター**：膝蓋骨の亜脱臼や不安定症に対し，パッドで膝蓋骨の外方偏位を制動する[2]．これらの装具は，膝関節の動きを一部制限するが，原則的には日常生活を妨げない．

物理療法

ポイント
- 効能・効果を十分に理解したうえで，目的に合った治療法を選ぶ．

　スポーツ外傷・障害によって生じた炎症，創傷，疼痛，関節可動制限，筋力低下などの機能や構造の障害に対して，温熱，寒冷，超音波，電気などの物理的刺激で，生体がもつ治癒機転を促進する治療法である．
①**寒冷療法**：打撲，捻挫，靱帯損傷などの外傷の急性期においては，冷却療法が有効である．アイスパックを用いる伝達冷却法，冷水を用いた渦流浴などの対流冷却法，コールドスプレーを用いた気化冷却法などがある．
②**超音波療法**：超音波を断続的に照射するパル

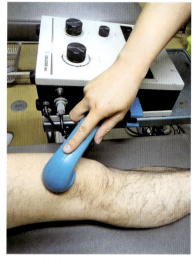

❼ **超音波治療器**
大腿四頭筋腱炎患者に超音波治療を実施．

ス波を用いた非温熱刺激と連続的に照射する連続波を用いた温熱刺激の2種類がある（❼）．
③**電気刺激療法**：直流通電療法，交流通電療法，パルス通電療法がある．パルス通電を用いた経皮的末梢神経電気刺激（transcutaneous electrical nerve stimulation：TENS）は，疼痛をコントロールする．
④**温熱療法**：ホットパックによる表在性温熱療法と，超音波や超短波などによる深部温熱療法がある．温熱療法の効果としては，代謝機能の亢進，末梢循環の促進，結合組織の伸張性の亢進，免疫機能の亢進などがある．これにより疼痛の軽減，循環の改善，関節可動域の拡大，創傷治癒の促進などが期待される．

理学療法

ポイント
- 関節は動かすことが本来の働きなので，できるだけ動かしながら治す．

　運動や物理療法に対する生体の生理学的反応を利用して，身体の機能改善・向上を図る治療技術である．運動療法と前述の物理療法がある．

運動療法

運動によって膝関節の機能障害を改善，維持したり，運動機能を改善する療法である．

①**関節可動域エクササイズ**：膝関節の可動性が外傷や炎症などで制限された場合，可動域を拡大したり，膝関節の手術後可動域の減少を予防する目的で行われる．自動運動が第一選択であるが，自動運動が十分にできない場合，自動介助運動を用いる．麻痺や手術後の疼痛や拘縮のため関節を動かせない場合，他動介助運動を行う．

②**筋力維持・強化エクササイズ**：筋力低下が起きた場合，膝関節周囲筋をきたえ，機能改善を図るエクササイズを行う．変形性膝関節症に対する大腿四頭筋訓練は有名である．筋力低下，関節の機能を回復するとともに，疼痛を緩和する．等尺性・等張性・等運動性筋力増強訓練がある．

③**バランスエクササイズ**：立位や座位の不安定性，易転倒性に対して安定性を得るために行うエクササイズである．代表的なものとして片脚起立訓練がある．フラミンゴ起立ともいわれ，片足で立ち他方の足を軽く上げる．高度な訓練としては，バランスボードの上に立ち，バランス感覚を養う方法があり，転倒防止に役立つ．

④**ロコモ体操**：ロコモティブシンドロームとは，運動器能力の低下により，関節の機能低下をきたしたり，骨粗鬆症が進行したりすることで，日常生活動作が低下する症候群である．これを予防するため推奨される体操がロコモ体操で，フラミンゴ起立や数十分歩行訓練をすることにより，筋力が回復し，転倒予防につながる．

薬物療法

ポイント

- 副作用があることを十分に理解したうえで使用し，危険を察知したら直ちに中止する．
- 長期投与している場合は，胃腸・肝臓・腎臓障害をチェックする．
- 外用薬は，急性期は局所を冷却するタイプ，慢性期は温めるタイプを選ぶ．
- 貼付する部位により使い分ける．関節にはテープ剤，その他の部位にはパップ剤を．
- 関節液が過剰に貯留しているときは，穿刺排液してから関節内注射をする．
- 偽痛風による関節炎には，ステロイドの関節内注射が有効である．

薬物療法が最も用いられる膝関節の疾患は，変形性膝関節症と関節リウマチである．ここでは，変形性膝関節症における薬物療法を中心に述べる．現在行われている薬物療法は，関節軟骨を修復するものではなく，関節軟骨の磨耗や滑膜炎からくる疼痛，水腫に対する治療である．慢性疼痛に対する鎮痛薬としては，非ステロイド性抗炎症薬（NSAIDs），オピオイド，アセトアミノフェン，神経障害性疼痛緩和薬などがある（**❽**）．

経口薬物療法

①**NSAIDs**：NSAIDs は最も広く鎮痛を目的に使用されている薬剤である．作用機序はシクロオキシゲナーゼ（COX）阻害によってプロスタグランジンの合成を抑制して得られる抗炎症作用と，鎮痛作用であるが，各疾患の進行を抑える効果はほとんどない．最近は NSAIDs の副作用低減を図って開発された COX-2 選択的阻害薬が広く用いられており，胃腸障害が少なく，長期使用に向いている．

②**オピオイド**：オピオイドはオピオイド μ 受容体を刺激し，鎮痛作用をもたらす．慢性疼痛疾患で，NSAIDs で鎮痛効果が得られない例や，NSAIDs による胃腸障害を避けたい例なども適応がある．オピオイドは麻薬に類似した薬剤なので，鎮痛効果が高い反面，副作用として，悪心，嘔吐，便秘などがあるので注意を要する．

③**アセトアミノフェン**：体温調節中枢や中枢神経に作用して，解熱・鎮痛効果を発揮する．副作用が少なく，小児でも使用可能で，解熱鎮痛の第一選択薬となることが多い[3]．

❽ 膝関節疾患でよく使用される NSAIDs，オピオイド，アセトアミノフェンの一覧

	分　類	一般名	商品名
NSAIDs	サリチル酸系	アスピリン	バファリン®
	フェナム酸系	メフェナム酸	ポンタール®
	アリール酢酸系	インドメタシン	インダシン®，インテバン®SP
		ジクロフェナク	ボルタレン®，ボルタレン®SR
		エトドラク	ハイペン®，オステラック®
	プロピオン酸系	イブプロフェン	ブルフェン®
		フルルビプロフェン	フロベン®，ロピオン®
		ロキソプロフェン	ロキソニン®
	オキシカム系	メロキシカム	モービック®
		ロルノキシカム	ロルカム®
	コキシブ系	セレコキシブ	セレコックス®
オピオイド	弱オピオイド	トラマドール＋アセトアミノフェン	トラムセット®
		ブプレノルフィン	ノルスパン®テープ
	強オピオイド	フェンタニル	デュロテップ®MTパッチ
アセトアミノフェン	アニリン誘導体	アセトアミノフェン	カロナール®，アンヒバ®
神経障害性疼痛緩和薬		プレガバリン	リリカ®
鎮痛補助薬		ワクシニアウイルス接種家兎炎症皮膚抽出液	ノイロトロピン®

❾ 膝関節疾患の代表的外用薬の一覧

種類	一般名	商品名
パップ剤	ケトプロフェン	モーラス®パップ
	インドメタシン	カトレップ®パップ
	ロキソプロフェン	ロキソニン®パップ
	フェルビナク	セルタッチ®パップ
テープ剤	ケトプロフェン	モーラス®テープ
	ロキソプロフェン	ロキソニン®テープ
軟　膏・ゲル	ジクロフェナク	ボルタレン®ゲル
	ロキソプロフェン	ロキソニン®ゲル
クリーム・ローション	フェルビナク	ナパゲルン®クリーム
	ケトプロフェン	セクター®ローション
坐　薬	ジクロフェナク	ボルタレン®サポ
注　射	スルピリン	メチロン®注
	フルルビプロフェン	ロピオン®注

外用薬

外用薬は有効成分が経皮的に吸収されるようにつくられており，局所作用が主である．副作用は重篤なものが少ない．よく用いられる外用薬としては，次のようなものがある（❾）．

①**パップ剤**：従来から用いられている冷却を目的としたパップ剤と，NSAIDs を含有するパップ剤がある．主に急性疾患に適応がある．長期使用すると，かぶれたり，湿疹が出たりし，一部のパップ剤では日光湿疹などの副作用が出ることもあるので注意を要する．

②**テープ剤**：パップ剤からの発展形で，薄く，

❿ 関節液の性状と疾患

	正　常	変形性膝関節症	関節リウマチ	偽痛風	化膿性関節炎
透明度	透明	透明	不透明	不透明	不透明
色調	淡黄色	黄色・軟骨細片	黄白色	黄色混濁	黄色混濁
白血球数(/mm³)	200以下	200以下	5,000以上	5,000以上	50,000以上
好中球の比率	25%以下	25%以下	50%以上	50%以上	85%以上
培養	陰性	陰性	陰性	陰性	しばしば陽性
検鏡検査		II型コラーゲン (MMP II)		ピロリン酸カルシウム	細菌

(三浦裕正. 検査・検体検査. 松野丈夫ほか編. 標準整形外科学第12版. 医学書院；2014. p.161-2[6])より)

剥がれにくいので関節部分に有用である．
③**軟膏，クリーム剤，ローション**：パップ剤に比べ，使いやすく，副作用も少ない．関節部に使いやすい．
④**坐薬**：解熱・鎮痛・消炎の目的で用いられ，ボルタレン坐薬が有名である．

関節内注射

関節液が貯留し，腫脹や疼痛をきたす場合は，過剰な関節液を穿刺排液し，ステロイドやヒアルロン酸を関節内注射すると有効である[4,5]．偽痛風による関節炎は，化膿性関節炎に似ており，関節液中のピロリン酸結晶を証明して鑑別する．鑑別がすぐできない場合は，両方に対する治療を同時に行う．関節液の性状から，ある程度疾患を鑑別できる（❿）[6]．

①**ステロイド**：疼痛や腫脹が続く場合は，ステロイドの関節内注射が行われる．即効性はあるが持続時間が短い水溶性と，持続時間が長い懸濁性ステロイドがある．ステロイドの長期使用により，化膿性関節炎や，神経障害性関節炎を起こすことがあるので，その使用はできるだけ控えるべきである．

②**ヒアルロン酸**：本来ヒアルロン酸は，関節軟骨や関節液に含まれており，関節の潤滑機能に重要な役割を果たしている．薬剤としてのヒアルロン酸には，潤滑機能のみならず，炎症性サイトカインの産生を抑制する薬理学的作用も確認されている．ヒアルロン酸の関節内注射療法は，1987年日本で初めて承認された．通常1週間に1回の計5回の投与が推奨されている．分子量の異なる製品があるが，臨床的効果に大きな差は認められていな

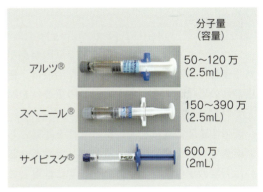

⓫ 関節内注射
よく使用されるヒアルロン酸．

い（⓫）．十分な効果がみられない場合は手術療法など他の治療法に変更する．しかし手術ができない患者の場合は，間隔をあけて投与を継続するのも有効である．

● 文　献

1) Troyer H. The effect of short-term immobilization on the rabbit knee joint cartilage. A histochemical study. Clin Orthop 1975；107：249-57.
2) 池田耕太郎. 装具療法. 4章 治療, 保存療法. 越智光夫編. 最新整形外科学体系 17巻 膝関節・大腿. 中山書店；2006. p.106-9.
3) 浦部晶夫ほか編. 鎮痛薬（非ステロイド抗炎症薬）今日の治療薬 2015. 南江堂；2015. p.266-96.
4) 宗圓聡. 変形性膝関節症に対するステロイド注射療法. 糸満盛憲ほか編. 私のすすめる運動器疾患保存療法実践マニュアル. 全日本病院出版会；2007. p.176-80.
5) 徳谷聡ほか. 変形性膝関節症に対するヒアルロン酸注射法. 糸満盛憲ほか編. 私のすすめる運動器疾患保存療法実践マニュアル. 全日本病院出版会；2007. p.169-75.
6) 三浦裕正. 検査・検体検査. 松野丈夫ほか編, 標準整形外科学 12版. 医学書院；2014. p.161-2.

6章 膝周辺疾患の保存療法

2 変形性膝関節症に対する保存療法

杉田健彦（本間記念東北整形外科・東北歯科）

> **POINT**
> - 変形性膝関節症はロコモティブシンドロームの主な原因の疾患である．
> - 変形性膝関節症は30年の経過でも70%が未発症あるいは初期にとどまることから，予防を含めた保存療法が大切である．

はじめに

ロコモティブシンドロームの主な原因疾患である変形性膝関節症に対する適切な治療は，健康寿命の延伸という観点からもその重要性を増している．

変形性膝関節症は加齢による変性を基盤とした疾患であるため，根治は望めず，特効薬あるいは万能の治療法はないことを患者に理解してもらい，気長に治療に向かわせることが大切である．

また，その主症状である痛みに対しては種々の治療法があること，さらには，その自然経過は30年の経過でも70%が未発症あるいは初期にとどまっていたという疫学調査[1]もあるため，予防を含めた保存療法が大切であることを患者に説明することも必要であろう．

生活指導

生活指導をする際に最も困惑するのは，「何をすればいいですか」，「どんな運動をすればいいですか」というような具体的な質問をされることではないだろうか．減量も含め，日々の生活の中で膝への負担を軽減するということが基本であり，「健康のため，あるいは糖尿病だからなどといって痛いのに無理して歩かない」，「運動が必要ならば，水の中を歩く」，「水泳，自転車など膝に負担のかからないものにする」，「痛いときは階段よりエレベーターを」，「重いものを持たない」などと指導するようにしている．

理学療法

大腿四頭筋訓練の効果についてのエビデンスが示されたのは最近のことである[2]．これによると，変形性膝関節症患者をSLR（straight leg raizing）訓練群と非ステロイド性抗炎症薬（non-steroidal anti-inflammatory drugs：NSAID）服用群の2群に分けて検討したところ，両群とも有意に疼痛，ADL障害が改善したことより，SLR訓練は副作用のない，有効で安全な治療法であると結論づけられている．さらに最近の研究で，運動療法により関節液中のヒアルロン酸の分子量と粘性度が増加することや，軟骨に保護的に作用するインターロイキン-10濃度が上昇することなどが解明されてきているといい[3]，運動療法の重要性を再認識すべきであろう．

黒澤，石島らが，継続して訓練するためにはホームエクササイズが重要であると述べていることから，当院では，家庭でできる簡便な訓練方法をパンフレットを用いて指導している（）[3,4]．また，ときに間違った方法での訓練を続けている患者を見かけることから，定期的にリハビリ室で訓練方法を確認するよう促している．

指導のポイントは，①座位での大腿四頭筋訓練では大腿直筋が緩んでいるため，座位と仰臥位両方で訓練すること，②仰臥位のときには腰椎前弯を増強させて腰痛の原因にならないように，対側の膝は屈曲位にすること，③単なる下肢挙上では，股関節屈筋の訓練になりがちであり，大腿四頭筋の訓練のためには「膝を伸ば

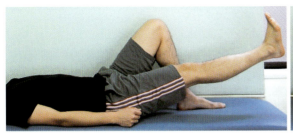 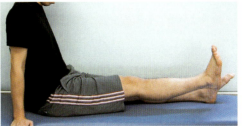

❶ 膝伸展位等尺性大腿四頭筋訓練

す，伸ばす」という意識で行うこと，などであると考える．

また変形性膝関節症では，多かれ少なかれ膝蓋大腿関節にも変性が存在することから，この関節への負荷が生じる等張性訓練よりは膝伸展位での等尺性訓練がより安全であると考える．

薬物療法

内服薬

最も一般に用いられているNSAIDsと最近用いられ始めたオピオイド系薬剤，およびセロトニン・ノルアドレナリン再取り込み阻害剤について述べる．

NSAIDsは使用実績も長く，変形性膝関節症の主症状である痛みの軽減には欠かせない薬物であるが，胃腸障害，腎障害，肝障害，心血管系イベントの合併は常に念頭に置いておくべきである．変形性膝関節症の根治療法ではなく，あくまで補助的治療であることを理解させ，漫然と使用しないような注意が必要である．一方「痛み止めは飲んではいけない」と固く思い込み毛嫌いする患者もいる．「痛いときには痛み止めに頼ったほうが楽ですよ」というアドバイスもときには必要であろう．

近年，NSAIDsの鎮痛効果が不十分な場合や胃腸障害などの副作用が懸念される症例に対して，オピオイド系薬剤が使用されるようになってきている．ただ，投与初期に起こりやすい悪心，嘔吐，便秘などの副作用に対する投与方法の工夫が求められる[5]．また，使用実績の比較的浅い薬剤であり，鎮痛効果や安全性に関する今後の検証が待たれる．

さらに最近，痛みの伝達経路のうちの下行性疼痛抑制系を賦活化する目的で，セロトニン・ノルアドレナリン再取り込み阻害剤が変形性関節症に対して使用可能になった．これも使用実績の浅い薬剤ではあるが，変形性膝関節症の主症状である痛みに対する薬剤の選択肢が増えたわけであり，患者の状態に応じて使い分けることが肝要であると考える．

関節内注射

現在日本で関節内注入薬として用いられているのは，ほとんどがステロイド製剤とヒアルロン酸製剤である．ステロイドは鎮痛効果に優れ，かつ速効性であるが，血中に移行することによる全身的影響が懸念される[6]．一方，ヒアルロン酸注入による副作用の報告はほとんどなされていない[5,6]が，鎮痛効果や速効性の面ではやや劣る印象がある．このことから，初期にステロイドを用いた後にヒアルロン酸に移行するという併用療法の報告が増えつつあるという[6]．

筆者は，特に初診時に疼痛の強い患者に対しては，内側の圧痛部（多くは半月脛骨靱帯脛骨付着部[7]）に局所麻酔薬とステロイドの注入を2～3回行い，疼痛をある程度やわらげた後にヒアルロン酸の維持投与を行うという方法を用いている．ただこれまでの経験から，半月板損傷による疼痛にはヒアルロン酸製剤よりも局所麻酔薬のほうが有効であり，骨内病変には関節内注射そのものが無効なことが多いことから，まず正確な診断のもとに関節内注射の適応を決めるべきであろう．

近年，多血小板血漿の関節内注入も注目されているが，一般臨床に用いられるまでには至っ

● **Advice：痛みの少ない関節内注射のコツ**

　かがんだ姿勢で，あるいはベッドを上げて目線を膝と同じ高さにするほうが刺入しやすい．膝蓋骨が内外によく動くくらいにリラックスしてもらう．膝下に枕などを置いて軽度屈曲位にしたほうがリラックスできる人もいる．母指で膝蓋骨外側を触知しながら，示・中指で膝蓋骨を外方に押し出すようにする．膝蓋骨の動きが悪い人や，膝蓋大腿関節裂隙が狭い人では，母指の先端で膝蓋骨と大腿骨外側顆部をしっかり触知しながら，その間を狙うという感覚で刺入する．一般には膝蓋骨の裏を狙って，やや上向きに刺入するが，膝の形態によっては，やや下向きがよい人もいる．関節内に入っていなければ注入抵抗が強いので，無理に注入しないでいったん針を引いてから刺入しなおすべきである．針先が軟骨や骨（多くは大腿骨外側顆部外側）に当たった場合には，針を少し引きながら抵抗が軽くなったところで注入する．針先が膝蓋骨の外縁に当たっていることもあるので，これは刺入しなおすべきである．刺入直前には針先を皮膚直上まで近づけておいたほうが痛みは少ないだろう．23ゲージ針でも注入可能だが，頻回に行う施設では医師の母指への負担軽減のために22ゲージ針でもよいだろう．

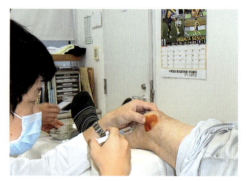

❷ 痛みの少ない関節内注射のコツ

ていないものと考える．

　最後に，痛みの少ない注射のコツとして（あくまで）著者が実践していることをコラム（Advice）として記した（❷）．

外用薬

　種々の剤型の外用薬が使用されているが，いずれも消炎鎮痛成分が皮膚から浸透することによる効果を狙ったものであり，患者自身が使いやすい剤型を処方するようにしている．多数枚の湿布を膝以外の部位も含めて貼付している患者がいる．ロキソプロフェン（ロキソニン®）の場合は，有効成分の約1/10が血中に移行するとの報告もあり，使い過ぎに対する注意喚起が必要である．

装具療法

　変形性膝関節症に対する装具療法としては，偏移荷重の矯正や膝の支持性の補強などを目的に，外側楔状足底挿板，支柱付き膝装具，サポーター様軟性装具などが用いられている．ただ，その有効性や作用機序などに関するエビデンスが多くはないため[8]，適応基準，装具作成方法などが統一されているとは言い難い状況である．装具療法が有効な症例が多いことも事実であり，今後の研究が待たれる．

まとめにかえて

　変形性膝関節症の30％は進行性であるという報告があり[1]，また中高齢患者の全身状態が経年的に改善するとは考えにくいため，症例によっては保存療法にこだわりすぎることなく，常に手術療法への移行あるいは専門医への紹介を念頭におくことが重要である．

　さらには，鑑別診断として挙げられる多くの疾患（半月板損傷，骨壊死，一過性骨萎縮症，疲労骨折および脆弱性骨折，偽痛風，オーバーユース症候群など）に対して，変形性膝関節症として漫然と治療しても効果は期待できるはずもないことから，診断の重要性も認識すべきである．

● **文　献**

1）大森　豪ほか．変形性膝関節症の疫学と危険因

子. 日整会誌 2013；87：S666.
2）黒澤　尚. 変形性膝関節症に対する SLR 訓練の効果—多施設 RCT の結果. 日整会誌 2005；79：S9.
3）石島旨章ほか. 変形性膝関節症に対する運動療法—臨床現場における実際と考え方. MB Orthop 2012；25（6）：42-51.
4）黒澤　尚. 変形性膝関節症に対するホームエクササイズによる保存療法. 日整会誌 2005；79：793-805.
5）千葉純司. 変形性膝関節症に対する薬物療法. MB Orthop 2012；25（6）：79-84.
6）清水雅樹. 関節内注入療法の臨床的効果と問題点. MB Orthop 2012；25（6）：30-36.
7）杉田健彦ほか. 内側型変形性膝関節症における痛みの発現部位と発現機序. 膝 1995；21：21-25.
8）戸田佳孝ほか. 変形性膝関節症に対する装具療法. MB Orthop 2009；22（5）：256-262.

6章 膝周辺疾患の保存療法

3 半月板損傷

梅原寿太郎（大曲整形外科クリニック）

POINT
- 断裂形態やその症状が異なることが多いため，青壮年者，中高年者，外側円板状半月板に分けて考える．
- 断裂部位によって治癒ポテンシャルが決まるため診断にはMRI（T2*）が必須である．

青壮年者の半月板損傷

外傷性の縦断裂や斜断裂が多く，引っかかり感やロッキングといった，いわゆる半月板症状を呈することが多い．内側半月板損傷は前十字靱帯損傷後の二次的損傷であることが多いため，それを疑う症例をみたら，以前に靱帯損傷のエピソードがないか聴取する．外側半月板にはMRIや関節鏡検査では一見正常な半月板に見える hypermobile meniscus という病態や，膝を過伸展したときの前外側の痛みを特徴とする前節損傷がある．後者はサッカー選手に多い[1]．いずれも半月板症状を複数回繰り返す例は手術の適応である．

保存治療の実際

半月板症状が誘発されることの多い動作を1～2か月間制限してみる．血行のある辺縁部の断裂例，特に外側半月板例では無症候となる可能性がある．

■ロッキング例に対する対処

1～2日以内であれば徒手整復を試みる．
1%メピバカイン（カルボカイン®）10～20 mLにより関節内麻酔を行う．内側半月板の場合，膝を深屈曲し内外旋をしたのち外反ストレスをかけながらゆっくり伸展位にもっていく．外側半月板の場合は figure 4 position（4の字固めをかけられる時の姿勢）で数分待機したのち内反ストレスをかけて伸展位にもっていく．整復後はMRIで整復位および断裂部位を確かめ，経過をみるか手術を選択するかを判断する．

中高年者の半月板損傷

変性を基盤とした内側半月板の横断裂や水平断裂が多い．これらは内側型変形性関節症（osteoarthritis：OA）と切り離して考えることはできず，OA初期の膝では，痛みの一因となりうるほか，OA進行のトリガーとして重要である[2]．症候性のものは中節（～中後節移行部）の横断裂，後節（～中節）の水平断裂，後角損傷の3つのいずれかであることが多い．

中節の横断裂では寝返りするときの痛みと内側関節裂隙の強い圧痛が，後節の水平断裂ではしゃがみ動作時の痛みと内側関節裂隙の圧痛が特徴的である[3]．圧痛部に熱感を伴っている場合は，同部に局所的な滑膜炎を生じていることを意味し，MRIやエコーで滑膜の腫脹を認める（❶）．

後角損傷は女性に多く，日常の軽微な機転による急激な膝窩部の痛みとして発症することが多い（❷）．X線変化に比べると発症早期の症状は強いが通常3～6か月で症状が改善する．しかし半月板機能が急激に失われる結果，特に肥満例では関節症変化が，また骨粗鬆性素因のある例では軟骨下骨障害*がその後の問題となる[4]．

*：軟骨下脆弱性骨折と考えられるようになってきた特発性膝骨壊死症（spontaneous osteonecrosis of knee：SONK）は内側半月板後角損傷と関連が深い．後角損傷発症後，膝痛が長引く場合はSONK発生を疑い画像再評価を行う．

保存療法の実際

断裂した半月板のインピンジメントによる滑膜炎に対してNSAIDs（非ステロイド性抗炎症

3. 半月板損傷

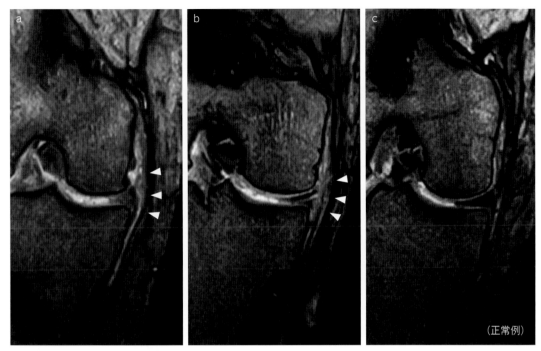

❶ 半月板断裂部に生じた滑膜炎
中節横断裂例（a）と中節水平断裂例（b）．正常例（c）に比べて滑膜が腫脹（矢頭）しており同部に限局した熱感と圧痛を伴っていた．

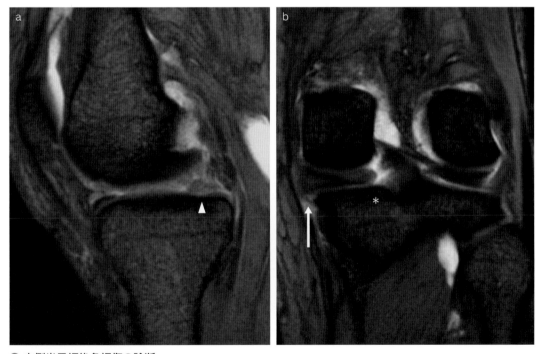

❷ 内側半月板後角損傷の診断
a：矢状断像での white meniscus sign（矢頭）．b：冠状断像での vertical linear defect（*），半月板の逸脱（矢印）．

169

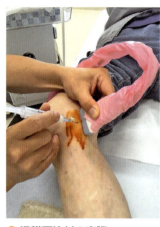
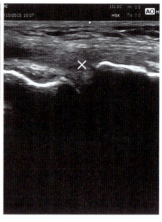

❸ 滑膜下注射の実際
1％カルボカイン®2 mL＋トリアムシノロンアセトニド（ケナコルト-A®）10〜20 mg を半月板辺縁部の滑膜下（×）に注入する．エコーを用いると確実だがブラインドでも可能である．

薬）を処方する．中節の横断裂もしくは水平断裂で痛みの強い例には内側関節裂隙滑膜下への単回のステロイドの滑膜下注射が著効することが多い（❸）．適応は関節裂隙に限局した強い圧痛と熱感があり，MRI で骨病変のない例である．中節の横断裂や弁状断裂の嵌頓例で保存治療に抵抗する例には半月板部分切除術を考慮する．

後角損傷例に対しては，まず痛みの原因と今後予想される経過を示すことで患者の不安を取り除く．現時点では有効な修復方法が確立されていないため，急激な接触圧変化による軟骨もしくは軟骨下骨傷害を最小限に抑える方策をとる．具体的にはヒアルロン酸関節内注射，足底板・歩行支持器の使用による可及的な免荷歩行，体重コントロールである．骨粗鬆症性素因があり，MRI ですでに軟骨下脆弱性骨折が明らかな例には PTH（副甲状腺ホルモン）製剤を試してみるのもよいだろう．軟着陸に失敗し OA もしくは SONK が進行した例は人工関節手術の適応となる．

外側円板状半月板

幼年期に発症する例もあれば生涯無症候のこともある．小児発症例では膝伸展制限を主訴に受診することが多く，大腿骨外側顆部に離断性骨軟骨炎を合併する例もある．長期経過例や高齢者例では関節症変化を合併していることが多い．

有症状例は半月板切除術の適応である．断裂が広範囲に及んでいなければ形成術で対処できるため期を逃さないようにする．

● 文 献

1) 米谷泰一ほか．外側半月板前節部損傷．整災外 2015；58：1695-1702.
2) 梅原寿太郎ほか．内側半月板変性障害の診断と治療（後角損傷を含めて）．Bone Joint Nerve 2014；4：53-61.
3) Kamimura M, et al. Medial meniscus tear morphology and related clinical symptoms in patients with medial knee osteoarthritis. Knee Surg Sports Traumatol Arthrosc 2015；23：158-63.
4) 梅原寿太郎ほか．内側半月板後角損傷．整災外 2015；58, 1703-11.

4 靱帯損傷— ACL, PCL, MCL

大越康充, 鈴木 航, 前田龍智（函館整形外科クリニック）
大角侑平（函館整形外科クリニックリハビリテーション科）

> **POINT**
> - ACL単独損傷は保存的修復の可能性はほとんどない．保存療法の目的は，再受傷による半月板損傷や軟骨損傷のリスクを軽減させることである．
> - PCL単独損傷は適切な保存療法により修復が得られる可能性があるが，放置ではその確率は下がる．
> - MCL単独損傷は比較的容易に保存的治癒が得られる．

ACL単独損傷

診断

前十字靱帯（anterior cruciate ligament：ACL）損傷は，多くは球技などスポーツ活動中の着地や方向転換動作にて受傷し，非接触型損傷が多い．受傷時に膝に断裂音（popping）を感じることが多く，関節血症をきたす．外傷性膝関節血症の80％近くが本症であり，上記病歴と関節血症の存在があれば本症を念頭におくべきである[1]．

診断にはラックマンテストなどの徒手検査所見が重要であるが，急性期には疼痛と筋緊張にて施行不能な場合が多い．多くの場合，MRI検査により診断可能である．

治療方法の選択

本症はその特性により保存的治癒の可能性はきわめて低い．したがって，放置により再受傷を繰り返し，二次的前方制動機構の一つである半月板や軟骨の損傷をきたし，長期的には関節症性変化を招来する．活動性の高い若年者，スポーツの継続を希望する中年，そしてスポーツを行わなくてもADL動作にて膝崩れ症状を生じる症例はACL再建術を考慮すべきである．スポーツ活動をまったく行わない症例やスポーツ継続を希望するが，社会的理由などにより，当分は手術を受けられない症例に対して保存療法を行う．ただし，ロッキング様症状やキャッチング症状を伴う半月板損傷を合併している場合は，早期に手術を考慮すべきである．

急性期の保存療法

関節血症による腫脹と疼痛が著明な場合は，穿刺吸引を行い，アイシングを施行する[2]．患部の安静を目的として，ニーブレースなどによる外固定を1週間程度行い，松葉杖による免荷を行う場合もある．腫脹が軽減するまでは最低限のADL動作のみ許可し，苦痛のない範囲での自動可動域訓練を指導する．受傷後3〜4週経過し，腫脹と疼痛が軽快した時点で，ACL用膝装具を装着させ，リハビリを開始する．

ACL不全膝に対するリハビリテーション

受傷後の腫脹と疼痛が軽快した時点で可動域訓練や筋力訓練を開始する．可動域訓練は伸展制限を残さぬよう，完全伸展位を確保することが重要である．屈曲拘縮が完成してしまえば，外科的治療をもってしても解決が困難である．prone leg hangなどにより伸展訓練を行い，heel height difference（HHD）を計測しつつ完全伸展の獲得を評価する．

本症のリハビリテーションでは，ACL不全膝の生体工学的特性を踏まえたうえで，解放性運動連鎖（open kinetic chain：OKC）と閉鎖性運動連鎖（closed kinetic chain：CKC）を組み合わせ，膝崩れ症状を生じさせないような筋力訓練プログラムやパフォーマンスの訓練が主体となる．大腿四頭筋の等尺性収縮訓練では浅い屈曲角での筋収縮によって脛骨の前方引き出し力が生じるために，膝屈曲80°以上で行わせる．ハムストリングの等尺性収縮訓練では，すべての屈曲角度においても脛骨に後方引き出し

力となるために安全である[3]．

スクワットや静止スケーティング訓練では体幹の前屈によりハムストリングの筋収縮が増強することにより脛骨の後方引き出し力も増大する[4]．本症の筋力訓練を安全に行うためには，これらの原理を利用することが重要である（❶）．

方向転換動作においては，前外側回旋不安定性に起因する膝崩れ症状を生じやすいために，膝関節の捻りが生じないような動作を体得すべく，ツイストやカッティング動作の訓練を行う．生活指導においては，カッティング，ピボット，ジャンプを要する球技などは禁じるべきである．自転車，軽いジョギングそして水泳は随時許可する．

ACL不全膝においては，不安定性に起因する膝崩れ症状を予防する種々の代償動作が体得されることが報告されている．①quadriceps avoidance gaitは，歩行の立脚初期に大腿四頭筋力を減じることにより脛骨に対する前方引き出し力の発生を予防する代償動作である[5]．②stiffening strategyは，歩行立脚期において膝の屈曲位を維持することによって膝崩れ現象を予防する代償動作である[6]．③pivot shift avoidance gaitは，歩行立脚終期において，脛骨が内旋しないように，言い換えると前外側回旋不安定性による膝崩れ現象を予防する代償動作である[7]．④また，共著者の大角の研究結果ではACL不全症例においては健常人と比べて一歩行周期を通して脛骨が大腿骨に対して後方位を維持していることが判明した（❷）．これも代償動作の一つであると考えられる．

これらの代償動作は，言い換えると異常運動であり，その存続により関節症性変化の将来が懸念される．保存的に治療されたACL損傷の長期経過で，高率な半月板損傷と関節症変化の発生が報告されている[8]．一方，ACL再建術により，これらの異常運動が改善されると報告されている[9]．本症に対する保存療法は決して最善の治療法ではないことを理解する必要がある．

❶ 新鮮ACL単独損傷のリハビリテーションプログラム（保存療法）

術後	プログラム
受傷直後	患肢免荷または部分荷重，外固定（30°），アイシングシステムにて冷却
1～2週	全荷重，膝装具固定（30°）自動運動0～60°，大腿四頭筋セッティング，下肢前方挙上（SLR），股関節外転，下肢後方挙上，大腿四頭筋とハムストリングス同時収縮，
2～3週	自動運動0～90°，静止ハーフスクワット（体幹30°前屈，膝60°屈曲），静止スケーティング（体幹30°前屈，膝60°屈曲）
4～5週	自動運動0～120°，レッグエクステンション（120～60°），レッグカール（0～90°），カーフレイズ，踏台昇降，横歩き，
5～6週	トレッドミル歩行（3km/時），ツイスト，バランスプレート，エアロバイク
6～8週	軽いジョギング，階段昇降，
8～10週	水泳（クロール，背泳），ランニング，サイドステップ，なわ跳び
12週～	後ろ向きランニング，アスレチックリハビリテーション（関節可動域，筋力良好でリハビリテーションプログラムを完全に消化した場合）

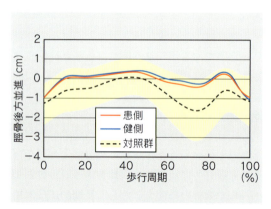

❷ ACL不全膝の歩行解析結果（前後並進運動）
ACL不全膝（n=36）は対照群（健常人n=20）と比べ，一歩行周期を通して脛骨が後方に位置している．

PCL 単独損傷

診断

後十字靱帯（posterior cruciate ligament：PCL）は，スポーツ活動中，あるいは歩行時の転倒で脛骨近位前面を強打することにより損傷することが多い．視診上，脛骨近位前面に挫創が認められる場合が少なくない．関節血症の頻度と程度は ACL 損傷と比べて低い．

本症においては視診上，膝屈曲 90°における脛骨近位前面の後方への落ち込み（sagging sign）が認められる（❸）．また，後方引き出しテスト（posterior drawer test：PDT）にて膝後面の疼痛が誘発される．

正常膝においては回旋中間位の PDT で内側関節裂隙における脛骨近位前縁と大腿骨内側顆との段差（step off）が触知されるが，本症においてはその減少を 3 段階に評価する[10]．PDT（1＋）は，step off が存在するが健側より減少しているものとし，これは PCL 部分損傷である．PDT（2＋）は，step off が消失し，平坦となっているものである．この場合は PCL 完全断裂である．PDT（3＋）は，脛骨近位が大腿骨内側顆より後方に落ち込んでいるものであり，この場合は複合靱帯損傷の可能性が高く，後外側または後内側支持機構損傷を合併している場合が多い．可能であれば外旋位または内旋位 PDT にて評価する．また，膝完全伸展位において，内反または外反ストレステストが明らかに陽性であれば，複合靱帯損傷の可能性が高い．MRI 検査にて PCL 断裂の診断は比較的容易である．

治療の原則

PCL は保存的治癒のポテンシャルが高い靱帯であり，単独損傷であれば保存的に治癒が得られる確率が高い．もし，本症を放置したことにより後方不安定性が残存しても，受傷後の経過とともに疼痛は消失し可動域も回復する．したがって，本症は放置してもよい損傷である，と誤解されている場合が多い．2＋以上の後方不安定性の残存は，長期的に疼痛や関節症性変化を来すことが少なくない．本症の保存的治癒

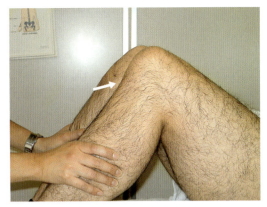

❸ PCL 損傷膝の外観
posterior sagging sign が認められる（白矢印）．

においては断裂した靱帯が修復し，後方不安定性が解消または改善する確率を上げるべく治療すべきであり，後方不安定性（1＋）以下を目標とする．

急性期の保存療法

PCL 損傷の保存療法においては，断裂した靱帯の保存的修復を目的とすべきである．したがって，受傷後 3 週以内の急性期の治療が重要である．関節血症による腫脹と疼痛が著明な場合は，穿刺吸引を行い，アイシングを施行する[2]．膝屈曲 10～20°位でニーブレースまたはシーネにて 3 週間程度の外固定を行うが，過伸展は禁忌である．膝伸展位付近においては，関節形状によって脛骨の落ち込みが生じづらく，それにより PCL の骨付着部間距離が正常近くに保持され，PCL の修復に有利となる．可能であれば荷重を許可する．また，この時期に後に装着させる PCL 用膝装具を作製しておく．

PCL 損傷膝に対するリハビリテーション

本症の保存療法においても，PCL の生体工学的特性を理解しておくことが必要である．膝関節においては脛骨に後方引き出し力が作用する機会が多い．ハムストリングの収縮は全可動域において脛骨に後方引き出し力を作用する．また，大腿四頭筋の収縮は膝屈曲 60°以上で脛骨に後方引き出し力を作用する[3]．さらに，脛骨の重力も後方引き出し力として働く場合が多い．このように損傷 PCL の力学的環境はその修復に不利である．

断裂部位の治癒を得るためには，PCL に作用する張力を制御する，すなわち脛骨に後方引き出し力が発生しないように配慮が必要である．大腿四頭筋の訓練は膝屈曲45°以下の浅い角度にて行わせ，ハムストリングの訓練は単独収縮では行わせない．幸い，ハムストリングスの筋力訓練を制限しても筋力低下の程度は小さい．本症においては大腿四頭筋とハムストリングスが同時に収縮する CKC および OKC 訓練を主体としたプログラムがよい．大腿四頭筋による前方引き出し力はハムストリングスによる後方引き出し力を減じる効果があるからである．前述のごとく，スクワットや静止スケーティング訓練では体幹の前屈によりハムストリングの筋収縮が増強し，脛骨の後方引き出し力も増大するため，PCL 損傷においては体幹を直立した姿勢で行わせる[4]．

術後3週経過後より可動域訓練を開始するが，CPM（continuos passive motion）や理学療法士による他動的な訓練を原則とする．自動屈曲運動は前述の理由によりできる限り行わせない．受傷後3か月が経過し，膝屈曲角が90°以上獲得した段階で，PDT を評価する（❹）．この時点で PDT が2+以上であれば，保存的修復が得られる可能性は低く，若年者や膝崩れ症状を呈する場合は PCL 再建術を考慮する[11]．

MCL 単独損傷

診断

内側側副靱帯（medial collateral ligament：MCL）損傷は，スポーツ活動や転倒にて膝関節に外反が強制されて受傷する．関節血症の合併はまれである．I 度損傷は軽度の部分損傷であり，MCL の損傷部位に一致した圧痛が認められる．膝関節軽度屈曲位での外反ストレステストで疼痛が誘発されるが，不安定性は陰性である．II 度損傷はより広範な部分断裂であり，外反ストレステストは膝関節軽度屈曲位では陽性となるが，完全伸展位では陰性である．III 度損傷は完全断裂であり，膝関節軽度屈曲位での外反ストレステストは明らかに陽性となる．

❹ 新鮮 PCL 単独損傷のリハビリテーションプログラム（保存療法）

受傷後	プログラム
～3 週	1/2～全荷重，外固定（10～20°），アイシングシステムにて冷却，大腿四頭筋セッティング，下肢前方挙上（SLR），股関節外転，下肢後方挙上，
3～4 週	全荷重，膝装具固定（10～20°），他動運動0～60°，大腿四頭筋等尺性収縮（膝30°），大腿四頭筋とハムストリング同時収縮（30°），静止ハーフスクワット（膝45°屈曲，体幹直立），静止スケーティング（膝45°屈曲，体幹直立）
4～6 週	他動運動0～90°，レッグエクステンション（0～45°），カーフレイズ，階段昇降，横歩き
6～8 週	他動運動0～90°，膝装具角度固定解除，トレッドミル歩行（3 km/ 時），ツイスト，バランスプレート，エアロバイク
8～12 週	軽いジョギング，階段昇降
3 カ月～	ジョギング，水泳（クロール，背泳），アスレティックリハビリテーション（関節可動域，腫脹等がなくリハビリテーションプログラムを完全に消化した場合）

完全伸展位での外反ストレステストが陽性であれば，十字靱帯損傷を合併する複合靱帯損傷の可能性が高い．MRI 検査において，本症の診断は容易であるが，十字靱帯などの合併損傷の有無についても注意して読影する．

治療の原則と概略

MCL 単独損傷は保存的治癒がきわめて得られやすい．疼痛が強ければ軟性装具を短期間装着させる．疼痛を自覚する動作のみ行わないように指導するだけで，その他の ADL 制限は不要である．II 度や III 度損傷でも，受傷後3か月以内に疼痛や不安定性は消失する場合が多い．アライメントが外反の症例は治癒が遷延，あるいは不安定性が残存しやすいので，注意を要する．

スポーツ復帰を希望する場合は ACL 損傷に準じてリハビリを行うが，疼痛と不安定性が消失した時点でアスレティックリハビリテーションを開始する．スポーツ復帰の目安は疼痛消失，不安定性陰性，そしてアスレティックリハビリテーションの完了であり，通常，受傷後3～6か月となる．不安定性が残存した場合は再

建術を考慮する.

●文献

1) 大越康充ほか. 当科における外傷性膝関節血症の検討−non-athletes の病態について−, 北整災誌 1988；32：101-9.

2) Ohkoshi Y, et al. The effect of cryotherapy on intraarticular temperature and postoperative care after anterior cruciate ligament reconstruction. Am J Sports Med 1999；27：357-62.

3) Yasuda K, et al. Exercise after anterior cruciate ligament reconstruction. The force on the tibia by the separate isometric contraction of the quadriceps or the hamstrings. Clin Orthop 1987；220：275-83.

4) Ohkoshi, Y, et al. Biomechanical analysis of rehabilitation in the standing. Am J Sports. Med 1991；19：605-11.

5) Berchuck, M et al. Gait adaptations by patients who have a deficient anterior cruciate ligament. J Bone Joint Surg Am 1990；72：871-7.

6) Hurd WJ, et al. Knee instability after acute ACL rupture affects movement patterns during the mid-stance phase of gait. J Orthip Res 2007；25：1369-77.

7) Fuentes A, et al. Gait adaptation in chronic anterior cruciate ligament-deficient patients：Pivot-shift avoidance gait. Clin Biomec 2011；26：181-7.

8) Nebelung W, et al. Thirty-five years of follow-up of anterior cruciate ligament-deficient knees in high-level athletes. Arthroscopy 2005；21：696-702.

9) Hasegawa T, et al. Anterior Cruciate Ligament Reconstruction Does Not Fully Restore Normal 3D Knee Kinematics at 12 Months During Walking and Walk-pivoting：A Longitudinal Gait Analysis Study. J Appl Biomech 2015；31：330-9.

10) Harner CD, et al. Evaluation and treatment of posterior cruciate ligament injuries. Am J Sports Med 1998；26：471-82.

11) Ohkoshi, Y, et al. Description of a new endscopic posterior cruciate ligament reconstruction and comparison with a 2-incision technique. Arthroscopy 2003；18：825-32.

6章 膝周辺疾患の保存療法

膝蓋骨不安定症・膝蓋骨軟骨軟化症に対する保存療法

王寺享弘（福岡整形外科病院）

> **POINT**
> - 筋力訓練，膝蓋骨用サポーター，日常生活やスポーツ活動での注意などの保存療法を3～6か月行う．
> - 保存療法の効果がない例，再発を繰り返す例，および脱臼素因が強い例は手術的療法を考慮する．

定義

膝蓋骨不安定症

　膝蓋骨不安定症の疾患概念はまだ一定の見解が得られていないが，膝蓋骨が膝の屈伸において脱臼や亜脱臼を生じやすい状態の症候群である．膝蓋骨が膝の屈曲につれて大腿骨関節面（膝蓋滑車面）に対して外側に正常範囲より偏位して，膝蓋骨関節面中央隆起（central ridge）が大腿骨外側顆を乗り越えるものを脱臼という．これに対して，膝蓋骨が正常以上に外側に偏位するが，central ridgeが外側顆を乗り越えないものを亜脱臼と定義されている（❶）．

　脱臼形態は大きく4つに分けられる．

①**恒久性脱臼**（permanent patellar dislocation）：膝の屈曲と関係なく，どの肢位でも膝蓋骨と大腿骨滑車面が接触せず，膝蓋骨が脱臼しているもので，先天性の要因が強く，治療に難渋する．

②**習慣性脱臼**（habitual patellar dislocation）：膝伸展位では膝蓋骨は正常の位置か軽度外方にあるが，屈曲につれて特定の角度にくると必ず脱臼するもので，多くの例では脱臼の素因が認められる．

③**反復性脱臼**（recurrent patellar dislocation）：再発性脱臼ともよばれ，捻挫などの外傷を契機として，膝蓋骨に不安定性がみられるようになり，通常の膝関節の屈伸では脱臼しないが，急激な膝外反や下腿外旋などの外力で膝蓋骨が脱臼するもので，2回以上の脱臼歴をもつものを反復性脱臼という．

④**不安定性膝蓋骨**（patellar instability）：脱臼まではいかないが，亜脱臼の位置にあり不安定性を示すもの．

　このうち反復性脱臼が多くみられ，恒久性と習慣性脱臼は比較的まれである．習慣性脱臼に

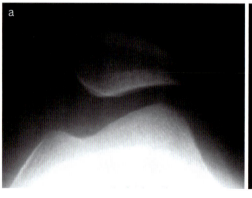
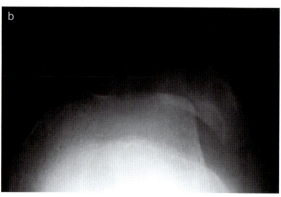

❶ 膝蓋骨脱臼と亜脱臼の定義
a：膝蓋骨亜脱臼，b：膝蓋骨脱臼
膝蓋骨が膝の屈曲につれて，膝蓋骨関節面のcentral ridgeが大腿骨外側顆を乗り越えるものが脱臼であり，膝蓋骨が正常以上に外側に偏位するが，central ridgeが外側顆を乗り越えないものを亜脱臼とされている．

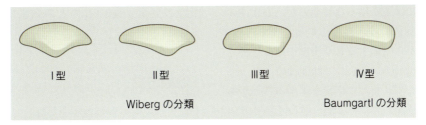

❷ 膝蓋骨の形態
Wiberg分類のtype ⅡとⅢおよびBaumgartl分類のtype Ⅳになるほど低形成となり，膝蓋骨不安定症の原因となりやすい．

は原因として先天性と後天性があり，大部分は後天性と考えられる．多くは何らかの先天性の素因や基礎疾患が内在しており，脱臼の誘因となる外傷が加わり発症するものとされている．最初は外傷性脱臼であったものが，不十分な初期治療にて，反復性さらに習慣性脱臼になることも少なくない．また，脱臼歴がない不安定性膝蓋骨を狭義の膝蓋骨不安定症（unstable patella）として扱われることも多い．

膝蓋骨軟骨軟化症

膝蓋骨軟骨軟化症（chondromalasia patellae）は，明らかな原因がなく膝蓋骨のみに軟骨の変性病変がみられるものを一次性膝蓋骨軟骨軟化症，膝蓋骨の不安定症に起因するものを二次性膝蓋骨軟骨軟化症と分けられている．多くは二次性の病変であり，一次性はまれとされ，膝蓋骨軟骨軟化症と膝蓋骨不安定症は密接な関係がある[1]．

病態

膝蓋骨の不安定性をきたす原因として，下肢のアライメント異常，軟部組織の異常および骨性構築の低形成の3大要因がある．習慣性脱臼ではこれら3つの因子が，単独よりもすべて組み合わさって影響していることが多い．

①**下肢アライメント異常**：外反膝変形やQ角の増大では膝蓋骨の外方偏位を起こしやすい．また下肢全体でみると，大腿骨頸部の前捻が増大した例では股関節は適合性を得るために大腿骨は内旋位となり，膝関節での大腿骨の内捻を生じる．このために大腿骨滑車面は内旋し，膝蓋大腿骨関節の適合性は低下し，歩行時には相対的に脛骨は外旋となり，Q角の増大を引き起こす．また足関節では距骨下関節の回内傾向が認められることがある．

②**軟部組織異常**：全身の関節弛緩がみられ，膝蓋骨も内外側に緩く，膝蓋骨高位や反張膝もみられる．間葉系障害が基盤であるEhlers-Danlos症候群では習慣性脱臼がみられる．膝蓋骨支持機構のアンバランスも存在し，膝蓋骨外側偏位の第一の制動機構である内側膝蓋大腿靱帯（medial patello-femoral ligament：MPFL）の弛緩と，逆に外側膝蓋支帯の拘縮がみられることも多い．

③**骨性構築の低形成**：膝蓋骨の低形成（Wiberg分類のtype ⅡとⅢおよびBaumgartl分類のtype Ⅳ）（❷）や，浅い大腿骨滑車面と大腿骨外側顆の低形成があれば，膝蓋骨の外側偏位をきたしやすい．しかしこの骨形態の異常は，先天性以外にも脱臼による二次的な骨形態の発達障害の可能性も指摘されている．

臨床症状

トラッキング異常ではsquinting patella（膝にらめっこ現象）を呈し，Q角が増大した症例がみられる．膝軽度屈曲位で膝蓋骨を他動的に外側に押すと，脱臼感を伴って不安感や脱臼感を訴える（apprehension sign）．膝関節周囲，特に内側部中心に愁訴がみられ，圧痛は膝蓋骨周囲にあるが，主として膝蓋大腿関節内側から内下方にかけてみられる．通常は内側関節裂隙

や鵞足などには圧痛はみられないが，心因性の要素が強い症例では愁訴を認めることもある．膝蓋骨を上から圧迫すると不快感や痛みを訴え（patella compression test），膝屈伸時のひっかかり感や膝くずれなどの症状も呈することがある．また長時間の立位や，同一肢位を長くとった後（椅子での長時間座位など）で痛みが誘発されやすい（movie theater sign）．

画像診断

単純X線では膝蓋骨の位置異常（膝蓋骨の高さや傾き，膝蓋溝との適合性など）や，骨軟骨骨折後の骨透亮像や小骨片の有無などを検索する．X線のskyline viewでは通常45°屈曲位で撮像するが，必要であれば30°と60°の肢位も追加する．MRIではMPFLなどの軟部組織や脱臼後の骨挫傷の有無，さらに膝蓋大腿関節の軟骨の状態を脂肪抑制画像などで検索でき，他の疾患との鑑別診断として有用である．膝蓋骨の不安定性が30°前後の浅い屈曲位で生じることから，CTによる検査が有用である．両膝の0°伸展位と30°屈曲位で膝蓋大腿関節を撮像し，左右差を評価する．

本疾患は若年者の女性に多くみられることから，膝蓋骨の不安定性を示す他覚的所見がない例では，疼痛の原因が明らかにされていない膝前面痛（いわゆるanterior knee pain）などの心因性の要素が強いものとの鑑別が大切である[2]．

治療方針

恒久性脱臼や習慣性脱臼に対しては，手術による適合性の獲得による軟骨変性の予防や骨変形の再塑性を期待する．若年者ほど可能性が高く，なるべく早期の観血的整復術が望ましい[3]．また3～6か月以上の保存療法に抵抗する例，脱臼を繰り返す例，さらに初回脱臼でも脱臼性要因が強い例でも観血的制動術を考慮する．

それ以外の症例では，まず保存療法を第一選択とすべきであり，膝蓋骨の外側への脱臼および亜脱臼を防止するようにする．活動性の変化や軟部組織緊張の改善などから，経過とともに膝蓋骨の不安定性や症状が軽減する例も少なくない．

保存療法には，①大腿四頭筋訓練および拘縮した組織のストレッチ，②アライメントの改善，③スポーツ活動の制限，④膝蓋骨用サポーターによる装具治療などがある[4]．不安定性膝蓋骨の症例では自動伸展時に大腿四頭筋，特に内側広筋の活動が低下しているとされ，かつ大腿四頭筋の作用方向は膝蓋骨へのトラッキングを決める大きな要素であることから，内側広筋の訓練は大切である．選択的に内側広筋を訓練する中周波を使用した方法も有効である（❸）．

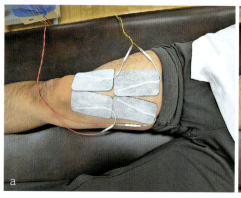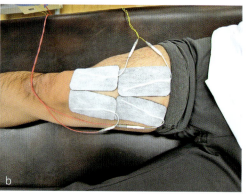

❸ 中周波を使用した選択的な内側広筋の訓練
a：弛緩時　b：収縮時
内側広筋にパッドを当て5～10秒間中周波を通電させると，内側広筋が収縮する．同時に力を入れさせ，選択的に同筋を収縮させる要領を指導する．1回を10分ぐらいで行う．

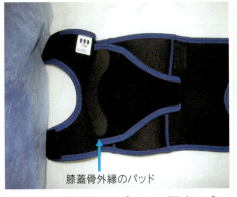
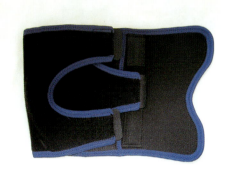

❹ 簡易型の膝蓋骨用サポーター（日本シグマックス社の GELTEX®）
膝蓋骨外側縁にパッドがあり，膝蓋骨をこのパッドと内側に牽引するバンドで制動する．膝蓋骨用サポーターを装着させる．

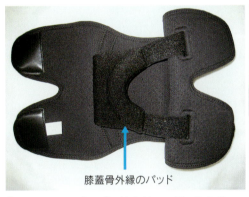
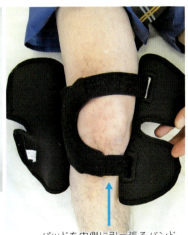

❺ シラック・ジャパン社の Knee Fix Patella brace®
不安定性が強い症例ではより制動効果が強いサポーターが有用である．

また膝蓋大腿関節への負荷を避けるために，等張性訓練よりも等尺性訓練や下肢伸展挙上訓練を指導する．緊張している腸脛靱帯や外側膝蓋支帯は膝蓋骨の外側への牽引力になるため，膝蓋骨を徒手的に内側へ繰り返し押しやることでストレッチを行う．

アライメントへの対処として，関節弛緩があり外反膝の症例では距骨下関節での回内がみられることがあるので，CTで確認したら外側寄りの接地歩行の指導や内側楔の足底板を処方するとよい．スポーツ活動では，膝軽度屈曲位で外反の肢位を瞬間的ないし繰り返して行うことが多い．このため亜脱臼や脱臼に移行することも多く，脱臼までは進展しなくても膝蓋骨周囲の痛みの原因になりやすい．急性期や増悪期にはジャンプやピボットなどの動作は避けさせる．かつ活動時には膝蓋骨外側縁にパッドがあり，膝蓋骨をこのパッドと内側に牽引するバンドで制動する膝蓋骨用サポーターを装着させる（❹）．反復性脱臼例ではより制動効果が強いサポーターが有用である（❺）．サポーターは膝伸展位で膝蓋骨にきちんとフィットさせる状態で装着し，この位置でバンドを内側に引き，膝蓋骨外側縁のパッドを内側に押しつけるようにする．伸展位で着けると，30°屈曲と付近ではかなり膝蓋骨が内側方向に制動される（❻）．

このような保存療法を少なくとも6か月以上行い，症状の推移や不安定性の程度を調べ，手術に移行するかを判断する．

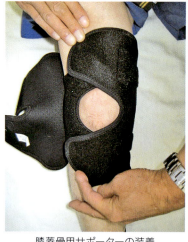
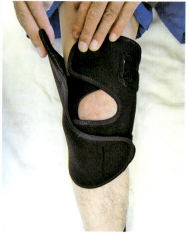

膝蓋骨用サポーターの装着

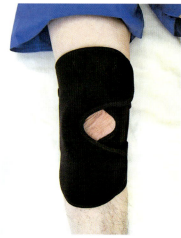

伸展位にて装着

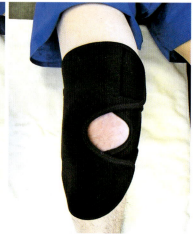

軽度屈曲位

⑥ サポーターの装着の仕方
膝伸展位で膝蓋骨にきちんとフィットさせる状態で装着し，この位置でバンドを内側に引き，膝蓋骨を内側に制動しながらサポーターを装着する．軽度屈曲位では膝蓋骨は十分に内方へ制動される．

まとめ

　膝蓋骨不安定症は脱臼，亜脱臼を含め病態が多彩であり，自覚症状と他覚的所見それに画像所見から適確に診断し，不安定性の程度を把握する．本疾患は若年者の女性に多くみられることから，膝蓋骨の不安定性を示す所見がない例では，anterior knee pain syndrome などの心因性のものと鑑別しなければならない．保存治療に抵抗する例，脱臼を繰り返す例，さらに脱臼性要因が強い例では観血的制動術を考慮するが，それ以外の症例では保存治療を第一選択とすべきであり，経過とともに不安定性や症状が軽減する例もみられる．

文 献

1) 森　雄二郎．膝蓋軟骨軟化症．整・災外 1996；39：333-9.
2) 王寺享弘．anterior knee pain syndrome の診断と治療．日本臨床整形外科学会編．運動器スペシャリストのための整形外科外来診療の実際．中山書店；2014. p.68-70.
3) Deie M, et al. Reconstruction of the medial patellofemoral ligament for the treatment of habitual or recurrent dislocation of the patella in children. J Bone Joint Surg Br 2003；85：887-90.
4) 三岡智規ほか．膝蓋骨不安定症．MB Orthop 2000；13：37-43.

6章　膝周辺疾患の保存療法

6 膝関節特発性骨壊死症に対する保存療法

王寺享弘（福岡整形外科病院）

POINT
- 膝関節特発性骨壊死症には，①大腿骨内側顆，②脛骨内側顆プラトー，③外側コンパートメントの病変があるが，これ以外に半月板切除後や内側半月板後角損傷に伴い発症することもある．
- 治療方法として，①壊死の大きさ，②病期の進行度，③下肢のアライメントを考えて判断する．

分類

　膝関節特発性骨壊死（spontaneous osteonecrosis：SON）は，1968年に初めてAhlbäckにより報告されたが，Lotkeらはこれを①大腿骨内側顆，②脛骨内側顆プラトー，③外側コンパートメントの病変（大腿骨と脛骨を含む）に分けている[1]．

　脛骨顆部骨壊死は，1976年にDangeljanの報告が最初であり，Lotkeらがまとまった報告をしている[2]．

　一般的にはSONは大腿骨内側顆の疾患を指すが，脛骨や外側コンパートメントの病変は大腿骨内側顆と病像がやや異なることから，osteonecrosis-like syndromとよばれることが多い．

　現在では発生機序として，血管の塞栓説や軟骨下骨の骨折から関節液が流入し骨髄圧が高まり阻血性の壊死をきたすという従来の考えよりも，本疾患は軟骨下骨に生じた脆弱性骨折（insufficiency fracture）が本態であり，壊死は骨折により二次的に生じるものであるとされている[3]．また内側半月板の後角損傷にてhoop機構の破綻から，内側コンパートメントにMRIにて骨髄内信号変化が出現し，その結果SONが生じることも報告されている（❶）．

診断

　大腿骨内側顆のSONは変形性膝関節症（osteoarthritis：OA）と異なり安静時痛や夜間痛がみられるのが特徴的であり，多くは膝を捻るなどの軽度の外傷歴がある．しかし誘因がないこともあり，必ずしも急性発症とは限らず，安静時痛がない例もあり，膝OAとの鑑別が必要となる．さらに骨壊死の発症からすぐにはX線変化がみられないこともあり，初診時に膝OAとして治療するも軽快せず，数か月して別の医療機関で進行したSONと診断されることもある．

　このためOAとして治療を行っても症状がなかなか改善しないときは，必ず再度X線を撮るかMRIを撮像すべきである（❷）．MRIではT1強調像で壊死部は低信号を呈し，T2強調像やSTIRでは顆部に及ぶ広範囲の高信号を呈するbone marrow edema patternを認める．また骨シンチグラフィーはMRIでも異常がみられないごく早期の段階でも有用であるが，大腿骨と脛骨に同時に集積像があるときはOAの可能性が高い．

　脛骨プラトーSONの病変部位は大腿骨内側顆骨と異なり脛骨内側顆の中心より内側寄りにみられることが多い．これは荷重時脛骨の外方へのthrustにより，脛骨内側顆の中心より内側に多く荷重ストレスが加わるためとされている（❸）．脛骨近位端は血行が良く虚血が起こるとは考えにくいが，この部位は骨折が起こりやすく，Charcot関節やステロイド関節症などと鑑別を要する．また臨床所見として圧痛は膝OAと比べて，関節裂隙よりも脛骨顆部にみられ，この部位は脆弱性骨折や鵞足炎などと区別しなければならない．

　大腿骨外側顆SONの頻度は少なく，高齢の女性に多い内側顆SONと比べて，性差はなく骨粗鬆がない中高年の男性にみられることもあ

181

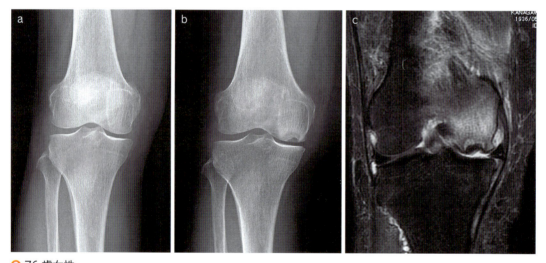

❶ 69歳女性，内側半月板後角損傷
MRI画像．a：vertical linear sign，b：white meniscal sign，c：骨髄内信号変化あり．
関節鏡像．a：内側半月板後角断裂，b：半月板修復後．
半月板のhoop機構の破綻から内側コンパートメントにMRIにて骨髄内信号変化が出現し，その結果SONが生じることもある．

❷ 76歳女性
a：初診時X線像，b：5か月後X線像，c：5か月後MRI像
初診時にはX線で異常を認めず膝OAとして治療するも軽快せず，5か月して再度X線を撮り進行したSONと診断された．

る．また画像上も内側顆SONにみられるcalcified plateを伴ったsclerotic haloのような典型的なX線所見はまれであり，進行すれば外側顆荷重部に囊胞状の変化を示すことが多い（❹）．さらに外反アライメントであれば，症状が増悪する危険性がある[4]．

6. 膝関節特発性骨壊死症に対する保存療法

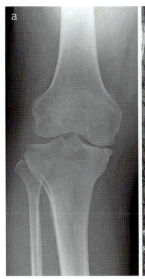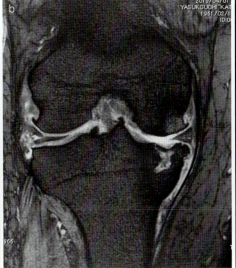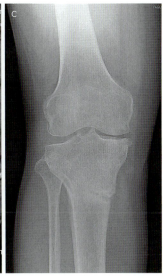

❸ 54歳男性　脛骨内側顆プラトー骨壊死
a：術前X線像，b：術前MRI像，c：骨切り後X線像

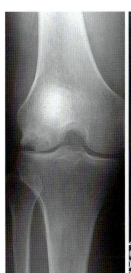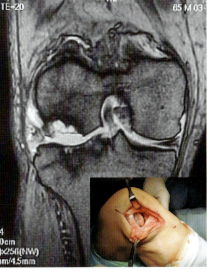

❹ 65歳男性　大腿骨外側顆SON
内側顆SONにみられるcalcified plateを伴ったsclerotic haloのような典型的なX線所見はまれであり，進行すれば外側顆荷重部に囊胞状の変化を示す．

❺ 半月板切除後に生じる骨髄内信号変化の発生機序

半月板切除による荷重分布の変更
スポーツやADL動作による荷重ストレス
↓
骨軟骨へのひずみの増大
↓
骨髄内信号変化（浮腫や出血）
↓
骨壊死や軟骨損傷の可能性

半月板手術後の骨壊死

　膝関節半月板切除後にMRI上骨髄内に信号変化が出現し，術後の骨壊死として報告したのは1991年のBrahmeが最初である[5]．その後半月板切除後の骨壊死としての報告が散見されたが，これらの骨壊死はMRI上T1で低信号，T2で低信号に取り囲まれた高信号があれば壊死の根拠としており，必ずしも病理組織検査にて壊死を証明したわけではない．しかし，この病態は単にMRI上の骨髄信号変化であり，骨壊死は正確な表現ではないと思われる．

　信号変化の発生機序として，中高年者では骨粗鬆症，軟骨病変，malalignmentがもともと

183

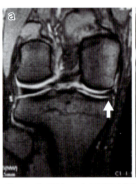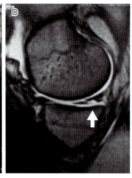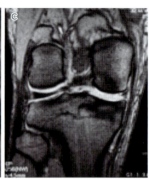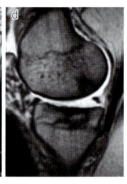

❻ 32歳男性　内側半月板切除後の骨髄内信号変化
a：術前MRI像（前後像），b：術前MRI像（側面像），c：術後3週のMRI像（前後像），d：術後3週のMRI像（側面像）．術後愁訴との関係が示唆され，骨軟骨に生じた負荷の増加は切除後のOA発生に関連していく可能性があり，軟骨下骨のmicrofractureを生じればSONへと進展する．

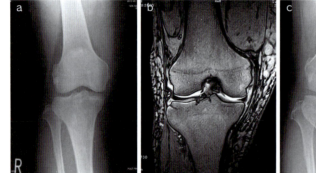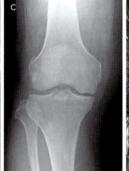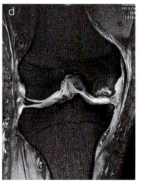

❼ 73歳男性　半月板切除後に生じたSON
a：半月板手術の術前のX線像，b：MRI像，c：半月板切除後2か月のX線像，d：MRI像．

存在し，半月板切除による荷重ストレスの増大が骨軟骨に負荷の増加をきたし出現したものと考えられる（❺）[6]．この病変の多くは可逆的であるが，術後愁訴との関係が示唆され，骨軟骨に生じたひずみの増加は半月板切除後に発生するOA変化に関連していく可能性もある（❻）．さらに，なかには軟骨下骨の微小骨折を生じ骨陥没へと進展する例もみられ，SONと同様の所見を呈する（❼）．

治療方針

SONの予後を決める因子として，①壊死の範囲，②病期の進行度それに③下肢アライメントを考慮しなければならない．

壊死の大きさを評価する方法としては，前後像での顆部の横径に対する比率と，前後左右像から面積を計算する方法がある．また病変の深さが予後に影響するとの報告もある（❽）．病期分類ではAgliettiの分類として，stage Ⅰ（正常），stage Ⅱ（荷重部の平坦化），stage Ⅲ（骨透亮像），stage Ⅳ（軟骨下骨の陥没）およびstage Ⅴ（二次性OA変化）の5段階に分けられる．横径比が50％以上，壊死面積が500 mm^{2}以上，さらにstage Ⅳ以上の病期であれば病変が進行し，保存療法の限界であり，骨切りや人工関節などを選択する．また病変が小さくても，立位の膝外側角が178°以上であれば，自然軽快は期待しにくいとされ早期の骨切りが勧められている．

SONに対する保存療法のポイントとして，
①早期診断が重要：急激な発症や小外傷の既往，夜間の痛みなどの安静時痛，関節裂隙だけではなく大腿骨や脛骨顆部に圧痛の存在な

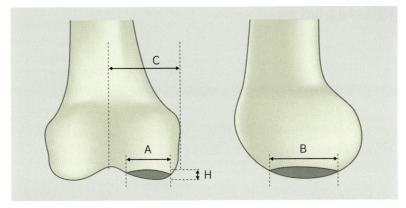

❽ 壊死範囲の評価法
前後像での顆部の横径に対する比率（C/A×100%）と，前後左右像から面積を計算する（A×B mm²）方法がある．また病変の深さ（H）の評価も大切である．

どがあれば，漫然と OA として治療をするのではなく，MRI での精査や間隔をおいての X 線撮影を行う．

②**保存療法**：X 線前後像で大きさが 10 mm 以下と小さく，stage III までであれば，保存療法での自然治癒が期待できる．内側コンパートメントの SON であれば，足底板を装着して松葉杖歩行で荷重制限を行う．坐骨支持装具での完全免荷を行う方法もあるが，実際的には難しい．関節内にはヒアルロン酸の注入を定期的に行い，ステロイドは使用しない．また骨密度を測定し YAM 値が低ければテリパラチド製剤の注射を考慮し，脆弱性骨折であるとの観点から低出力超音波パルス（low intensity pulsed ultrasound：LIPUS）の使用もよいかもしれない．このようにして少なくとも 3〜6 か月の経過をみて，症状と画像所見から保存治療で可能かを判断する．

③**半月板切除後の SON**：対策として術後症状の把握や活動性の許可などに細かな対応が必要であり，内側半月板の術後であれば足底板を使用し，術後水腫に対してはヒアルロン酸注入を基本として，容易にステロイドの関節内注射はしない．また愁訴が長期間続き増悪傾向であれば，早期に MRI を撮像して髄内信号変化の有無をチェックする．しかし最も大切なことは，術前に半月板切除後にこのような病態が生じることを説明することである．

● 文　献

1) Lotke PA, et al. Osteonecrosis of the knee. Orthop Clin North Am 1985；16：797-807.
2) Lotke PA, et al：Osteonecrosis-like syndrome of the medial tibial plateau. Clin Orthop Relat Res 1983；176：148-53.
3) Yamamoto T, et al. Spontaneous osteonecrosis of the knee：The result of subchondral insufficiency fracture. J Bone Joint Surg Am 2000；82：858-86.
4) Ohdera T, et al. Spontaneous osteonecrosis of the lateral femoral condyle of the knee. AOTS 2008；128：825-31.
5) Brahme SK, et al. Osteonecrosis of the knee after arthroscopic surgery. Radiology 1991；178：851-3.
6) 王寺享弘ほか．中高年者の膝半月板切除後の MRI-骨髄内信号強度の変化について．関節鏡 2002；27：19-23.

7 成長期の膝障害

大山直樹（東札幌おおやま整形外科）

> **POINT**
> - 保存療法としては基本的には患肢の安静後に，ストレッチ，筋トレを行うことである．
> - 疼痛が軽減しない場合，またはスポーツ復帰を早める場合のみ，手術療法を行う．

Osgood-Schlatter 病

概要
好発年齢は10〜14歳で，骨端線閉鎖前の骨端症である．

病態
脛骨粗面の二次的骨化中心が部分的に剥離して発症する．

診断
診断はX線撮影で行い，次の3つの病期に分類される．
①初期：脛骨粗面の淡い透亮像を呈するもの．
②進行期：骨片の分離，分節化がみられるもの．
③終末期：骨片の遊離したもの．

治療
保存療法として，日常生活では，正座や長時間のしゃがみこみを避けること，スポーツを制限すること，消炎鎮痛薬の使用が挙げられる．スポーツを行う前にストレッチング，ウォーミングアップを入念に行う．スポーツ後はクールダウン，アイシングを行う．運動時痛が強いときには，膝蓋骨と脛骨粗面の間にオスグッドサポーターまたはバンドを装着する（❶）．

ジャンパー膝の病期分類（Blazina）[1]に準じてⅠ・Ⅱ期まではスポーツを許可する（❷）．Ⅲ期からはスポーツ活動の制限や禁止を指示する．遊離骨片の摘出は，骨端線閉鎖時期以降が望ましい．❸のように骨片が多数あり，疼痛が強く，軽減しない場合には，骨端線閉鎖前でも骨片を摘出したほうがスポーツ復帰が早いこともある．

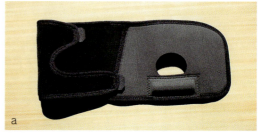

❶ オスグッドサポーター，オスグッドバンド
a：オスグッドサポーター（日本シグマックス社），
b：オスグッドバンド（BREG社）

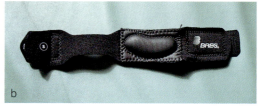

❷ Blazina の機能障害に基づく病期分類

Ⅰ期	活動後のみの疼痛，著しい機能障害はなし
Ⅱ期	活動中・後の疼痛，満足なレベルで競技遂行可能
Ⅲ期	活動中・後の疼痛，さらに長引く疼痛，満足なレベルでの競技遂行が次第に困難

(Blazina ME, et al. Jumper's knee. Orthop Clin North Am 1973；4：665-78 より)

ジャンパー膝

概要
好発年齢は15〜17歳で，オーバーユースによる障害である．

病態
膝蓋靱帯はshock absorber（緩衝材）の役目をしており，ジャンプを繰り返すことにより，膝蓋骨下端の靱帯に炎症を起こす．

7. 成長期の膝障害

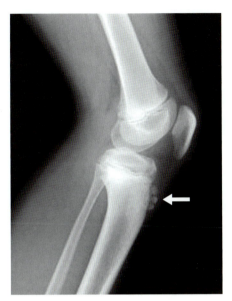

❸ Osgood-Schlatter 病の X 線側面像
遊離骨片が多数ある場合.

診断
　圧痛が膝蓋骨下端から膝蓋靱帯にかけてあれば診断できる．進行すれば MRI で靱帯が肥厚，変性している所見がみられる．

治療
　基本的には，オーバーユースが原因になるため，痛みを感じたら，膝に負担のかかるジャンプやランニングなどの運動を中止する．大腿四頭筋やハムストリング，臀部のストレッチを行う（❹,❺）[2]．消炎鎮痛薬や，湿布，塗り薬を併用してもよい．物理療法として，超音波，低周波，さらには，体外衝撃波治療（❻）もある．
　当院では，低周波のなかでも，経皮的電気神経刺激（transcutaneous electrical nerve stimulation : TENS）を用いて，疼痛を軽減させている（❼）．病巣部にヒアルロン酸やステロイドの注入を行うこともあるが，ヒアルロン酸は保険適応がなく，また，ステロイドは膝蓋靱帯を

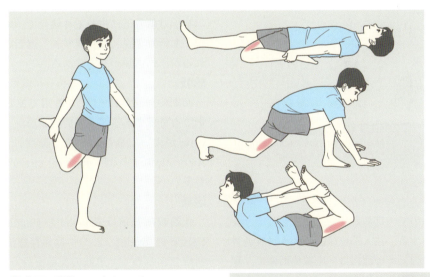

❹ 大腿四頭筋のストレッチ

❺ ハムストリングのストレッチ
（一戸貞文．骨端症．オスグッドシュラッター病．山下敏彦編．こどものスポーツ障害診療ハンドブック．中外医学社；2013．p.106 より）

187

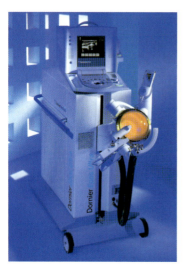

❻ 体外衝撃波治療
体外衝撃波システム

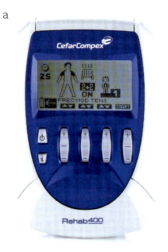

❼ 低周波治療器
a：Rehab 400（日本シグマックス社），b：Rehab 400 使用の実際

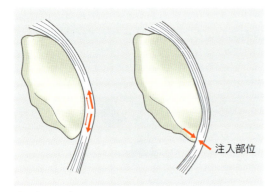

❽ ジャンパー膝の発生する要因
(Johnson DP, et al. Magnetic resonance imaging of patellar tendinitis. J Bone Joint Surg Br 1996 ; 78 : 452-7[3] より)

脆弱にするので，疼痛が強く，慢性化しそうな場合に使用する．注入部位は❽のように膝蓋骨の下縁がよい．その理由は，X線側面像で，膝蓋骨の下極の部分で膝蓋靱帯がインピンジするためである[3]．MRIで信号変化を認め，改善がみられないときは手術により病巣部を摘出する．

離断性骨軟骨炎

概要

離断性骨軟骨炎（OCD）は骨端線閉鎖前の若年型と骨端線閉鎖後の成人型とに分けられる．10〜20歳の男子の大腿骨内側顆外側面に好発する．

病態

病態は軟骨下に生じる骨壊死で，成因は外傷説，血行障害説，骨化異常説，遺伝説が考えられるが，外傷説が有力である．

診断

初期の診断にはMRIが有用である．X線撮影でも可能であるが，顆間窩撮影かRosenberg viewがよい．発症の部位と頻度については，Aichrothによれば，classical siteが69％と最も多い（❾）[4]．

治療

骨端線閉鎖前はBrückelのstage1〜3（❿），Nelsonのgrade1，2（⓫）は保存療法で修復が期待できるので，患肢の免荷を行う[5,6]．同時期に大腿四頭筋の筋トレも行う．長下肢免荷装具を2か月装着して，MRIで病巣が修復していれば，その後1か月でスポーツを許可する．修復がみられない場合は，病巣部のドリリングを鏡視下に行う．骨端線閉鎖後は治癒傾向が少ないので，手術療法を勧める．予後不良因子としては，病巣が荷重面にあって，直径2cm以上のものである．

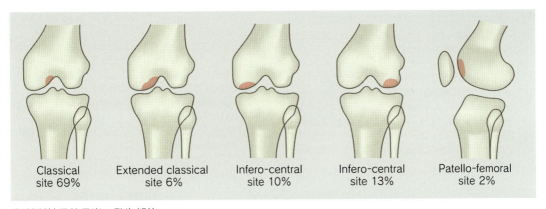

❾ 離断性骨軟骨炎の発生部位

(Aichroth P : Osteochondritis dissecans of the knee. A clinical survey. J Bone Joint Surg Br 1971 ; 53 : 440-7[4]より)

❿ Brückel の X 線検査による OCD の分類

stage 1	臨床症状のみで X 線検査で見つからない時期
stage 2	病巣部の吸収が生じ透亮像を示す時期
stage 3	病巣周辺に硬化像が生じ分画化する時期
stege 4	病巣自身も硬化し分画化が進み，病巣が動いていると判断される時期
stage 5	完全な遊離体となる時期

(Brückel R, et al. Osteochondritis dissecans of the knee. Arch Orthop Trauma Surg 1984 ; 102 : 221-5[5]より)

⓫ Nelson の MRI 検査による OCD の分類

grade 0	正常
grade 1	病変が低信号
grade 2	病変の亀裂像を認めるが母床と離断部の間は低信号
grade 3	母床と離断部の間が高信号となる
grade 4	完全な遊離体が存在する

(Nelson DW, et al. Osteochondritis dissecans of thetalus and knee. J Comput Assist Tomogr 1990 ; 14 : 804-8[6]より)

有痛性分裂膝蓋骨

概要

小中学生に多くみられ，大腿四頭筋の硬い男子に多い．膝蓋骨は大きい傾向がある．

病態

骨化障害説と疲労骨折説があり，現在では後者の説が有力である．外側広筋の牽引力により発症するといわれている．

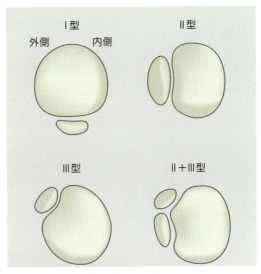

⓬ 分裂膝蓋骨の分類（Saupe）

(Saupe E. Beitrag Zur patella bipartite. Fortschr Rontgenstr 1921 ; 28 : 37-41[7]より)

診断

診断は圧痛と X 線撮影で容易である．

治療

保存治療としては，スポーツの制限，下肢のストレッチを行う．骨端線閉鎖前では，安静のみで骨癒合することがある．保存療法でも疼痛が軽減しない場合は，①外側支帯切離術，②分裂部のドリリング，③骨片摘出術，④骨接合術などの手術を行う．Saupe III 型（⓬）の頻度が多く，外側支帯切離術で骨癒合することが多い[7]．

●文　献

1) Blazina ME, et al. Jumper's knee. Orthop Clin North Am 1973 ; 4 : 665-78.

2) 一戸貞文. 骨端症. オスグッドシュラッター病. 山下敏彦編. こどものスポーツ障害診療ハンドブック. 中外医学社 ; 2013. p.106.

3) Johnson DP, et al. Magnetic resonance imaging of patellar tendinitis. J Bone Joint Surg Br 1996 ; 78 : 452-7.

4) Aichroth P. Osteochondritis dissecans of the knee. A clinical survey. J Bone Joint Surg Br 1971 ; 53 : 440-7.

5) Brückel R, et al. Osteochondritis dissecans of the knee. Arch Orthop Trauma Surg 1984 ; 102 : 221-5.

6) Nelson DW, et al. Osteochondritis dissecans of thetalus and knee. J Comput Assist Tomogr 1990 ; 14 : 804-8.

7) Saupe E. Beitrag Zur patella bipartite. Fortschr Rontgenstr 1921 ; 28 : 37-41.

8 膝周辺の靱帯炎

菅原　誠（松田整形外科記念病院）

> POINT
> ● 膝周辺の靱帯炎の発症にはオーバートレーニング，トレーニングの変化が関与している．
> ● 診断は臨床診断による．
> ● 保存療法が原則となる．

　膝周辺の靱帯炎は，スポーツ活動でのオーバーユースによる障害がほとんどで，代表的障害として膝蓋腱炎，腸脛靱帯炎がある．

膝蓋腱炎

概要と病態

　膝蓋腱は大腿四頭筋から脛骨粗面に至るまでの膝伸展機構の一つであり，膝蓋骨から脛骨粗面に付着している．膝蓋骨下端と脛骨へは腱付着部（enthesis）で繋がっている．膝蓋骨後面はHoffa脂肪体が浸潤している[1]．ジャンプやランニングの着地時，地面からの衝撃は脛骨粗面より膝蓋靱帯，膝蓋骨，さらには大腿四頭筋に伝わり吸収される．その結果，膝蓋腱にストレスが加わり微小断裂が起こり痛みが出現する．共通の原因は使い過ぎである．

診断

　膝蓋骨下端内側部の発症が多い．腱の変性の程度により痛みが異なるが，スクワット時の痛み，圧痛がある．病態の把握にMRI検査があり，腱の肥厚，腱内の高輝度変化などが認められる（❶）．膝蓋骨の疲労骨折の鑑別にも有用である．急性期では超音波検査で血管の増生が認められる．

保存療法の実際

　保存療法が原則で，Blazinaらの重症度により安静度を決める[2]．
Phase 1：スポーツ活動後に痛みを自覚するが，スポーツには支障がない．
Phase 2：スポーツ活動中，活動後に痛みがあるが，スポーツ活動に支障がない．
Phase 3：痛みが常にあり，スポーツ活動に支障をきたす．

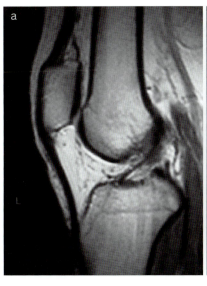
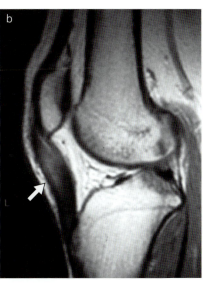

❶ 膝蓋腱 MRI画像
a：正常，b：膝蓋腱炎
腱の肥厚，腱内高輝度変化が認められる（矢印）．

6章　膝周辺疾患の保存療法

❷ grasping test
a：膝屈曲位，大腿骨外顆近位部で腸脛靱帯を圧迫.
b：腸脛靱帯を圧迫したまま膝を伸展させると，疼痛が誘発される.

　Phase 1, 2 ではスポーツを続けながら治療を行う．Phase 3 ではランニング，ジャンプ動作のスポーツ活動を休止し，患部の治療と平行して患部外のトレーニングを積極的に行う．腱炎に対する物理療法として，温熱療法，超音波療法，レーザー治療などがある．腱炎の発症誘因の是正として理学療法が大切である．①大腿四頭筋，ハムストリングスのストレッチ，②両脚，片脚スクワット，③体幹，殿筋の強化，④足関節背屈ストレッチ，⑤カーフレイズなどを指導している．

　保存療法を約6か月行っても改善が認められなかったり，再発を繰り返す難治性のときは手術療法を考慮するが，術後もスポーツ復帰まで長期間を要するため慎重に選択する．手術療法としては変性組織の切除，最近は radiofrequency 技術を応用した microdebrider 法が報告されている[3]．

腸脛靱帯炎

概要と病態

　腸脛靱帯は腸骨稜から大腿外側を通り脛骨外側の Gerdy 結節に至る長大な靱帯である．近位部で大腿筋膜張筋と大殿筋より線維をもっている．膝関節の安定機構でもある．ランニングや自転車など，膝の屈伸を繰り返すことによって，腸脛靱帯が大腿外側上顆の骨隆起の上を移動するため摩擦を繰り返し，腸脛靱帯に局所的な炎症を起こして膝の外側に痛みが発生する．

　オーバートレーニングが原因で発症する場合と，急に長距離を走ったり，山登りをしたりしたときに発症する場合がある．ある一定の距離を走ると痛みを生じることや，下り坂を走るときに痛みを増すのが特徴である．スピード練習によりストライドを広げることも要因となる．体型的要因として内反膝，回内足がある．

診断

　症状はランニング時，ランニング後の膝外側の疼痛であり，ある一定の距離を走ったときに疼痛が出現するのが特徴である．大腿骨外側顆に限局した圧痛を認める．疼痛の誘発テストとして，grasping test（❷），ober's test がある．

保存療法の実際

　保存療法が基本であり，手術治療の適応となることはほとんどない．まず原因となっているランニング量を減らす．しかし痛みが出現する直前の距離までのランニングは許可する．練習前後の腸脛靱帯のストレッチングはきわめて有効である（❸）．走行中に疼痛が生じたときもストレッチをした後ウォーキングにきりかえる．走行距離を急に伸ばしたり，インターバルトレーニングなどのスピード練習のやり過ぎ，道路には傾斜がついているため，同じ側ばかり走ると膝に内反ストレスが加わるので気をつける．

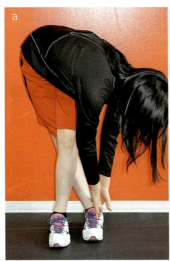 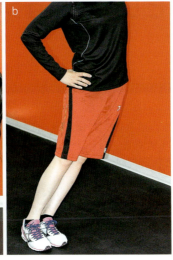

❸ 腸脛靱帯のストレッチ
a：ストレッチする側の足関節内果部を触れる．
b：ストレッチする側の壁に手をつき体幹を寄せていく．

● 文　献

1) 東山一郎ほか．ジャンパー膝の病態―骨梁構造，組織学的検討．臨スポーツ医 2010；27：1063-71.
2) Blazina ME, et al. Jumper's knee. Orthop Clin North Am 1973；4：665-78.
3) 福林　徹ほか．難治性膝蓋腱炎に対する手術療法―TOPAZを用いてのradiofrequency治療の成績．臨スポーツ医 2010；27：1111-7.

9 ACL術後のリハビリテーション

菅原　誠（松田整形外科記念病院）

> **POINT**
> - ハムストリングス腱によるACL再建術後のリハビリテーション．
> - 生体力学・生物学的研究に基づいた術後プロトコール．
> - 術後早期の可動域獲得，筋萎縮の予防が重要．

ACLの手術治療

前十字靱帯（anterior cruciate ligament：ACL）損傷はスポーツ活動に支障をきたすことが多い．最近では，手術治療による膝関節機能の改善を目的に，再建術が頻繁に行われ良好な手術成績が得られるようになっている．再建術に用いる自家組織，固定方法，再建方法の選択の違いにより，それぞれの施設で術後のリハビリテーションも異なっている．

当院では初回手術に移植腱としてハムストリング腱を採取し，single bundleまたはdouble bundle再建術を行っているが，術後のリハビリテーションは同一プログラムで行っている．プログラムの作成にあたり，ArmsらのACLのひずみ実験[1]，Poulos[2]，Shelbourne[3]，遠山ら[4]のリハビリテーションプログラムを参考にした．

ACL術後リハビリテーションプログラム

1988～2013年までは旧プロトコール（以下Ver.1）（❶）を，2014年から新プロトコール（以下Ver.2）（❷）を採用している．

Ver.1では，術後ROM knee braceを装着，術直後は屈曲30°で固定する．術後1週間は手術による侵襲からの回復のために運動制限を行う．アイスパックにより患部のクーリングを24時間間欠的に続ける．術後3日目から訓練室で大腿四頭筋の電気刺激（❸）を行う．同時に膝蓋骨のモビライゼーションを行う．装具装着での下肢挙上訓練，大腿四頭筋とハムストリングスの同時収縮訓練を行う．

術後2～5週間は，移植腱と骨孔の間の固着が不十分で，移植腱の強度が低下しているため再建靱帯に負荷の少ない膝関節角度を設定して，徐々に可動域を拡大するとともに負荷も増加していく．

術後4週から全荷重を許可し，術後5週でROM knee braceからACL装具に変更する．自動運動で膝関節の可動域を伸展5°から屈曲120°を目標とする．伸展制限があるときはベッド上で5kgの砂嚢を下腿の上に乗せて伸展を確保するようにしている．大腿四頭筋訓練は2重チューブで下腿の前方移動を制限しながら行う（❹）．

術後6週から11週までは負荷を増やし再建靱帯の再生を促す．スクワットやサイドステップ，膝屈曲歩行など，動的な運動を取り入れる．腹臥位，坐位でのハムストリングス強化を行う．下肢の支持性，バランス獲得のためBOSU® balance trainer（BOSU社）を使った訓練も取り入れる（❺）．

12週からはランニングを開始，スポーツ基本動作の再獲得を行う．

16週以降はスポーツ復帰の応用動作を取り入れ，下肢筋力，持久力，アジリティを獲得しスポーツ競技復帰を目指す．

Ver.2では，患者さんの経済的負担を軽くするため通常のknee brace固定を行い，術後2週からACL braceに変更，3週目から全荷重としている．

術後5～6週以降は共通のプログラムで行っ

9. ACL 術後のリハビリテーション

❶ 術後 ACL リハビリテーションプログラム（Ver.1）

予定日	術後	内容	荷重	装具
・	3 日	電気刺激（大腿四頭筋） 足関節底背屈運動 下肢挙上 股関節周囲筋訓練 健側トレーニング	0%	DonJoy 30°固定
・	1 週	パテラ・モビライゼーション ヒールスライド 大腿四頭筋・ハムストリングス同時収縮訓練	1/4	30〜60°
・	2 週	ミニスクワット（上肢支持にて） カーフレイズ（上肢支持にて） 膝屈曲訓練	1/2	20〜75°
・	3 週	膝伸展訓練（2 重チューブ） 膝屈曲訓練（チューブ）	3/4	10〜90°
・	4 週	固定自転車 片脚スクワット・カーフレイズ ブリッジ 評価（ROM・周径・KT-2000）	100%	10〜105°
・	5 週	片脚支持トレーニング		ACL バルカン
・	6 週	ランジ動作		
・	8 週	ツイスティング KBW（片脚での椅子からの立ち上がり可にて開始） 評価（ROM・周径・KT-2000）		
・	10 週	通勤・通学での自転車（屈曲 120°以上・バルカン装着にて可能）		ADL 上フリー
・	12 週	ジョギング（速歩強）・バタ脚（水泳）許可 評価（ROM・周径・KT-2000・Biodex 70°Isome）		
・	16 週	ランニング サイドステップ プライオメトリクス（その場跳び・前後・方向転換）・縄跳び 評価（ROM・周径・KT-2000・Biodex70°Isome）		
・	20 週	ダッシュ・ストップ動作 クロスオーバーステップ 部分練習参加 評価（ROM・周径・KT-2000）		
・	6 か月	高負荷でのレッグエクステンション 全体練習参加 評価（ROM・周径・KT-2000・Biodex180, 300 d/s）		
・	9 か月	ゲーム復帰 評価（ROM・周径・KT-2000・Biodex60, 180, 300 d/s）		
・	12 か月	評価（ROM・周径・KT-2000・Biodex60, 180, 300 d/s・HOP TEST）		
・	24 か月	評価（ROM・周径・KT-2000・Biodex60, 180, 300 d/s・HOP TEST）		

❷ 術後 ACL リハビリテーションプログラム（Ver.2）

予定日	術後	内容	荷重	装具	目標ROM
/	3日	電気刺激（大腿四頭筋） 足関節底背屈運動 下肢挙上 股関節周囲筋訓練 パテラ，モビライゼーション 健側トレーニング	0%	Knee Brace FX固定	固定 消炎期間 patella mobilization
/	1週	大腿四頭筋セッティング ヒールスライド ミニスクワット（上肢支持にて） カーフレイズ（上肢支持にて） 大腿四頭筋・ハムストリングス同時収縮訓練	1/2		20〜90°
/	2週	静止スケーティング　〜90° 膝伸展訓練（2重チューブ） 膝屈曲訓練	2/3		10〜100°
/	3週	ハーフスクワット 膝屈曲訓練（チューブ）	100%		0〜120°
/	4週	固定自転車 片脚スクワット 片脚カーフレイズ ブリッジ 片脚支持トレーニング（片脚スクワット・カーフレイズ可） 評価（ROM・周径・KT-2000）		ACLバルカン	
/	5週	ランジ動作			
/	8週	ツィスティング KBW（片脚での椅子からの立ち上がり可にて開始） 通勤・通学での自転車（屈曲120°以上・バルカン装着にて） 評価（ROM・周径・KT-2000）		ADL上フリー	
/	12週	ジョギング（速歩強）・バタ脚（水泳）許可 評価（ROM・周径・KT-2000・Biodex 70° Isome）			
/	16週	ランニング サイドステップ プライオメトリクス（その場跳び・前後・方向転換）・縄跳び 評価（ROM・周径・KT-2000・Biodex70° Isome）			
/	20週	ダッシュ・ストップ動作 クロスオーバーステップ 部分練習参加 評価（ROM・周径・KT-2000）			
/	6か月	高負荷でのレッグエクステンション 全体練習参加 評価（ROM・周径・KT-2000・Biodex180, 300 d/s）			
/	9か月	ゲーム復帰 評価（ROM・周径・KT-2000・Biodex60, 180, 300 d/s）			
/	1年	評価（ROM・周径・KT-2000・Biodex60, 180, 300 d/s・HOP TEST）			
/	2年	評価（ROM・周径・KT-2000・Biodex60, 180, 300 d/s・HOP TEST）			

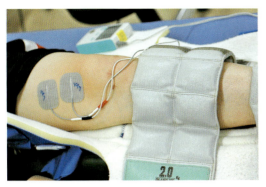

❸ 内側広筋の電気刺激

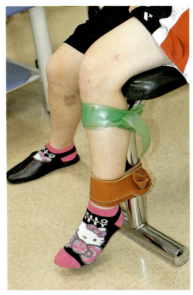

❹ 2重チューブによる膝伸展訓練

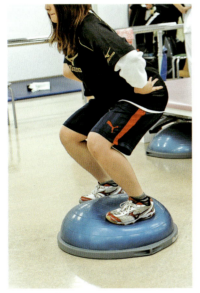

❺ BOSU® balance trainer（BOSU社）を利用したスクワット

ている．Ver. 2 では早期の伸展確保と全荷重歩行に変更している．現在，ACL単独再建術，あるいは半月板切除併致の場合は Ver. 2 を，半月板縫合術（結合範囲が広い時）を併致した場合は Ver. 1 のプロトコールに準じて行っている．

● 文　献

1) Arms SW et al. The biomechanics of anterior cruciate ligament rehabilitation and reconstruction. Am J Sports Med 1984；12：8-18.
2) Poulos LE, et al. Knee rehabilitation after anterior cruciate ligament reconstruction and repair. Am J Sports Med 1981；9：140-9.
3) Shelbourne KD, et al. Accelerated rehabilitation after anterior cruciate ligament reconstruction. Am J Sports Med 1990；18：292-9.
4) 遠山晴一ほか：前十字靱帯再建術後のリハビリテーションの理論と実際．リハ医 1998；35：352-8.

6章 膝周辺疾患の保存療法

10 TKA術後のリハビリテーション

金山竜沢（船橋整形外科病院人工関節センター）

> **POINT**
> - 術直後から膝・患肢全体の運動を促す術後超早期のリハビリテーションが有用である．
> - 術後3か月間は膝関節自主可動域訓練中心の生活を．
> - 可動域の獲得・維持のためには下肢挙上による腫脹悪化予防が重要．

日本の人工膝関節置換術（total knee arthroplasty：TKA）の手術件数は年々増加し年間8万件を超えている．一方，超高齢化社会の進行に伴い医療費削減が求められ，術後在院日数短縮も課題となっている．このような背景を念頭にTKA術後リハビリテーションについて考えると，短い在院期間での十分な可動域・歩行能力獲得および退院後リハビリテーション継続システムの確立が重要となる．

早期可動域訓練は以前から重要とされ，術後1〜2日の創部ドレーン抜去後の訓練開始が標準とされてきた．しかし現在では，さまざまな工夫によりさらに早期からの患肢運動が可能となっている．

当院では術直後麻酔覚醒時から両膝の自動屈曲，ヒップアップ・ダウン，寝返り動作を開始している（❶）．これは術後の深部静脈血栓症（deep vein thrombosis：DVT）や膝関節拘縮の予防にも重要である．このような術後超早期リハビリを可能にするための工夫について述べる．

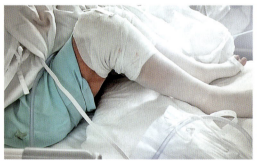

❶ 術直後自動膝屈曲
大腿神経ブロックおよび関節内局所麻酔薬の注入により，麻酔覚醒直後からの自動膝屈曲，ヒップアップ・ダウン，寝返り動作が可能である．

疼痛対策

手術時の大腿神経ブロックおよび関節内局所麻酔薬注入（各0.375％ロピバカイン〈アナペイン®〉20 mL）を疼痛対策に行っている．これにより術後ほぼ一晩の強い痛みは抑えられ，股・膝・足関節の自動運動も可能になる．大腿神経ブロックによる大腿四頭筋力低下が遷延すると，膝崩れによる転倒リスクがあるため注意を要する．

出血対策

ドレーンを留置しないノードレーン法および閉創時関節内トラネキサム（トランサミン®）酸注入（20 mL，2,000 mg）により，TKA術後出血量の減少を図っている．両側同時TKAにおいても術前Hb11.0 mg/dL以上であれば術前自己血貯血および術後の回収式自己血や他家血輸血を使用せずに手術が可能である[1]．

さらに膝上嚢部の軽度ガーゼ圧迫によるデッドスペースの縮小，閉創時トラネキサム酸およびロピバカイン合計40 mLの注入により関節腔内を陽圧にしてからの駆血帯解除など急激な出血抑制の工夫により，術直後にしばしばみられる出血性ショックもまったくなくなり術後の循環動態安定が保たれている．

TKA術後超早期リハビリテーション

術直後からの全身運動指導

手術直後の患者は膝の手術であっても全身の

安静が必要と考え，四肢・体幹をまったく動かさずに一晩を過ごしてしまうことが多い．さらに術後疼痛抑制のペンタゾシン（ソセゴン®，ペンタジン®，ペルタブン®）注射などで傾眠傾向となり，ドレーン出血による血圧低下で医師や看護師がバタバタと昇圧処置を行い，患肢にはフットポンプとアイシングシステムが装着されている，という状況では患肢を動かすことは困難であろう．しかし，これらはDVT，膝拘縮，褥瘡，腓骨神経麻痺，肺炎などの予防の観点から正しいことといえるのであろうか．自宅で寝ている時と同様に自由に動けるほうが，これら合併症予防に良いものと考えられる．疼痛対策がなされフットポンプやアイシングシステムがなければ，術直後から膝自動屈曲，ヒップアップ・ダウン，寝返り動作は無理なく可能であり，麻酔覚醒後20分ごとに繰り返すように指導している．

術翌日からの可動域訓練

術後可動域訓練に用いられるcontinuous passive motion（CPM）には使用上の制限がある．通常は入院中に1日1～2回，30～60分ずつしか使用できず自宅では使えない．当院では退院後も繰り返し膝屈曲の自主訓練を行うために，三角柱形のリハビリ用クッションを導入している（❷）．術翌日から1日10回，このクッションを用いた屈曲と長座位徒手膝伸展自主訓練を各5分ずつ行うように指示している．また単に指示するだけではなく，時間を決めて施行したら○印をつけるチェックシートを導入し施行状況を確認している．これにより可動域訓練実施回数の増加が認められ，術後5～6日の退院時で平均120°以上の屈曲可動域が獲得できている．

歩行訓練

術翌日から歩行器による全荷重歩行訓練を行っている．術直後から患肢の運動を行っているため早期から歩行能力が獲得されやすく，一部の筋力低下例を除きほとんどの症例が術後

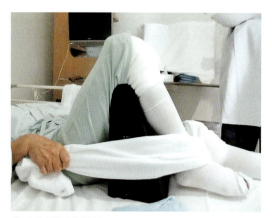

❷ 自主膝屈曲訓練
膝窩部に設置した三角柱状の膝屈曲リハビリ用クッションとタオルを使用するだけで，1日に頻回の訓練が可能となる．CPMなど特殊な器械を用いないので自宅における訓練も容易である．

2～3日で杖歩行訓練開始となり，片側TKA術後5日，両側TKA術後6日での杖歩行退院が可能となっている．

退院後のリハビリテーション

入院中に良好な可動域を獲得しても，退院後に悪化しては意味がない．患肢挙上・自主可動域訓練の継続ができなければ，腫脹は悪化し可動域は低下する．術後3か月まではチェックシートによる自主可動域訓練実施状況を確認しながら腫脹のチェックを行い，特に術後1か月まではトイレ・飲水・食事など必要時のみの歩行を許可し，それ以外は患肢挙上に努めるように指示している．腫脹の悪化は痛みの増悪，創治癒遅延，蜂窩織炎などの感染，うっ血によるDVTなどのリスクを高めるため，この時期の長時間の立位や座位，歩行練習は行うべきではない．本格的な外出・長時間歩行・仕事復帰は術後3か月以後にするよう指導している．

● 文 献

1) 東 秀隆ほか．ドレーン非留置両側同時TKAにおける安全性―周術期出血量の推定―．日人工関節会誌 2014；44：431-2.

11 [注意すべき疾患] 膝蓋前滑液包炎，膝蓋骨骨折，一過性骨萎縮症

八木知徳（八木整形外科病院）

膝蓋前滑液包炎

ポイント
- 急性期の場合，穿刺排液と消炎のためステロイドの注入を行う．
- 慢性化を防ぐため，抗炎症薬の投与やパップ剤貼付と，包帯またはサポーターなどによる圧迫を行う．

膝蓋骨の前の皮下にある滑液包に起きる炎症で，慢性的な圧迫刺激で起きるものや，外傷による出血がもとで起きる急性のものがある．いずれも腫脹や疼痛を呈し，膝関節の運動制限をきたすことがある．膝をついて作業をする職業の人，マットや畳の上で競技をするレスリングや柔道などのスポーツマンにも認められる．古くは女中さんに多く発症したので，housemaid's knee ともよばれた．

急性の膝蓋粘液包炎は，転倒して膝を打撲したとき粘液包内に出血し血腫ができた後，炎症が持続し起きる（❶）．治療としては，水腫が軽度であれば放置か湿布でよいが，高度であれば穿刺排液したうえでステロイドを注入し，湿布薬を貼付し圧迫する．感染している場合は，抗菌薬を投与するが，難治性の場合は外科的切除が適応となることがある．

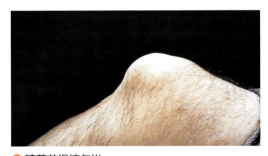

❶ 膝蓋前滑液包炎
慢性の膝蓋骨前方の腫脹がみられ，貯留液による波動が認められる．

膝蓋骨骨折

ポイント
- X線検査で骨折が認められなくても，圧痛やわずかな腫脹を見逃さず，疑われたらCTやMRIなどの検査をする．
- 3 mm以上解離したり，骨片が複数だったり，骨片が遊離していたら，手術療法を選択する[1]．

膝蓋骨骨折には転倒し膝前面を強打する直達外力によるものと，大腿四頭筋の急激な収縮による介達外力によるものがある．骨折片の転位が大きければ手術療法が適応となる．しかし骨折片の転位がわずかな場合は，保存療法でも治癒可能である（❷）．関節血症があれば疼痛が持続するので，穿刺除去する．

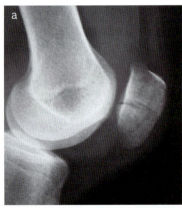
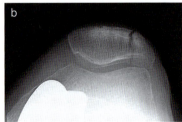

❷ 膝蓋骨骨折
転位の少ない膝蓋骨骨折は保存療法でも治癒可能である．
a：X線側面像（横骨折側），b：X線軸写像（縦骨折側）．

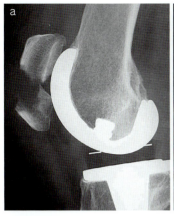
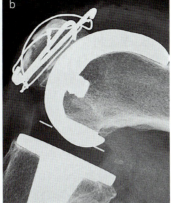

❸ 膝蓋骨骨折
a：転位の大きい膝蓋骨骨折は観血的骨接合術が適応である．
b：手術後のX線像．

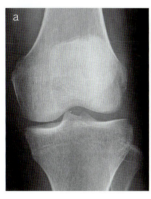
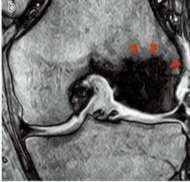

❹ 一過性骨萎縮症
a：初診時の単純X線像では明らかな変化は認められない．
b：MRI像では大腿骨外側顆部に広範なT1 low, T2 high の骨髄浮腫が認められる．

　骨折片の転位が3mm未満で，膝蓋骨の形状が保たれている場合は，伸展位でのギプス固定か装具固定が有効である．伸展位であれば，大腿四頭筋の力が及ばないので起立荷重が可能で，筋萎縮を防ぐためにも積極的に勧められる．当初は松葉杖を使用した部分荷重から始め，痛みがなくなれば全荷重を許可する．

　3〜4週後，痛みや腫れが沈静したら運動療法を開始する．CPMでの慎重な可動域訓練を行い，徐々に可動域を拡大する．保存療法で骨折が治癒した場合，可動域はほぼ保たれ外傷前の状態に復帰する．疼痛が強ければ，鎮痛薬を投与する．

　骨片が3mm以上離れたり，大きく分離している場合は，手術が適応となる（❸）．

一過性骨萎縮症

ポイント
● 軽微な外傷後や，外傷がないにもかかわらず，中高年患者の膝関節に痛みが持続する．
● 症状が強い割には，X線検査では病変が認められず，MRI検査を行うと広範な骨髄浮腫としての病変が明らかになる．

　比較的まれな疾患であるが，中高年患者が軽微な外傷の後，発症することが多い．大腿骨の一側の顆部に強い圧痛を認め，跛行を呈する．従来男性に多いといわれていたが，最近は女性にもよくみられ，性差はないようである[2,3]．

　初診時の単純X線像では異常がみられない場合が多いが，症状との乖離があればMRI検査を行う．発症から2〜3月経つと，X線像でも限局性の骨萎縮を認めるようになる．MRI検査で骨髄内信号の変化が特徴的であり，T1 low, T2 high の骨髄浮腫（bone marrow edema）を呈する（❹）[4]．本症は一過性で，5〜8か月で自然治癒する．治療は，通常安静にするか，装具を装着しての制限付き生活を勧める．疼痛が強い場合は，消炎鎮痛薬内服やパップ剤貼付に

て痛みを緩和し，変形性膝関節症を合併している場合には，ヒアルロン酸製剤の関節注射を行う．骨粗鬆症を合併した患者の場合，骨粗鬆症治療薬のビスホスホネート製剤や副甲状腺ホルモン薬（PTH 製剤）を併用すると治療期間を短縮できる可能性がある．

●文 献

1) Jonson EE. Fracture of the Patella. Rockwood CA, et al. Rockwood and Green's Fractures in Adult. 3rd ed. JB Lippincott；1991：p.1762-98.
2) 川久保 誠 ほか．Transient osteoporosis of the Knee の 3 症例．膝 1998；23：82-6.
3) 八木知徳ほか．大腿骨顆部に発生した一過性骨萎縮症の 1 例．膝 2005；30：342-4.
4) Wilson AJ, et al. Transient osteoporosis：Transient bone edema？ Radiology 167；1988：757-60.

7章

下腿疾患の保存療法

7章 下腿疾患の保存療法

1 下腿疾患の保存療法

鶴上 浩（鶴上整形外科リウマチ科）

> **POINT**
> - 下腿装具は①足関節の動きを制御，②下腿の免荷，③病変部の圧迫固定を目的とした機能的装具などがあり，用途に応じて選択する．
> - 下腿骨折の保存療法は，偽関節，変形治癒，関節の拘縮などをきたしやすく小児などの限られた症例が対象となる．

下腿の疾患には，骨折，反復使用によるスポーツ障害，種々の要因による神経麻痺，血管やリンパ管などの循環障害などが含まれる．そのなかで手術療法の適応になるものは下腿骨折など一部であり，ほとんどの疾患が保存的治療の適応となる．本項では，下腿疾患の総論として，①下腿に用いる装具，②ギプス固定の実際を総論として述べるとともに，③下腿骨骨折における保存療法ならびに，④その他の疾患について述べる．なお，詳細については各疾患の項目を参考にしていただきたい．

下腿疾患に対する装具療法

下腿の疾患に用いる装具は，主に短下肢装具（short leg brace：SLB もしくは ankle-foot orthosis：AFO）が中心となる．装具は，身体の一部を外部から支え，運動機能の向上や疼痛の軽減を図り，関節の保持，変形の矯正および予防，機能の代行，歩行の介助，免荷，機能の再教育などを目的に用いられる．

SLB は，主に①足関節の動きを制御，②下腿の免荷，③病変部の圧迫固定を目的とした機能的装具などの目的に使用される（）．また，下腿疾患に対する装具としては，シンスプリントなどに対する足底板のように足部の装具も使用されることが多い．SLB は脳血管障害・頭部外傷・脳性麻痺・脊髄損傷・末梢神経障害などによって生じた麻痺などに処方されることが多く，下腿骨骨折などの外傷に対しても免荷のために処方される．

下腿ギプス固定

下腿疾患で一部の下腿骨骨折以外にギプス固定が治療法として選択されることは少ない．以下に一般的なギプス固定法とその注意点についてあげる．

水硬性プラスチックギプス固定法

■ 必要物品

プラスチックギプス，ストッキネット，下巻き包帯，防水シート，ギプスカッター

■ ギプス固定法（プラスチックギプス）

①ギプス固定の必要性とその肢位を説明する．
②固定部位を清拭し観察を行う．
③ギプスを浸した水で汚れないように患者の体に防水シーツを巻く．
④固定範囲より長めのストッキネットをかぶせ，手袋をつけた助手に肢位を保持してもらう．
⑤手袋をつけプラスティックギプスを使用直前に袋から出し，室温の水に約10秒程度浸し余分な水分を絞る．
⑥ギプス固定は固定する関節から近位に向かって一重の部分がないように均等に巻いていく．
⑦下腿の際は，腓骨頭での圧迫や5本の足趾が観察できるかを確認してトリミングを行う．
⑧ストッキネットをギプスロールの端に裏返し，しわやたるみがないことを確かめてテープなどでギプスに固定する．
⑨ギプスは3〜10分程度で硬化するため，その間凹凸を作らないように注意する．

1. 下腿疾患の保存療法

❶ 下腿疾患に使用する代表的な短下肢装具（SLB装具）

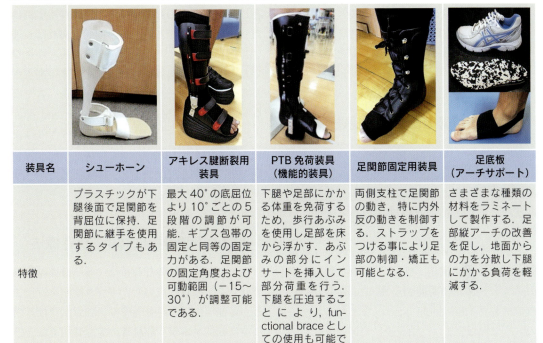

装具名	シューホーン	アキレス腱断裂用装具	PTB免荷装具（機能的装具）	足関節固定用装具	足底板（アーチサポート）
特徴	プラスチックが下腿後面で足関節を背屈位に保持．足関節に継手を使用するタイプもある．	最大40°の底屈位より10°ごとの5段階の調節が可能．ギプス包帯の固定と同等の固定力がある．足関節の固定角度および可動範囲（−15〜30°）が調整可能である．	下腿や足部にかかる体重を免荷するため，歩行あぶみを使用し足部を床から浮かす．あぶみの部分にインサートを挿入して部分荷重を行う．下腿を圧迫することにより，functional braceとしての使用も可能である．	両側支柱で足関節の動き，特に内外反の動きを制御する．ストラップをつける事により足部の制御・矯正も可能となる．	さまざまな種類の材料をラミネートして製作する．足部縦アーチの改善を促し，地面からの力を分散し下腿にかかる負荷を軽減する．
使用する疾患	腓骨神経麻痺，片麻痺などの麻痺性疾患	アキレス腱断裂，腓腹筋断裂など	下腿骨骨折，踵骨骨折など	足関節顆部骨折，足関節周辺骨折術後など	シンスプリント，有痛性外脛骨など

下腿疾患に用いられる装具は，1）足関節の動きを制御，2）下腿の免荷，3）病変部の圧迫固定を目的とした機能的装具などの目的に使用される．足底板を用いた足部の矯正・保護は，下腿への力学的負荷を改善する目的に用いられる．

❷ 下腿ギプス固定時の観察事項とその対応

循環障害	所見：皮膚温や色調の変化，腫脹，毛細血管環流や動脈拍動の有無 疼痛（しめつけられるような痛み）
	処置：①ギプス，綿包帯に割を入れ固定を緩める． ②ギプスカット
神経麻痺	腓骨神経やまれに脛骨神経麻痺が起こることがある．
	所見：放散痛，しびれ，知覚障害の有無，手指・足趾の運動障害の有無
	処置：①圧迫部位の開窓 ②ギプス，綿包帯に割を入れ固定を緩める ③ギプスカット
圧迫創	所見：疼痛（うずくような痛み）・発熱・悪臭・分泌物
	処置：①圧迫部位に綿花，スポンジ等を挿入し圧迫の除去 ②圧迫部位の開窓
出血	所見：ギプス上への出血は印をつけ，時間と共に観察する． バイタルサイン，圧迫の有無，顔色・疼痛など一般状態
	処置：有窓ギプスとし，止血もしくは創処置を行う．
筋力低下	不動性の筋萎縮を予防するために，積極的に等尺性運動を促す．

※下腿ギプス固定時は，循環障害，神経麻痺の有無に十分に留意する．特に固定初期は頻回にチェックを行う必要がある．

⑩下肢の挙上を指示する．ギプス固定後1〜2日は患肢の状態を慎重に観察する．特に循環障害の有無や足趾の動きに注意する．❷に下腿ギプス固定時に観察すべき症状とその対応について示す．

保存療法が適応となる下腿骨骨折

　脛骨前内側は軟部組織が少なく，皮膚の下に直接骨を触れることができる．そのため骨折すると開放骨折になりやすいとともに，骨周囲の血流が乏しく骨癒合が得られにくいことが知られている．

　下腿骨骨折の保存療法には，長下肢ギプス固定，PTBギプス固定，副子（シーネ）固定，牽引（ベッド上で長期間引っ張って治す方法），機能的装具（functional brace）などがある．このような保存療法は，治療後に偽関節や変形治癒の頻度が増加するだけでなく，のちに重大な障害となる足関節や足部の拘縮を残すことが問題である（❸）．ギプス固定や種々の装具による治療成績の差についての臨床的報告はみられず，機能的装具もギプス固定との差はない．髄内釘と保存療法（ギプスもしくは装具）との比較では，髄内釘の成績が良いという報告が多いため，可能であれば手術療法を選択すべきである．

　ギプス固定や装具療法による保存療法は，小

児に起こった低エネルギーによる骨折で，12週以内にギプスの除去が可能と思われる症例に限って行うべきである．その期間であれば，若い症例においては，足部の拘縮は問題にならないことが多い．開放骨折や転位が大きい高エネルギーによる骨折は保存的に治療するべきではない．また，長期の踵骨牽引，pin and plaster，強固でない内固定などは行うべきではない．成人の下腿骨骨折に対しては，可能な限り髄内釘，創外固定，プレート固定を考慮すべきである．

小児の下腿骨折に対する保存療法

　小児の脛腓骨骨幹部骨折は，多くは複雑骨折ではなく，整復したのちにギプス固定を行うことが可能である．脛骨骨幹部単独骨折では，内反位に転位するが，脛腓骨の完全骨折では，外反転位と短縮を来す．

　転位した骨折は，麻酔下に疼痛と筋の緊張をとったうえで透視下に整復を行う．骨折部における後方凸変形を予防するために，足関節の角度は中下1/3の骨折では約20°底屈，中上1/3の骨折では約10°底屈させる．

　透視下で適正な整復が得られたのちに足関節の固定をまず行い，その後，近位部前方は膝蓋骨下縁，近位部後方は膝窩部のしわの2cm遠位までを目安としてギプス固定を行う．整復位を確認しながら十分に形成（モールディング）を行う．この時点で骨折部の回旋を含めた不安定性が認められたら，膝45°屈曲位で大腿中央までギプス固定を延長する（❹）．小児の症例では，前腕骨骨折と同様に急性塑性変形を起こすことがあり，整復が困難な場合がある．

　初期の仮骨が出現するまでは完全免荷とする．固定後3週間は十分に整復位をチェックし，転位があれば骨折部中央のギプスをカットして，openingもしくはclosing wedging techniqueを用いて整復位を矯正する．許容できるアライメントを❺に示す[1]．

　不安定な骨折は観血的整復固定が必要となる．多くは経皮ピンニング，創外固定，プレー

❸ 小児の脛骨骨幹部骨折における許容されるアライメント異常

	8歳未満	8歳以上
外反	5°	5°
内反	10°	5°
前方凸	10°	5°
後方凸	5°	0°
短縮	10 mm	5 mm
回旋	5°	5°

年齢により，内反，前方凸，後方凸，短縮に許容されるアライメントに違いがある．これはWolffの法則による形態再造形の許容範囲が，年齢により違うためと考えられている．
(Rockwood and Wilkins' Fractures in Children 5th ed. Lippincott Williams & Wilkins ; 2001. p.1094.)

1. 下腿疾患の保存療法

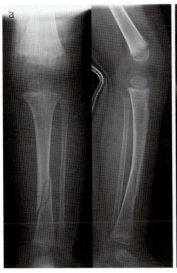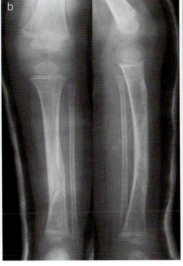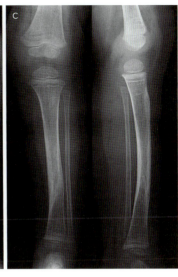

❹ 小児下腿骨骨折に対するギプス固定よる保存療法
a：受傷時，b：2.5 か月後，c：5 か月後．
1 歳 10 か月男児の症例．ソファーから転落受傷．脛骨単独骨折であり，転位も許容範囲でありギプス固定による保存療法を行った．幼児で安静が守られないため，大腿以下の長下肢ギプス固定を行った．十分な仮骨形成を認めた受傷後 2 か月で全荷重を許可し，3 か月でギプス除去した．骨癒合良好で関節拘縮などの合併症は認めなかった．

❺ 下腿骨折に対する保存療法の治療成績

治療法	報告数	開放骨折(%)	骨癒合期間(週)	変形治癒(%)	関節拘縮(%)
Long Leg Cast	8	12.0〜36.3	13.7〜19.8	8.6〜50.0	7.0〜42.0
PTB Cast	8	0〜21.0	13.6〜26.0	4.4〜40.0	15.0〜43.0
Functional Brace	6	7.2〜31.0	15.5〜18.7	8.6〜40.0	26.0〜45.0

保存療法いずれの方法においても，骨癒合に長期間かかり，変形治癒や関節拘縮などの合併症が多いことが報告されている．そのため，下腿骨折症例においては，手術が可能な症例では手術療法が勧められる．
(Rockwood and Green's' Fractures in Adults 5th ed. Lippincott Williams & Wilkins ; 2001. p.1958-60)

トスクリュー固定が選択される．成長線の保護のため髄内釘の適応は少ないが，K-Wire などのスムースピンは成長線に与える影響は少ないといわれている．

絶対的手術適応は，①開放骨折症例，②頭部外傷や脳性麻痺による痙性が強い症例，③floatinig knee や多発外傷の症例，④下腿骨折に伴いコンパートメント症候群をきたした症例などである．Weber らによると 638 例の小児下腿骨折のうち 29 例（4.5％）に観血的治療を要したと報告している[3]．

下肢血行障害

何らかの原因により，「末梢動脈が狭窄・閉塞したために四肢末梢に循環障害（虚血）をきたした病態」を総称して「末梢動脈閉塞症（peripheral arterial disease：PAD）」という．そのなかで最も頻度の高い「閉塞性動脈硬化症（arteriosclerosis obiterans：ASO）」は，動脈硬化に由来した慢性的な四肢末梢動脈の狭窄・閉塞による循環障害症状（冷感，しびれ感，下肢疼痛，壊疽など）をきたした病態である．

ASO のリスクファクターには，「60 歳以上」，「男性」，「喫煙習慣」，「虚血性心疾患の既往」，「脳血管障害の既往」，「ストレス」，また「糖尿

❻ 下肢閉塞性動脈硬化症と腰部脊柱管狭窄症の鑑別点

		ASO	LCS
症状	安静時下肢疼痛	あり	なし
	歩行時下肢疼痛	片側に多い	両側
	姿勢と症状	歩行停止で軽減	前屈みで軽減
	腰痛	まれ	あり
	自転車乗車時の症状	あり（歩行時と同様）	なし
	しびれ感	足部・下腿部	大腿部・臀部
診断・検査法	下肢の動脈拍動	減弱	正常
	脈波・皮膚温の左右差	あり	なし
	冷水負荷からの回復	遅い	普通
	腰椎 MRI	正常	狭窄部あり

症状と検査により鑑別することが重要である．合併症例も存在することに注意を要する．
診察時に足背動脈や後脛骨動脈などの下肢動脈循環の評価を行うことが重要である．

❼ 閉塞性動脈硬化症における Fontaine 分類と治療方針

Fontaine 分類	症状	治療方針
I 度	下肢の冷感やしびれ，色調の変化	運動療法と薬物療法
II 度	間歇性跛行がみられ，数十から数百 m 歩くと痛みのため歩行継続が不可能になる．腰部脊柱管狭窄症との鑑別が必要．	運動療法と薬物療法 症例によってカテーテル治療やバイパス手術
III 度	安静時にも下肢疼痛を認める	手術の絶対的適応
IV 度	重度虚血状態で，下肢の壊死，皮膚潰瘍を認める．糖尿病などによる末梢神経障害がない限り，患者は激痛を訴える．	

運動療法：トレッドミルでの歩行訓練（3.2 km/h）週 3 回，約 1 時間ずつ 3 か月以上続ける．
薬物療法：プロスタグランディン製剤，抗血小板剤を経口もしくは注射製剤で投与する．
手術療法：血栓内膜摘除術（thrombo endarterectomy；TEA），バイパス術，交感神経切除術などが症例により選択される．
Fontaine 分類に応じて治療方針を決定する．I 度，II 度では保存療法が優先される．
「安静時の疼痛」がみられる III 度以上ではカテーテル手術やバイパス術などが行われることが多い．

病」，「高血圧」，「高脂血症」，「肥満」などの生活習慣病が挙げられる．好発年齢が腰部脊柱管狭窄症（lumber spiral canal stenosis：LCS）と重複するため，ASO と LCS の鑑別が重要となる（❻）．両者の合併症例もあり，ASO と LCS の合併率は 25% 以上ともいわれている．

日常診療において，ASO の症状分類である Fontaine 分類がよく用いられ，「循環障害の重症度」とも関連して治療選択にも応用できる（❼）．

診察は，問診，視診，触診の順に行う．特に触診では，左右の肢を比較することがきわめて重要で，下肢の皮膚温，足背動脈，膝窩動脈，後脛骨動脈における拍動の強さ（なし，弱い，正常）を左右の肢で比較し狭窄・閉塞の有無を調べる．

さらに他覚的診断法として，四肢の血圧から得られる上腕・足関節血圧比（ankle brachial

pressure index：ABPI）が有用である．ABPIは，足関節収縮期血圧／上腕収縮期血圧の比で，ASO の客観的な診断および重症度評価の指標とされている．病変部位の特定には，超音波診断や（CT，MR）血管造影などの画像診断が必要となる．

ASO の保存療法には，運動療法と薬物療法がある（❼）．運動療法は，Fontaine II 度の間欠性跛行の初期治療に有効で，歩行訓練が最も効率的とされている．運動療法により比較的細い血管で側副血行路が発達し，血流障害が改善されると考えられている．薬物療法は，プロスタグランディン製剤や抗血小板薬が主に用いられる．血管内治療や血行再建術は，①重症度分類である Fontaine 分類，②動脈閉塞部位と範囲，③併存疾患重症度，④生命予後などを考慮して治療法を慎重に検討する．詳細については，「末梢閉塞性動脈疾患の治療ガイドライン」[3] を参照していただきたい．

下腿静脈瘤

静脈の中には静脈弁があり，血液が心臓に向かって流れるときだけ開くようになっており，血液の逆流を防いでいる．静脈弁は，静脈の内膜が膜状に突出したもので，非常に薄く壊れやすく，静脈弁が何らかの原因で壊れると「下肢静脈瘤」を引き起こす．静脈弁が壊れると，血液が逆流してその遠位にある静脈に血液が溜まり，長期間経過後に徐々に静脈の壁がひき延ばされて太く，蛇行するようになる．下肢静脈瘤は見た目が悪くなるだけではなく，血液が溜まり静脈内圧の上昇により炎症を起こしさまざまな症状を引き起こす．

下肢静脈瘤の症状は，まったくの無症状から足がむくむ，だるい，重い，痛む，ほてるなど多彩な症状が出現する．こむら返りや湿疹ができたり，色素沈着，潰瘍ができることもある．

診断は主に問診，視診，触診とともに超音波検査で行う．治療法は，生活習慣の改善や弾性ストッキングなどで症状を改善したり，進行を予防する保存療法，静脈瘤に硬化薬を注入して固める硬化療法，静脈を切除するストリッピング手術，高周波（ラジオ波）またはレーザーを使った血管内治療などがある．

●文 献

1) Heckman CK et al (eds). Rockwood and Wilkins' Fractures in Children 5th ed. Lippincott Williams & Wilkins；2001. p.1094.
2) Heckman CK et al (eds). Rockwood and Green's Fractures in Adults 5th ed. Philadelphia：Lippincott Williams & Wilkins；2001. p.1958-60.
3) Weber BG, et al. Treatment of fractures in children and adolescents. Springer-Verlag；1980. p.324-49.
4) 日本循環器学会ほか．末梢閉塞性動脈疾患の治療ガイドライン．Circulation Journal 2009；73（Suppl. III）

2 シンスプリント，肉ばなれ

古谷正博（古谷整形外科）

> **POINT**
> - 日常よく遭遇するものであり，スポーツ復帰への適切な指導が重要．
> - 局所所見と画像診断をあわせて早期の診断・治療が肝要．

シンスプリント

定義
シンスプリントは，日本語表記としては日本整形外科学会の整形外科学用語集（第7版）に「過労性脛部痛」とされており，「硬い路面でのランニングや足関節底屈筋の過負荷によって誘発される下腿の違和感や疼痛であり，コンパートメント症候群と疲労骨折を除いたもの」と定義されている．

症状
運動に伴って脛骨の中央1/3～遠位1/3の内側後縁に沿って，当初は運動後の違和感，次第に運動時に痛みを生じるようになり，進行するとスポーツ活動が困難となり，重度になると安静時痛も生じるようになる（❶）．

Waishらは次のように病期を分類している．
Stage I：運動後のみの痛み
Stage II：運動後に痛みはあるが，パフォーマンスに影響はない
Stage III：運動時に痛みがあり，パフォーマンスが低下する
Stage IV：安静時にも慢性的な痛みが持続

病因
発生メカニズムとしては，後脛骨筋の牽引説，足部回内によるヒラメ腱膜の牽引説などがあるが確定していない．

診断
脛骨内側に圧痛を認める．限局した圧痛では，疲労骨折の初期症状との鑑別が必要で経過観察が重要である．片脚ジャンプテストで疼痛が再現され，踏切時に疼痛が強く出現する．X線像では特に所見を認めない．MRI像では，

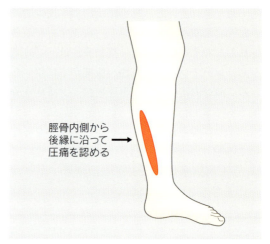

❶ シンスプリントで痛みの出る箇所

無所見または骨膜，長趾屈筋，後脛骨筋に高信号域を認めることがあり，重症例では骨髄に高信号域を認めることもあるという．超音波像では圧痛部に一致したカラードプラ反応を認めるが，骨膜なのか筋膜なのかの判断は困難といわれている[1]．

治療
圧痛が認められる筋に対してストレッチング，筋力トレーニングを行う（❷）．Waishらの分類で，stage I，stage IIではスポーツ活動を続けながら，stage IIIではランニング，ジャンプを制限しアイシングを実施する．stage IVではランニング，ジャンプを4週間禁止後とする．加えて，マルアライメントの是正は足底板で行う．

2. シンスプリント，肉ばなれ

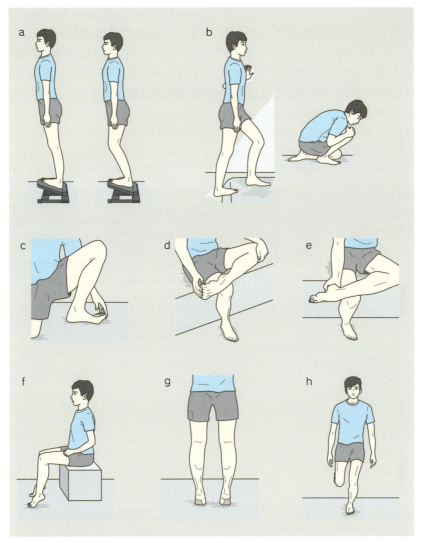

❷ 当該筋のストレッチと筋力トレーニング
aまたはb：腓腹筋，ヒラメ筋のストレッチ
c：長趾屈筋のストレッチ
d：後脛骨筋エクササイズ
e：長母趾屈筋エクササイズ
f：坐位でのヒールレイズ
g：立位でのヒールレイズ
h：片脚スクワット

肉ばなれ

定義

肉ばなれは外力によるものでなく，自分の筋力（拮抗筋の筋力）により筋肉が過伸展されて起こる損傷である．あらゆるスポーツ，身体各所の筋肉に起こるが，下腿三頭筋のほかハムストリング（特に大腿二頭筋長頭），大腿四頭筋が起こりやすいとされている．

症状

肉ばなれを起こすと，鋭い痛みや力が抜けるような痛み，音がしたような衝撃を感じることがある．損傷部には圧痛があり，腫脹，筋の硬結や陥凹などを認める．

診断

これらの症状を認めれば診断は比較的容易である．損傷部はいずれの筋でも筋腱移行部に多くみられるが，損傷後に時間が経過すると皮下出血により陥凹が触れにくくなることに注意が必要である．画像診断には MRI，エコーが有用である．奥脇らはハムストリングの肉ばなれを MRI 所見によってスポーツ復帰の予後判断も加味した3つのタイプに分類している[2]が，この分類は下腿三頭筋においても有用と思われる．

I 型：高信号領域のみ

II 型：高信号領域に加え，途絶がみられる

III 型：完全断裂

I 型，II 型では1～2週でスポーツ復帰が可能となるが，III 型では数か月を要する．

治療

スポーツ等の受傷現場での処置は，RICE（rest, ice, compression, elevation）が基本となる．一般的に48時間程度の RICE の継続が推奨されている．基本的には保存療法で経過を観察するが，前述の奥脇分類の III 型では断裂筋の観血的治療が必要となる．

●文　献

1) Walsh W, et al：Musculoskeltal injuries in sports. The physician's handbook. Hanley & Blfus：1999. p.251-258.

2) 八木茂典．III．理学療法のプラクティス．7．脛骨過労性骨障害—脛骨過労性骨障害に対する理学療法の考え方．（特集：スポーツ障害理学療法ガイド—考え方とアプローチ．臨スポ医 2014：臨増 31：299-304.

3) 奥脇　透．MRI によるハムストリング肉ばなれの重症度分類．日整会誌 2010；84：S236.

4) 鶴上　浩ほか．6．大腿の主な疾患の画像所見．日本臨床整形外科学会編．運動器スペシャリストのための整形外科外来診療の実際．中山書店；2014．p.278.

7章　下腿疾患の保存療法

下腿の疲労骨折

古谷正博（古谷整形外科）

> **POINT**
> ●いずれも保存的治療が主体であるが，跳躍型脛骨疲労骨折，脛骨内果疲労骨折のなかには観血的治療を要するものがある．

疲労骨折の概要

疲労骨折とは，1回の大きな外力ではなく，小さな外力が繰り返されることにより起こる骨折である．同じ動作を繰り返し練習することが必要となるスポーツで起こることが多いとされる．したがって，発生部位は荷重が加わる下肢に多くみられ，脛骨，中足骨，腓骨で7，8割を占めるとされている．

発生原因には，力学的外的因子としては繰り返し軽微な外力が加わるオーバーユースが第一に挙げられるが，解剖学的内的因子としては，筋力不足，筋力のアンバランス，柔軟性の欠如，関節の可動域制限あるいは不安定性，月経異常による骨の脆弱性などが挙げられ，さらに下腿の場合にはアライメントの異常（X脚，O脚）も関与すると思われる．

ここでは，脛骨と腓骨の疲労骨折についてとりあげる．

脛骨疲労骨折

疾走型疲労骨折

脛骨疲労骨折は，疾走型が最も多く，骨幹近位1/3と遠位1/3に多いとされてきたが，中央部を含む近位から遠位までの凹側である後方，後内方のどの部位にも生ずる．ランニング中の下腿内側の鈍痛で発症することが多いが，まれにスポーツ活動中に急激な疼痛で発症し，スポーツ継続が困難になることもある．

■理学所見

局所に圧痛を認め，腫脹を伴うこともある．

■画像所見

X線像では，初期には異常を認めないことも多く，疲労骨折が疑われる場合には4方向撮影を行うことも重要で，初診時に明確な所見が認められない場合は2週間ほどして再撮影することが必要である．疾走型では脛骨後方骨皮質に表面を覆うような仮骨がみられる．MRI像では骨折線や骨髄の高信号域を認める．

■治療

安静による保存療法で治癒する．骨のリモデリング期間として約4週間ランニング・ジャンプを禁止する．ジャンプ再開時には柔らかい着地を指導し，芝生での練習やシューズ，足底板などで衝撃吸収に配慮する．競技復帰にはほぼ3か月を考えるべきである．

跳躍型疲労骨折

バスケットボール，バレーボールなどでのジャンプの助走時の強い着地時に，下腿前面の比較的限局した疼痛で発症することが多い．脛骨は前方凸の彎曲を有するため，ジャンプ着地時に脛骨前面には引っ張りストレスが，後面には圧縮ストレスが生じ，この繰り返しにより疲労骨折を生じるとされている．初期には強度のトレーニング時のみの疼痛であることが多く，発見が遅れることが多い．また，歩き始めの疼痛を訴えることもある．

■理学所見

局所の圧痛．慢性期のものでは脛骨中央前方に骨性隆起を触れ同部に強い圧痛を認める．

■画像所見

X線像では，脛骨側面像で脛骨前方骨皮質に局所的骨皮質の肥厚と水平な線状痕を認め，慢性期のものでは線状痕を挟んで嘴状の仮骨形成

を認める．初期には所見に乏しく注意が必要であり，経過により再撮影を要する．また，症状の軽度なもので安静が十分ではないものや早期に運動復帰したものでは，伸張ストレスにより骨吸収が生じ，短期間の保存療法では仮骨形成が得にくいとされている．

■治療

基本的には保存療法が原則である．内山らは積極的保存療法として，6週間のランニング・ジャンプの禁止後に殿筋とハムストリングの筋力強化を行い，3か月後より徐々にランニングを開始するもので，これにより早期復帰と再発防止が得られるとしている[1]．一方，トップレベルの競技者などで運動中止が困難で早期の競技復帰が望まれる場合や，完全骨折の危険性が高いもの，長期の保存療法にて効果を認めないものでは髄内釘による観血的治療も選択される．

脛骨内果疲労骨折

下肢疲労骨折の中ではまれなものであるが，足関節内果部の疼痛を訴えた際に捻挫だけではなく，X線像をみる際には考慮に入れる必要がある．原因にO脚や足の内反などのアライメントとの関与や足部・足関節の柔軟性の低下や可動域制限の関与もいわれ，まれに両側発生例の報告もあるが，これらの関与の明らかでないものもある．

■理学所見

内果の圧痛，腫脹．足関節の内反，背屈の強制により疼痛が増強し，足関節に関節液貯留を認めることもある．

■画像所見

内果部に垂直方向の骨折線を認める．初期には明らかでないものもあり，MRI等が有効とされている．

■治療

一般には安静や外固定で治癒するが，再発するものでは観血的治療も考慮される．

腓骨疲労骨折

脛骨，中足骨に次いで好発するが，腓骨は脛骨に比べ荷重は少なく，筋力によるたわみが発生原因とされている．大西は好発する近位1/3は骨間膜の上端でかつ足底筋の起始部であり，近位脛腓関節を支点として彎曲ストレスが生じやすいためであるとしている[2]．一方，「うさぎ跳び」との関連が詳細に検討されており，「うさぎ跳び」では，近位1/3を頂点に弦運動が繰り返され，とくに外側にたわむことと，さらに「うさぎ跳び」時に大腿後面と下腿後面が衝突し，衝撃を与えることが原因とされている．

遠位では従来いわれている1/3でなく，1/7の部分，遠位脛腓靱帯結合のすぐ近位に多く，この部分は強靱な靱帯と骨間膜との間でストレスを受けやすい部位であるとされている．

■理学所見

運動時痛が主であり，安静時，歩行時には疼痛はあまりなく，圧痛も他の部位に比べ軽度であることが多い．

■画像所見

X線所見が明らかでないものも多く，荷重が少ないこともあり仮骨の出現も僅かで遅いため，診断に難渋することも多く，MRIや骨シンチの活用も積極的にすべきである．

■治療

6週から8週のスポーツ活動休止とする安静で治癒する．

●文　献

1) 内山英司．跳躍運動による疲労骨折．臨スポーツ医 2016；33：366-71.
2) 大西純二．陸上長距離選手の腓骨疲労骨折．整スポ会誌 2007；28：304-8.
3) 鶴上　浩ほか．10章 診断・患者説明に役立つ画像集．8．下腿の主な疾患の画像所見．日本臨床整形外科学会編．運動器スペシャリストのための整形外科 外来診療の実際．中山書店；2014. p.284.

7章 下腿疾患の保存療法

深部静脈血栓症に対する保存療法

王寺享弘（福岡整形外科病院）

> **POINT**
> - 術前の下肢超音波検査が重要である．
> - 術直後に発生する深部静脈血栓は小さいが，これが大きく増大しないように抗血栓薬を使用する．
> - 突然発症する予期せぬ疾患から予防すべき疾患としてとらえる．

はじめに

日本では，食生活の欧米化や超高齢化社会を迎え，かつ医療技術の高度化と相まって，周術期の静脈血栓による合併症の頻度は増加傾向にある．下腿には，静脈瘤が形成される表在静脈と下腿の筋肉内にみられる深部静脈があり，両者を連絡する交通枝が存在する．肺動脈が何かの塞栓子により閉塞する疾患が肺塞栓症であるが，塞栓子が血栓である場合に肺血栓塞栓症（pulmonary thromboembolism：PTE）という．整形外科領域で問題となるのは急性のPTEであり，その原因のほとんどは深部静脈血栓症（deep vein thrombosis：DVT）であり，PTEはDVTの合併症といえる．したがってDVTとPTEは一つの連続した病態と考えられ，これらは併せて静脈血栓塞栓症（venous thromboembolism：VTE）とよばれている（）．

病態

外科手術においてPTEの原因となるDVTの大部分は，下腿の深部静脈から発生しており，PTEの剖検例で下腿の深部静脈に残存した多くの血栓がみられることから，重篤なVTEの合併症を防ぐためには下肢のDVTを検索することが重要である．

下肢の深部静脈系

下肢には，①足底から血流をうける前脛骨静脈・後脛骨静脈・腓骨静脈と②下腿の筋肉から派生する腓腹静脈・ヒラメ筋静脈の2つの深部静脈系があり，これらは合流して膝窩静脈，大腿静脈となり下大静脈に注ぎ込む（❷）．下肢のDVTの多くはヒラメ筋静脈に発生することが知られているが，その理由として，筋肉内派生で先が盲端で洞構造をしており，かつ静脈弁の発達が不完全であり，分岐と吻合が多く10本以上の分枝があることより，静脈血が停滞しやすい（このことから第2の心臓とよばれる）

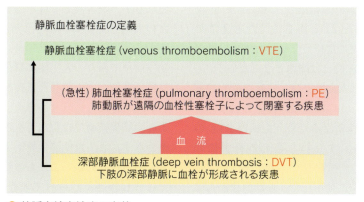

❶ 静脈血栓塞栓症の定義

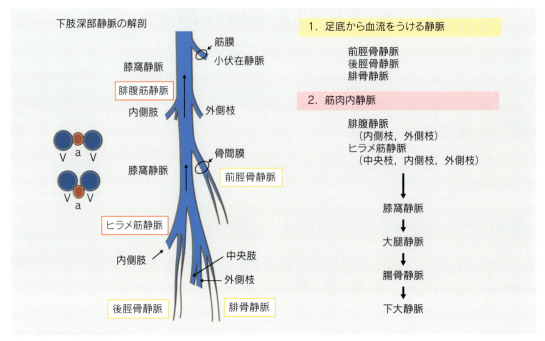

❷ 下肢の深部静脈系
足底から血流をうける前脛骨静脈・後脛骨静脈・腓骨静脈と下腿の筋肉から派生する腓腹静脈・ヒラメ筋静脈の2つの深部静脈系があり，これらは合流して膝窩静脈，大腿静脈となり下大静脈に注ぎ込む．

ことが大きな理由とされている．また，ヒラメ筋は単関節筋であり足関節の動きのみ作用し，ベッド上の膝屈曲運動では腓腹筋のみが収縮し，ヒラメ筋は収縮せず血流の促進には影響が少ないことも挙げられる．

一次血栓と二次血栓

術翌日に発生する血栓は，一次血栓とよばれ，器質化され静脈壁に固定化されやすく，剝がれてPTEとなることはまれである．また自験例108例の術翌日のDVTの大きさは直径が平均5.0 mm（2.5～10.4 mm），長さが平均31.0 mm（10～70 mm）と小さく，たとえこの一次血栓が肺動脈の塞栓となっても無症候性のPTEであり，臨床的には問題とならない．

これに対して二次血栓とは，一次血栓が短期間で大きくなり，かつ静脈壁に固定されないフリーフロート血栓となるため，症候性PTEのリスクが高まる．すなわち整形外科手術のVTE対策として，術翌日から抗血栓薬のXa阻害薬などを適切に使用して，一次血栓から二次血栓への進展を防ぐことが大切である．

周術期におけるDVTの頻度

現在までに3,000例を超す下肢の人工関節置換術症例の術前，術直後，術翌日の超音波による検索を行ってきた[1]．術前にDVTを10％前後に認め，このうち5例に膝窩静脈を超える大きな血栓（17～37 cm）を認めた．すべて無症候性のDVTであったが，4例は予定を延期しDVTの縮小を待って手術を行った．術直後は248例に実施したが，全例にDVTはみられなかった．おそらく血栓は形成されつつあると思われるが，超音波上では形態としてとらえるほどの大きさではないと考えられた．術翌日は，術前から存在した例を除くと新規発生率は40％前後であり，人工膝関節全置換術，人工膝単顆置換術，人工股関節置換術の順に多く認められ，いずれもヒラメ筋静脈に多く認めた．人工膝関節置換術では駆血帯を使用しないにもかかわらず，人工股関節置換術よりも多い発生頻度であった．しかしこれらの新規血栓は前述したように小さく，すべて無症候性のDVTで，症候性PTEの発症はなかった．また術後の

DVTは術直後から翌日にかけては凝固系が高度に活性化された「過凝固状態の時期」に85％以上が発生すると考えられている[2]．

予防プロトコール

当院のVTE予防プロトコール

2007年から下肢人工関節症例の新たなVTE予防プロトコールを導入した（❸, ❹）．これ以外にも下肢手術や脊椎手術などの中リスク以上の症例すべてに，術前にVTEを説明し承諾書を書いてもらっている[3]．また最近では肩関節の鏡視下手術でも術前に説明を行っており，脊椎と肩関節の長時間手術例では術中から下肢の空気圧迫法を行っている．

人工膝関節置換術では駆血帯をせず，術中に下腿のマッサージを行っている．空気圧迫法は，術後から術翌日に多くのDVTが形成されることより，翌朝までの1日だけとし，その後は弾性ストッキングを着用させている．また，術後DVTの80％以上がヒラメ筋静脈に発生するが，この静脈が下腿の筋肉内から派生することから，foot pumpよりもcalf pumpのほうが適していると思われる．しかし，ヒラメ筋静脈は後脛骨静脈と腓骨静脈に開口し，ヒラメ筋静脈環流路を形成していることから，foot pumpでも効果は期待できる（❺）．

①十分な術前の説明
　　中リスク以上には承諾書

②理学的予防
　　早期離床，足関節運動
　　弾性ストッキング，間欠的空気圧迫法

③薬物的予防
　　Xa阻害薬の使用，十分な補液

④その他
　　人工膝関節では駆血帯なし
　　術中の下腿マッサージ
　　初回歩行時の注意
　　超音波によるスクリーニング
　　血中マーカー測定

❸ 当院における静脈血栓塞栓症に対する取り組み

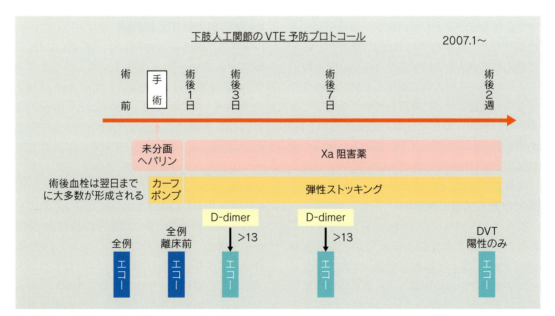

❹ 当院の下肢人工関節に対するVTE予防プロトコール
術後から術翌日に多くのDVTが形成されることより，空気圧迫法は翌朝までの1日だけとし，その後は弾性ストッキングを着用させている．下肢の超音波検査は術前と術翌日に必ず行い，その後もDVT陽性例やD-dimer高値例には検査を追加している．

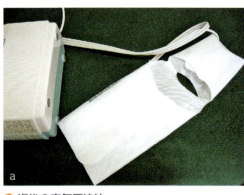 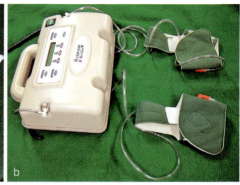

❺ 術後の空気圧迫法
a：calf pump　b：foot pump
術後 DVT の 80％以上がヒラメ筋静脈に発生し，foot pump よりも calf pump のほうが適していると思われるが，ヒラメ筋静脈は後脛骨静脈と腓骨静脈にヒラメ筋静脈環流路を形成しており，foot pump でも効果は期待できる．

保存療法のポイント

致死性 PTE の原因となる DVT はいつ発生するか

　致死性 PTE を起こすような血栓は術前からのものか，術中にできるのか，あるいは術後に発生するのかを知ることは重要である．術直後に血栓がみられたという報告はある[4]が，自験例では皆無であった．また，術後にかなりの頻度で新規血栓が発生しているが，血栓のサイズは小さく，これが症候性 PTE の原因になるとは考えにくい．さらに術前から膝窩静脈を超えるような無症候性の巨大血栓を 5 例に認めたことから，術前にすでに存在していたこのような大きな血栓が，術後に遊離して症候性の PTE を引き起こすと想像される．特に手術までの安静臥床を数日間強いられる大腿骨頚部骨折例では高齢者が多く，注意を要する．

術前超音波検査の重要性

　術前に 10％前後で無症候の DVT が下肢に存在していることは認識する必要がある．術前 DVT の発生因子を検討したが，年齢・BMI・ヘモグロビン・血小板数・コレステロール値などは関係なく，術前の D-dimer 値にのみ有意差を認めた．そのため術前より D-dimer 値が正常値以上であれば超音波検査は行い，下肢の DVT の検索を行うようにする．

　また術前より DVT がみられた症例の対策として，器質化された固い血栓やサイズの小さなものは，血栓の存在を十分に説明して，予定通り手術に移行している．一方，急性期の柔らかい血栓，大きな血栓，近位にある血栓，D-dimer 高値例などは，ヘパリンカルシウムなどの未分画ヘパリンを投与して，その後もう一度超音波の検査を行い，安全性を確認して手術を行う．

Xa 阻害薬の使用と問題点

　現在使用できるものとして，間接的な Xa 阻害薬であるフォンダパリヌクス（アリクストラ®；半減期 16〜17 時間）とエノキサパリン（クレキサン®；半減期 4.5 時間）と，直接的な経口の阻害薬であるエドキサバン（リクシアナ®；半減期 8〜10 時間）がある．アリクストラ® は Xa 阻害の薬理作用は強く，クレキサン® はプロタミンという拮抗薬があるが，いずれも術翌日からの使用となっている．これに対してリクシアナ® は経口であり，術後 12 時間から使用ができ，安価であることより DPC 標榜施設では有利である（❻）．

　しかし，副作用（特に出血有害事象）には注意が必要であり，術前に Xa 阻害薬の有害事象を説明し，さらに H_2 blocker やプロトンポンプ阻害薬（PPI）などを術後数日間使用する．

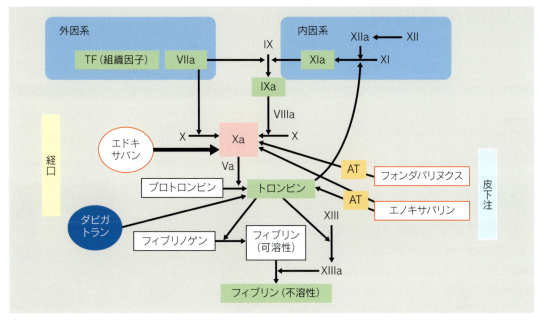

❻ Xa 阻害薬

間接的な作用のフォンダパリヌクス（アリクストラ®）とエノキサパリン（クレキサン®）と，直接的な経口の阻害薬であるエドキサバンが使用できる．フォンダパリヌクスはXa阻害の薬理作用は強く，エノキサパリンはプロタミンという拮抗薬がある．エドキサバン（リクシアナ®）は経口であり，術後12時間からの使用ができ，安価である．

まとめ

急性のPTEがいったんショック症状を伴って発症すると，半数以上は亡くなり，その多くは1時間以内に突然死という最悪の結果をもたらす．大学病院や総合病院でも救命は困難であることから，予防に全力を挙げることが大切であり，突然発症する予期せぬ疾患から予防すべき疾患ととらえなければならない．

文献

1) 大西慶生ほか．人工関節置換術における静脈血栓塞栓症の病態と対策．整形外科 2013；64（5）：401-6．
2) Maynard MJ, et al. Progression and regression of deep vein thrombosis after total knee arthroplasty. CORR 1991；273：125-30.
3) 王寺享弘：下肢静脈血栓塞栓症に対する予防的介入．日本臨床整形外科学会編．整形外科外来診療の実際．中山書店；2014．p.225-30．
4) 赤木将男ほか：TKA後の深部静脈血栓症に対するリスクマネージメント；下肢深部静脈超音波エコー法による術中除脈血栓形成の検索．日整会誌 2004；78：20-6．

7章 下腿疾患の保存療法

腓骨神経麻痺

八木知徳（八木整形外科病院）

> **POINT**
> - 神経麻痺が疑われたら，直ちに圧迫の原因を取り除き対策を立てる．
> - 患者には慎重に対応し，治療には長期間を要する旨を説明する．

はじめに

腓骨神経麻痺は，下腿骨骨折の治療として巻いたギプスやギプスシーネによって起きることはよく知られている（❶）．その他，人工膝関節手術や，高位脛骨骨切り術後，膝窩部に硬い物が長時間当たった状態で睡眠した後でも発生する．またスポーツ選手では，浅腓骨神経が下腿遠位1/3で下腿筋膜を貫く部位で，筋膜により絞扼されて生じる絞扼性腓骨神経損傷が発生することがある[1]．

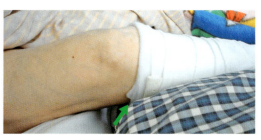

❶ ギプスシーネ固定
下腿のギプスまたはギプスシーネの近位端は，しばしば腓骨頭付近になり，腓骨神経を圧迫し麻痺の原因になることがある．

解剖と働き

腓骨神経は，膝窩部で総腓骨神経から深腓骨神経と浅腓骨神経に分かれる．深腓骨神経は，主に運動神経が支配的で，前脛骨筋，長趾伸筋，長母趾伸筋を支配し，知覚は母趾と2趾間の背側のみを支配している．浅腓骨神経は運動神経として長腓骨筋，短腓骨筋，短趾伸筋と短母趾伸筋を支配し，知覚は下腿外側と足背の知覚を支配している[2]（❷）．したがって，深腓骨神経が障害を受けると影響は大きく，主に足関節や母趾の背屈ができなくなり，いわゆる尖足になる（❸）．知覚神経障害としては足背部のしびれと，知覚鈍麻や知覚消失がみられる．

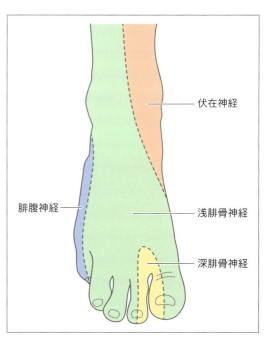

❷ 足部の知覚神経分布図
下腿外側から足背にかけて，浅腓骨神経の知覚枝が分布し，1・2趾間の狭い範囲のみ深腓骨神経が分布している．

(Drake R, et al : Gray's Atlas of Anatomy. Philadelphia, Churchill Livingustone Elsevier ; 2008. p.334[2] をもとに作成)

症状と診断

いったん腓骨神経麻痺が発症すると，患者はしびれによる不快感や痛みと，運動神経麻痺が原因の筋力低下による歩行障害に悩まされることになる．神経麻痺の所見や種類から，神経麻

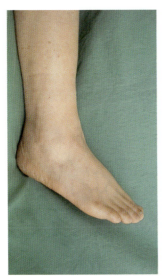

❸ 尖足
腓骨神経麻痺が発生すると，足関節の背屈力が低下し，尖足を呈する．

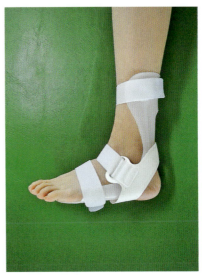

❹ シューホーン装具
尖足を予防し，足関節を中間位に保つとともに，プラスチックの反発力（弾力）を利用し，歩行時の蹴る動作を補助する．

痺の原因と部位を診断するとともに，症状緩和のための処置を講じなければならない．主に足関節と趾の背屈ができなければ深腓骨神経の麻痺であり，足背の知覚鈍麻と足関節の外反ができない場合は浅腓骨神経麻痺である．しかし両者が合併していることが多く，明確には区別できない．高位診断は，腓骨神経から各筋肉への枝の分岐高位を知っていれば比較的容易で，また Tinel 徴候を確認すればなお確実である．神経伝導速度を測定すると，遅延している場合が多い[3]．

治療法

ギプスやギプスシーネの圧迫が原因であれば，圧迫している部分を切除したり，ギプスを作り直したりして圧迫の原因を取り除く．骨折片や骨切り端が神経を圧迫している場合は，開創して圧迫を除去する．手術中の操作で腓骨神経が圧迫されたのであれば，原因除去は困難なのですみやかに回復をはかる処置をとる．

損傷した神経の回復をはかるためビタミンB_{12}製剤を投与し，腓骨神経を刺激するため損傷部位に低周波治療を行う．薬物や物理療法のみならず，筋肉を積極的に動かしきたえる運動療法も行う．筋力低下が著明で尖足がみられる場合は，尖足を防ぎ歩行しやすくするため，足関節を中間位に保つ装具（シューホーン装具）を作成し，装着して歩行訓練をするのも有効である（❹）．

予後

軽度な外部からの圧迫であれば約1か月で回復するが，高度な障害の場合は，数か月または1〜2年を要し，場合によっては回復せず後遺症となって残ることがある．高齢の患者の場合はさらに長期間を要することが多く，後遺症となりやすい．生涯装具を使用しなければならない場合もある．

文 献

1) Styf J. Entrapment of the superficial peroneal nerve. Diagnosis and results of decompression. J Bone Joint Surg Br 1989；71：131-5.
2) Drake R, et al：Gray's Atlas of Anatomy. Philadelphia, Churchill Livingustone Elsevier；2008. p.334.
3) Jabre JF. The superficial peroneal sensory nerve revisited. Arch Neurol 1981；38：666-7.

7章 下腿疾患の保存療法

[注意すべき疾患]
コンパートメント症候群，こむら返り，腓骨疲労骨折

八木知徳（八木整形外科病院）

コンパートメント症候群

ポイント
- 外傷や手術の後，腫脹が強いと起きやすいので頻回に患肢を観察する．
- 本症候群を疑ったら躊躇せず筋膜切開を行う．

下腿には4つのコンパートメント（区画）がある（❶）．本症候群は，このコンパートメントの内圧が高くなることにより，循環障害を起こした状態である．外傷などで起きる急性型と，スポーツなどで起きる慢性型がある．急性型は下腿骨骨折に伴う出血や浮腫が原因となることが多く，30 mmHg以上に内圧が上がると循環障害が起き，不可逆性の阻血性拘縮（Volkmann拘縮）をきたす（❷）[1]．早期に診断し，筋膜切開による減圧術を行うと進行を阻止できるが，診断・処置が遅れると著しい運動機能の低下をきたす．本症が疑われる場合は，圧迫の原因を直ちに除去する．診断が確実になったら，直ちに筋膜を切開する．

慢性型の場合は，ほとんどが若年者の前区画に起きる．運動時にのみ疼痛が起き，安静時に消失する．スポーツ活動をしばらく休止すると治癒するが，スポーツ活動を休止できない場合や，症状が強く障害がでた場合は，小切開徐圧法が適応となる．最近は鏡視下筋膜切開術が普及している[2]．

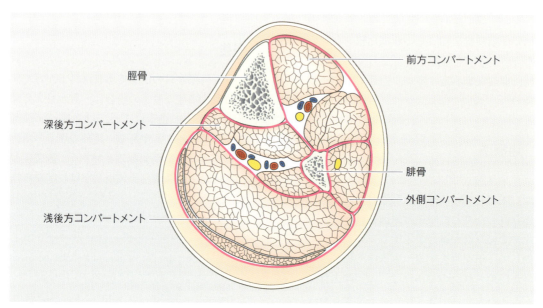

❶ 下腿のコンパートメント（区画）
下腿には4つの区画があるが，障害は前外側または後外側区画に多く発生する．
（内藤正俊．9章 スポーツによる下腿の障害・外傷 下腿コンパートメント症候群．越智光夫編．最新整形外科学大系 23巻 スポーツ傷害．中山書店；2007．p.360[2]より）

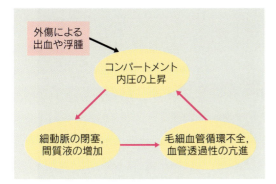

❷ コンパートメント症候群の発生機序
（内藤正俊．9章 スポーツによる下腿の障害・外傷 下腿コンパートメント症候群．越智光夫編．最新整形外科学大系 23巻 スポーツ傷害．中山書店；2007．p.361[2]）より）

こむら返り

ポイント

- 老人では，特に原因がなくても起きるので慌てない．
- ストレッチ，パップ剤，漢方薬（芍薬甘草湯）などで予防できる．
- 脊椎・脊髄疾患がある場合，起きやすいので原因を探す．

医学的には下腿三頭筋に生じる有痛性筋攣縮である．「こむら」とは，腓腹部のことであり，「ふくらはぎ」ともよばれる．激しい痛みを伴う，突然に生じる不随意な筋収縮と定義される[3]．競技中のアスリートに生じるもの，夜間高齢者に生じるもの，妊婦に生じるもの，薬物により生じるものなどが知られている．

原因については筋電図学的研究から，末梢の運動神経から発生するといわれている[4]．特に筋紡錘とGolgi腱器官の活動性の障害が関与していると示唆する報告が多い（❸）．

病因として①糖尿病，椎間板ヘルニア，腰部脊柱管狭窄症などの疾患，②筋肉疲労や筋肉の冷えなど下腿筋肉への過度の負担，③多量の発汗などによる電解質バランスのくずれ，④降圧薬，利尿薬などの薬物性，⑤精神的なストレス，⑥妊娠，⑦明らかな原因のないもの，などがあげられている．

こむら返りが起きた場合，足関節を背屈し下

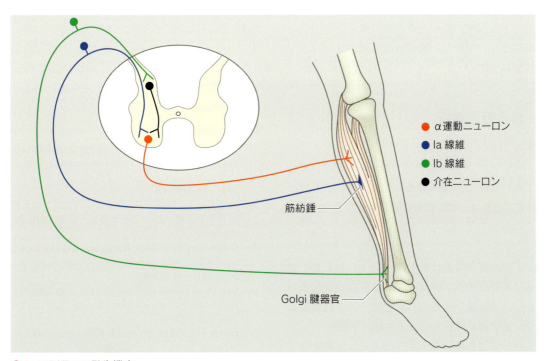

● α運動ニューロン
● Ia 線維
● Ib 線維
● 介在ニューロン

筋紡錘
Golgi 腱器官

❸ こむら返りの発生機序
筋伸展反射とGolgi腱反射は，筋紡錘の活動性亢進とGolgi腱器官の活動低下が関与していると考えられる．
（黒川勝己ほか．9章 スポーツによる下腿の障害・外傷 こむら返り．越智光夫編．最新整形外科学大系 23巻 スポーツ傷害．中山書店；2007．p.364より）

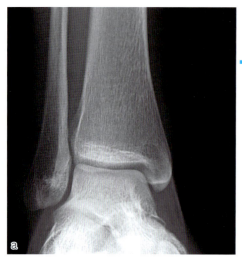
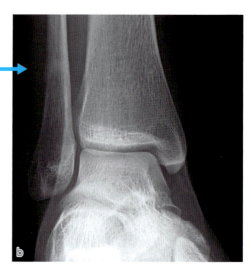

❹ 腓骨疲労骨折
a：初診時のX線像では異常所見は認められない．
b：1か月後のX線像で骨硬化像が認められた．

（医療法人松田整形外科記念病院　菅原誠先生提供）

腓三頭筋を伸ばすことで有痛性攣縮は解除される．これは筋を他動的に伸ばすことにより，Golgi腱器官を刺激し，脊髄の抑制性神経を介して筋攣縮を生じた筋活動を抑制することによる．

ストレッチ，マッサージ，冷たいスプレーや氷による刺激，鍼なども有効である．立ったり歩いたり，やさしい動きは筋紡錘をリセットし筋攣縮を防ぐ．

腓骨疲労骨折

ポイント
- 初期では，X線検査で見つからないことが多いので理学所見を重視する．
- 確定診断は，MRI検査か骨シンチグラフィーを行う．

下腿の疲労骨折は脛骨に多くみられるが，腓骨にも発生する．腓骨の発生部位は遠位に多いが，うさぎ跳びを原因とした場合にみられるように近位部に発生することもある（❹）．

症状は運動時の痛みが主であり，日常生活では痛みを感じないことが多い．局所の圧痛を認め，慢性化した例では膨隆を触れることもある[5]．

X線像では，初期には変化はみられないが，次第に骨膜反応がみられ，徐々に紡錘状に膨隆した辺縁明瞭な皮質肥厚となり，硬化像も著明になる．早期に診断するためには骨シンチグラフィーが有用であり，CTやMRIも役立つ[6]．

治療は，早期に診断された場合は，活動を休止すれば自然治癒するが，スポーツ選手の場合は，ランニングやジャンプを禁止する．同時に，下腿に衝撃が加わりにくいプールでのトレーニングや，エアロバイクなどを行わせる．

●文献

1) Willy C, et al. Measurement of intracompartment pressure with use of a new electronic transducer-tipped catheter system. J Bone Joint Surg Am 1999；81：158-68.
2) 内藤正俊．下腿コンパートメント症候群．最新整形外科学体系．23 スポーツ傷害．越智光夫編集．中山書店；2007．p.360-3.
3) Denny-Brown D, et al. Myokymia and the benign fasciculation of muscle cramps. Trans Assoc Am Phys 1948；61：88-96.
4) Bentley S. Exercise-induced muscle cramp. Proposed mechanism and management. Sports Med 1996；21：409-20.
5) Devas MB. Stress Fracture. 1975；Churchill Livingstone.
6) Arendt EA, et al. The use of MR imaging in the assessment and clinical management of stress reactions of bone in high-performance athletes. Clin Sports Med 1997；16：291-306.

8章

足部・足関節疾患の保存療法

8章 足部・足関節疾患の保存療法

足関節・足部の疾患に対する保存療法はどこまで可能か

宮田重樹（宮田医院）

> **POINT**
> - 解剖を熟知して触診を行うことによって疼痛部位を確定できる．
> - 足関節，足のアライメント，変形，靴の減り方から病態を把握でき，予想される疾患を絞り込むことができる．
> - 疼痛部位，病態を鑑み，治療上適切な固定，アライメント矯正，リハビリテーションを行えば，病状は軽減する．

足関節・足部に限ったことではないが，正しい診断ができて初めて適切な治療を行うことができる．足関節・足部の診断が他の部位に比べて有利なことは，患部が皮膚から浅い位置にあるため，触診で問題となる部位を直接触れて診断できることである．足を触診すると皮膚，皮下にある骨，関節，筋肉，腱，神経までも直接触れることができる．ゆえに解剖学的知識が重要である．触れることによって，圧痛，腫脹，熱感，むくみもわかり，診断の手助けとなる．

圧痛部位から疾患，負傷部位を絞り込む

触診で問題となる部位を直接触れることができるため圧痛部位を確定しやすく，圧痛部位から疾患，負傷部位を絞り込むことができる．絞り込んだら，各種検査（各種テスト，神経学的所見，X線，エコー，MRIなど）を行い，確定診断を行う．各疾患，外傷の仔細は各論を参照してほしい．

足の変形から問題を探る

外反扁平足（回内足）

距骨下関節痛，後脛骨筋腱炎，シンスプリント等の誘因になる（❷）．

開張足

外反母趾，内反小趾，Morton病，中足骨骨頭部痛の誘因になる．

凹足

Lisfranc関節痛，中足骨骨頭部痛，足底腱膜炎の誘因になる．

マレット趾変形

MP関節およびPIP関節伸展，DIP関節屈曲している状態．趾先が地面に接するため，踏ん張りにくく足趾先に鶏眼ができやすい（❸）．

鷲爪趾変形

MP関節過伸展，PIP関節屈曲，DIP関節伸展．足趾が浮き上がってしまい趾腹部で荷重できないため踏ん張れず不安定になり，MP関節底側に荷重が集中して痛む（❹）．

エコー診断

問題となる部位が皮膚から浅い位置にあるためエコーが有効である．

X線で診断のつかない軟部損傷や腫脹の程度，小児の腓骨遠位端剥離骨折，靱帯損傷に伴う関節不安定性の診断，断裂したアキレス腱や前距腓靱帯が固定肢位でコンタクトしているか等に真価を発揮する．

関節リウマチやアキレス腱炎，後脛骨筋腱炎，腓骨筋腱炎などは，パワードプラ法にて血流の増加を確認することによって診断できる．

特に関節リウマチの初期には各種血液検査で診断がつかない症例でも，エコーのパワードプラ法で炎症所見を確認することで初めて診断できることもある．

1．足関節・足部の疾患に対する保存療法はどこまで可能か

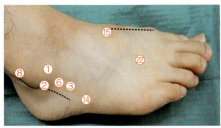
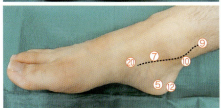
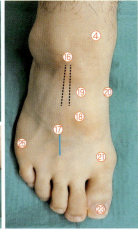
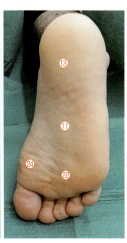

❶ 圧痛部位と主な疾患の関係
①前距腓靱帯：前距腓靱帯損傷
②踵腓靱帯：踵腓靱帯損傷
③二分靱帯付近：二分靱帯損傷，踵骨前方突起骨折，踵舟状骨癒合症
④足関節内側部：変形性足関節症，距骨滑車骨軟骨損傷
⑤足根管：足根管症候群，距踵骨癒合症
⑥距骨下関節外側：足根洞症候群，外反扁平足（回内足），腓骨筋腱炎
⑦距骨下関節内側：外反扁平足（回内足），後脛骨筋腱炎
⑧腓骨筋腱：腓骨筋腱炎
⑨後脛骨筋腱：後脛骨筋腱炎
⑩アキレス腱付着部：アキレス腱付着部炎，三角骨障害
⑪足底腱膜：足底腱膜炎
⑫踵骨後縁部：Server 病，パンプバンプ
⑬踵骨足底部：足底腱膜炎，踵骨骨折，踵骨挫傷，踵部脂肪褥炎
⑭第 5 中足骨基部：第 5 中足骨骨折
⑮長母趾伸筋腱：長母趾伸筋腱炎
⑯長趾伸筋腱：長趾伸筋腱炎
⑰中足骨骨幹部：中足骨疲労性骨折
⑱Lisfranc 関節：Lisfranc 関節症，Lisfranc 関節捻挫，関節リウマチ
⑲Chopart 関節：Chopart 関節捻挫，関節リウマチ
⑳舟状骨内側：外脛骨
㉑第 1 趾 MP 関節：関節リウマチ，MP 関節捻挫，凹足，外反母趾，強直母趾
㉒足趾基節骨間：Morton 病
㉓足趾：陥入爪，爪周囲炎，グロムス腫瘍，爪下外骨腫，爪下血腫，しもやけ，マレット趾，槌趾
㉔第 1 趾 MP 関節底側：母趾種子骨障害，鷲爪趾変形，凹足
㉕第 5 趾 MP 関節：内反小趾

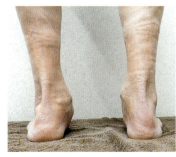

❷ 外反扁平足

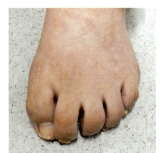

❸ マレット趾変形

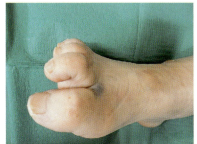

❹ 鷲爪趾変形

薬物治療

内服薬
①NSAIDs（非ステロイド性抗炎症薬）：関節炎（含む痛風），腱炎，付着部炎等炎症に伴う痛みに有効．
②プレガバリン（リリカ®）：Morton 病，足根管症候群等神経障害性疼痛に有効．

227

③芍薬甘草湯：筋筋膜痛，腱炎に有効．

外用薬

　足部は皮下脂肪が薄く皮膚から患部までの距離が短いため，外用薬が効きやすい．

　中学生までは内服薬より外用薬が望ましい．

ブロック注射

腱・筋腱付着部・腱鞘内注射

- 後脛骨筋腱：内果下部を触れ，足部を内反させて後脛骨筋腱を確認する．エコーを利用すると確実．
- 腓骨筋腱：外果後方から下部を触れ，足部を外反させて腓骨筋腱を確認する．エコーを利用すると確実．
- アキレス腱付着部：アキレス腱の外側から穿刺し，前方か後方の症状の強いほうに注入する．
- 足底腱膜付着部：踵足底部から圧痛点を探り，刺入し骨に当てる．

関節注射

- 足関節：足関節底屈位で距骨を動かし，内果外側の隅角部確認し刺入する．
- 距骨下関節：外果の前下方にある足根洞を確認し，やや後下方に向けて針を刺入する．

神経ブロック

- Morton 病：足関節底屈足趾背屈し，足底部から圧痛点に刺入する．
- 足根管症候群：内果後下方にある足根管において Tinel 徴候部位を探し，刺入する．

物理療法

低周波

　腓骨筋腱，後脛骨筋腱，長趾伸筋腱，長母指伸筋腱の痛みに有効．当院では，スーパーテクトロン HX606® （テクノリンク社）を使用しているが，効果的である．

温熱

　関節可動域訓練の前に行うとリハビリテーション効果が向上する．

ギプス固定

短下肢ギプス

　足関節の固定を必要とする骨折や靱帯損傷に対して行う．足関節靱帯損傷等，荷重が許される場合，ゴム製ソフトギプスが有効である．

U 字型ギプスシーネ

　足関節捻挫等に対し，下腿内側から踵，下腿外側に U 字型にギプスシーネを当てる．中枢端後方においてギプスシーネを横 U 字型に追加すると固定力が上がる（❺）．

　ギプスを開封し，水に濡らす前に 3〜4 周折り返してギプスシーネを作製．患者をうつ伏せにし，膝を 90° 屈曲して足底部を上に向ける．ギプスを濡らし，患肢に当て包帯を巻いて成形する．慣れると軽く濡らしたギプスを患肢のうえでシーネを作製し，包帯を巻けるようになる．

足底ギプス

　患者をうつ伏せにして膝を 90° 屈曲させて足底部を上向け，2 インチギプスかプライトン -100®（アルケア）を足底部に当て，包帯を巻いて成形する（❻）．

　Lisfranc 関節捻挫，中足骨骨折，有痛性外脛骨に有効．

足趾ギプス

　よく使われるアルフェンスシーネは固定力が乏しいので，プライトン -100® で足部に合わせて成形すると，固定力が増し歩行時痛も軽減される（❼）．

テーピング

　コツは，固定肢位をきちっと保つ，引っ張って締め付けない，しわをつくらない．

- 足関節：スターアップ，ホースシュー，フィギアエイト．
- 距骨下関節：ヒールロック，スターアップ，ホースシュー，フィギアエイト．
- 外反母趾：母趾回外，母趾外転（❽）．
- Heel pad 引き寄せ：短いスターアップ＆ホースシュー．

1．足関節・足部の疾患に対する保存療法はどこまで可能か

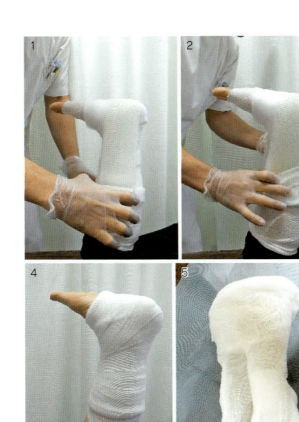

❺ U字型ギプスシーネの固定方法
1：長軸方向にU字型にギプスを当てる．
2：中枢端で横軸方向にU字型にギプスを当てる．
3：横軸U字ギプス部分にストッキネットをかぶせて押さえる．
4：ギプス全体に包帯を巻き，整形する．
5：ギプスの部分だけストッキネットを残し，テープで止めて仕上げる．

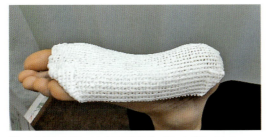

❻ 中足骨骨折に対する足底ギプス（プライトン-100®）

包帯固定

自着性のある包帯（くっつくバンテージ®；ニチバン）を利用することによって，テーピングに近い固定力が得られ，かつ包帯なのでテーピングと比べてかぶれにくく何回も再利用することができる．

- 足関節：フィギアエイト法（❾）．
- Heel pad引き寄せ：ヒールロック法（❿）．踵骨足底部，距骨下関節の痛みに有効．

処置

鶏眼切除

足底部，足趾に鶏眼ができて疼痛の原因になると，かばい行動，不自然な歩行によって他の部位に痛みを生じることがある．適切に処置を行う（仔細は各論を参照）．

爪切り

陥入爪，巻き爪等が疼痛原因になる．適切に処置を行う（仔細は各論を参照）．

229

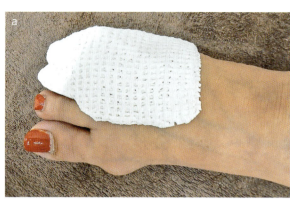
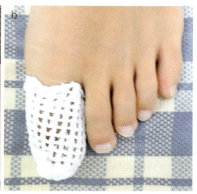

❼ 足趾ギプス
a：第5趾基節骨骨折に対する足趾ギプス（プライトン-100®）
b：第1趾末節骨骨折に対する足趾ギプス

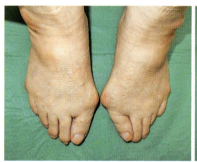
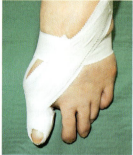
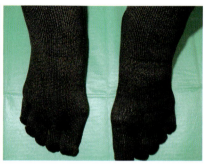

❽ 外反母趾に対するテーピングと機能靴下（ゆびのばソックス®）

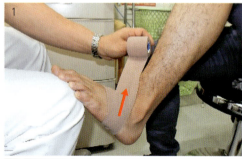
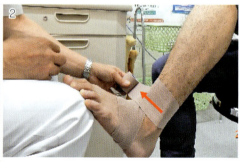
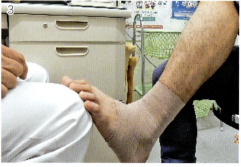

❾ 足関節のフィギアエイト法
1：足背部にくっつくバンテージ®を1周巻き，外側から内側上方部にひっぱり上げる．
2：くっつくバンテージ®を上から1～2周巻き，ひっぱり上げた部分を固定する．
3：フィギアエイトを繰り返す．

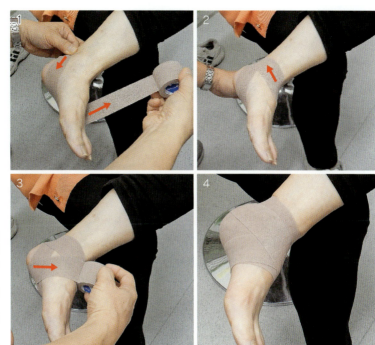

❿ 足関節のヒールロック法
1：内果後方でアキレス腱付着部付近からスタートし，踵部を包み込むように下から上に上がる．
2：内果部を通り，スタート部を押さえる．
3：踵外側を通って内側に上がる．
4：踵全体をくるむように包帯を巻く．

靴

靴の減り方，形の崩れ方からみる問題点の見極め方

- 先減り：つま先が上がらずにすり足で歩いている，前のめり姿勢
- 後ろ減り：踵重心で足が上がらず，すり足で歩いている
- 外減り：O脚や足関節内反によって外足荷重歩行
- 内減り：外反扁平足（回内足）のため内足荷重歩行
- ヒールカウンター外側傾斜：回外足（踵骨内反）(⓫)
- ヒールカウンター内側傾斜：外反扁平足（回内足）

選び方

- 踵を保持するヒールカウンターを指で押しても形が変わりにくくしっかりとしている．ヒールカウンターがしっかりとしている靴は踵部外反，踵部内反症例に有効．
- 足趾特に母趾で蹴れるように足底が足趾MTP関節で曲がる．
- 前足部が個々の前足部にマッチした内振りをしている．
- 足囲，足長（足長に1cmの捨て寸を取って靴の長さにする）を測定し，サイズを決める．
- できれば紐靴を選択し，踵を靴のヒールカウンターにきちんと入れて紐を結ぶ．

機能靴下

機能をもった各種靴下が販売されている．

- 中足部を引き寄せて，開帳足を改善させる．
- 足趾を広げ（外転），外反母趾，内反小趾を改善し，踏ん張りやすい足趾にする（❽）．
- 土踏まず持ち上げて，縦アーチを保持する．
- Heel pad を引き締めて，踵部のクッション効果を高める．

足底装具

- アーチサポート：内側縦アーチを支えるために土踏まずを持ち上げる．

231

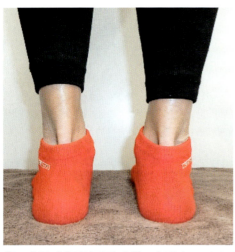
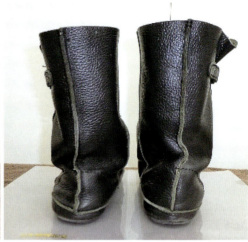

⓫ 回内足（外反扁平足）と靴の変形（ヒールカウンター内側傾斜）

- メタパッド：横アーチを高める目的で，中足骨骨頭の中枢部を持ち上げる．MPT関節伸展位（浮趾）のため足底腱膜の緊張が高まっている場合にも有効（⓬）．
- 外側楔状板：踵骨を外反させ足関節内側にかかる応力を減じ，変形性足関節症内側部痛を軽減させる．変形性膝関節症内側型の場合も同じであるが，回内足がみられる場合には距骨下関節痛の誘因となることがあるので，有無を確認すること．
- 内側楔状板：踵骨内反させ，外反扁平足（回内足）による距骨下関節，後脛骨筋腱の痛みを軽減する．

リハビリテーション

筋力トレーニング

- つま先立ち：頭のてっぺんからまっすぐ引っ張られるイメージで踵をまっすぐ上げ，足指で踏ん張って静止する．つま先立ちしたとき，DIP関節伸展，母趾球と小趾球に均等に荷重がかかり，かつ踵が外側に流れず，leg-heel-aligmentがよいか確認し指導する．
- 外がえし：足関節90°で端座位，踵をつけたまま第5趾MP関節を挙上させるイメージで背屈させる
- 内がえし：①外果やや上部を大腿の上に乗せるようにして足を組ませる．足底外側を上げるように指示し内がえしさせる．内果後方で後脛骨筋の収縮を確認させる．筋力に余裕があれば，手で足内側を押して抵抗を加える．②立位で内がえしさせて足底外側接地で立つ．可能ならその状態を保ったまま足踏みをさせる．
- グーチョキパー：①グー：全足趾を屈曲させる．②チョキ：母趾伸展，第2〜5趾屈曲と母趾屈曲，第2〜5趾伸展を行う．③パー：全足趾を外転させる．外反母趾では回内変形しているためMP関節伸展位で行うとしやすい．これでもダメな場合は，手を使って介助し行わせる（介助自動運動）．
- タオルギャザー：タオル端を足趾で押さえ，足趾の屈曲伸展を繰り返し，タオルを手繰り寄せる．

ストレッチ

- 後脛骨筋：足関節背屈，外がえし位で膝を前方に移動させてさらに足関節背屈する．
- 腓骨筋：座位，伸ばしたい足を組んで下腿を対側の大腿の上に乗せ，足部外側を持ち上げて内がえしする．
- 下腿三頭筋：伸ばす足を後ろに引き膝を伸ばしたまま前足に重心を移動し，下腿三頭筋が伸びているか感じる．
- ハムストリング：しゃがみこんで足首を手で

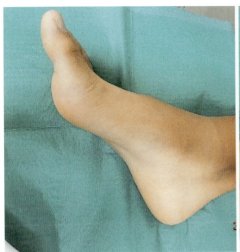 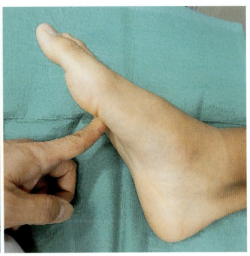

⑫ メタパッド効果

つかみ，腹部を大腿につける．腹部を大腿から離さないでお尻を上げて，膝を伸ばしていく．
- 足趾屈伸：大腿の上に下腿を乗せ，対側の手指の中節部を足趾の中節部の間に入れる．背屈させるときには母指を第1趾MP関節内側，底屈させるときには母指を第2中足骨骨頭やや中枢よりで骨を触れない所に当てる．

バランス訓練
- バランスディスク：バランスディスクの上に片脚で立ちバランスをとる．無理なら両脚で立つ．
- ジャンプ着地：つま先と膝の向きを同じにして，お尻を後ろに引きながら股関節と膝関節を曲げて腰を下ろしジャンプ，ジャンプする直前と同じ体勢で着地する．
- ケンケン：つま先と膝の向きを同じにしてまっすぐ飛び上がり，同じ位置でジャンプを繰り返す．

手術のタイミング

　足関節・足部の疾患の大半が保存療法の適応である．例外は，Jones骨折，転位変形の著しい骨折，第1～2中足骨間が2mm以上離開しているLisfranc関節脱臼．

　保存療法を行うも治療効果が乏しくかつ患者がさらなる治療として手術治療を承諾した場合，手術を選択する．

8章 足部・足関節疾患の保存療法

2 変形性足関節症

古岡邦人（古岡整形外科）

> **POINT**
> - 二次性の関節症を予防するため，骨折後の整復は可及的に解剖学的にする．
> - 内反変形が多いため，足底板は外側高にする．尖足傾向には踵部を高く作製する．
> - 杖使用や減量を指示することもある．

足関節は，骨性および靱帯などの組織による防御が強いために安定性に富んでいる．しかも可動域は限られ隣接する距踵関節・chopart関節が緩衝材の働きをするために年齢性の，つまり一次性の関節症はむしろ少ないといえる．

反面，外傷後には多かれ少なかれ二次性の関節症は必発で，関節炎や変形・神経麻痺・先天異常などが原因でも同様の二次性変形性関節症を起こす．本格的な高齢者社会に向かい，日常外来でも足関節部の痛みを主訴とする患者も多くなっているのは事実である．ここでは診断・治療のコツについて述べる．

足関節の構造からみた変形性足関節症

藤巻悦夫は二次元光弾性実験によって次の結果を報告している[1]．脛骨下端関節面と距骨滑車上関節面の前額面には，関節中央に剪断応力の中央があり，矢状面ではそれよりやや前方に剪断応力を認める．主応力の分布をみても同様の応力集中がある．つまり，関節の中央から前方に外傷を受けた場合は，変形性関節症変化を起こしやすく，後方の場合は関節面の4分の1以下であれば，それほど後遺症の問題がないことがわかっている．

内果と外果は距骨を抱え込む形で関節の安定性と方向性を維持している．外果は，前方の幅が広く後方の幅が狭いので距骨滑車が円滑に滑動できる特性をもっている．このために，ここで骨折などが起きると足関節は不安定になる．殊に足関節の安定に深く寄与する外果が，変形

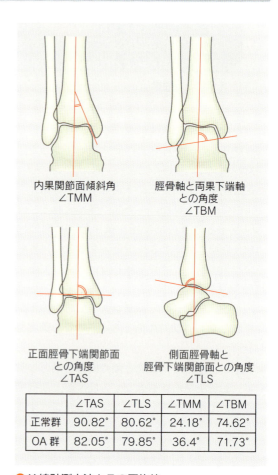

❶ X線計測方法とその平均値

治癒すると距骨は亜脱臼状態となり深刻な足関節不安定を起こしてしまうのである．

一般に，距骨が外側に1mmずれるだけで関節面の接触面積が42％減ずるとされており，当然関節軟骨は摩耗して本疾患が発生する．つまり，足関節の軸圧骨折や距骨の脱臼骨折の後に発生する距骨体部の無腐性壊死では，荷重面

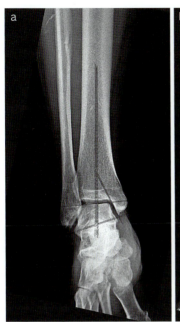
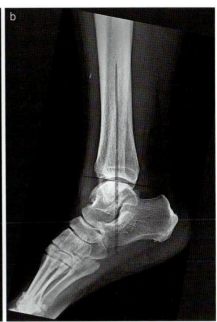

❷ 変形性足関節症の症例写真
a：正面像，b：側面像

の損傷によって本疾患が起きる．腓骨骨折にはしっかりした内固定が必要である所以である．骨折だけでなく外側側副靱帯損傷でも同様な病態が起きる．これも，体重がかかる中心が内側に移動して関節内側に荷重が集中し関節面の不適合が起こるためである．

足の運動に関しては，足関節は矢状面を，距踵関節やchopart関節は前額面と水平面を担当する．そのため，もし足根骨に異常が起きると前額面や水平面での動きも代償的に受けもたなくてはならなくなるために，やがて関節面の軟骨に外傷が加わり本症を発生するのである．

変形性足関節症のX線画像の特徴

一次性変形性関節症のX線画像の特徴としては，脛骨下端関節面の内反が原因と思われる症例が多いとされる．また，骨棘形成の多くは内果下端部や脛骨下端関節面前方にでき，距骨滑車がやや前方に亜脱臼傾向を示すことや，脛骨下端関節面に対して距骨が内反する場合がある．これらの所見は患者に立位をとってもらうと顕著になる．距骨滑車内面と内果関節面との関節裂隙は狭くなり水平に位置するようになる．距骨滑車内縁とそれに対応する脛骨下端関節面との関節裂隙も狭くなって，そこに骨硬化像や骨嚢腫ができてくることがある．

変形性足関節症の具体的な症例

ここに症例を提示し，X線写真計測法（❶）で角度TMM，角度TBM，角度TAS，角度TLSを正常値と比較してみる．

59歳女性，変形性足関節症．症例写真を❷に示す．角度測定では，TMM：32.5°，TBM：72.0°，TAS：82.0°，TLS：78.5°であった．

臨床症状が強く，測定値の大きく逸脱した症例は，人工関節置換術あるいは関節固定術などの手術の適応となる．

保存療法の実際

保存療法としては，ホットパック，バイブラ浴やマイクロ波などの温熱療法，腓骨筋群強化トレーニングなどの理学的療法を行う（❸～❺）．また，消炎鎮痛剤やテープ，軟膏などの

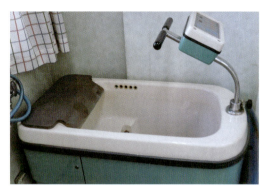
❸ バイブラバス

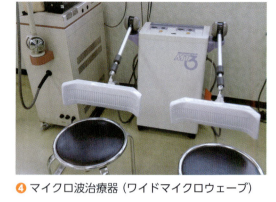
❹ マイクロ波治療器（ワイドマイクロウェーブ）

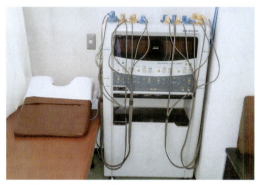
❺ 干渉波治療器（ダブル）

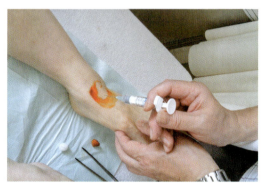
❻ ステロイドの足関節内注入

外用薬を処方する．ステロイドの関節内注入（❻）をすることや杖使用，あるいは減量を指示することもある．

本症には内反変形が多いため，装具療法として外側高の足底板を装着させ，特に尖足傾向には踵部を高く作製するようにする．

● 文　献

1) 藤巻悦夫. 光弾性実験による足関節部骨折の研究. 昭和医学会雑誌 1970；30：158-85.
2) Casting J, et al. Anatomie fonctionnelle de l'appareil locomoteur. Le genou. E.R.P.I. 1975.

3 足関節外側靱帯損傷・捻挫

福原宏平（広島市：福原整形外科）

> **POINT**
> ● 靱帯損傷や剥離骨折部位の正確な診断が大切．
> ● リハビリテーション段階では可動域制限を残さないよう注意が必要．

診断，X線撮影のコツ

　足関節外側の靱帯損傷や剥離骨折には①前距腓靱帯，②踵腓靱帯，③踵立方靱帯，およびその踵骨側の剥離骨折，④前脛腓靱帯損傷，⑤二分靱帯損傷，⑥腓骨遠位端，⑦距骨外側面の外側靱帯付着部剥離骨折などの損傷，骨折が含まれる．これらを的確に診断するためには受傷直後に圧痛，腫脹の部位が上記位置のどの部位にあるかを確認（❶）し，上記剥離骨折の的確な診断には可能なら左右対比してのX線撮影法が必要である．

　足関節20°底屈位での正面像で踵骨立方骨間外側の剥離骨折がよく見える．また側面像も撮る．足部正面の撮影は足底をテーブル面につけて乾球を足尖側に20°傾斜させる外側靱帯撮影で腓骨遠位端剥離骨折の有無を確かめる．それに加えて乾球は真上から足部を45°回外，回内させた斜位撮影も行う．

　ストレスX線撮影では徒手的な方法だと加える力や方向が一定にならず，被曝の心配もあり，そうかといって防護手袋使うと力も十分に加えられず，鉛手袋の影で肝心のX線像が見えなくなることもしばしば生じる．また，テロス装置も体格や状態に応じての柔軟な対応が難しい．

　そこで当院では写真のように握力計を利用して放射線防護した二人でストレスをかけて，内返しと前方引き出しの2方向を両側撮影し，安定した撮影結果を得ている．（❷）また近年，エコー機械の精度の向上で断裂部位，骨片の位置確認も容易になっている．

診断，治療上の注意点

　新鮮例の治療の基本は保存療法であり，重度の複合靱帯損傷などの特別な症例以外の手術は行っていない．ただそれらの症例の中で問題は，外側靱帯損傷や剥離骨折が過小に評価され，簡単な足関節X線2方向の写真ではっきりした骨折がなければ，湿布だけ処方され，少し痛みが軽くなると，運動して足関節の不安定性が後遺症として残る症例があることである．

　外側靱帯損傷の後遺症については，前距腓靱帯（ATFL）と踵腓靱帯（CFL）の両靱帯の腓骨側での複合損傷の場合に外側不安定性が残りやすいことが報告されている[1]．複合靱帯損傷では単独靱帯損傷より痛み，腫脹が強く，歩行不能なことが多くある．そういう症例では，複合靱帯損傷を疑いギプス固定を初期から行い，2～3週間経過しても痛みが続けば，テーピングや捻挫用のサポーターを装着させ，靱帯の最低限の癒合が得られるまでは引き続き内反制限の

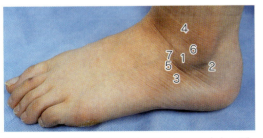

❶ 足関節の靱帯損傷および剥離骨折の圧痛点と腫脹の部位
①前距腓靱帯，②踵腓靱帯，③踵立方靱帯，およびその踵骨側の剥離骨折④前脛腓靱帯損傷，⑤二分靱帯損傷，⑥腓骨遠位端，⑦距骨外側面の外側靱帯付着部剥離骨折などの損傷，骨折部位の微妙な違いを示す．

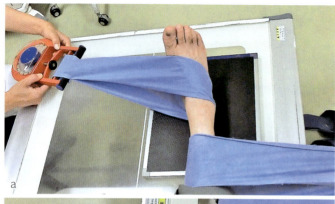
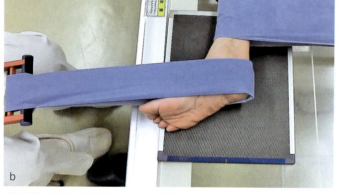

❷ 当科における足関節ストレス撮影の実際
a：内反ストレス．b：前方ストレス．
幅10 cmのディスポの紙製帯2本を用意し，一方を握力計に固定し被験者の痛みが許せば1人が通常握力計の目盛を見ながら10 kgまで程度の力をかけて引っ張り，片方はもう1人がその力で足が動かないように対抗しつつ撮影する．

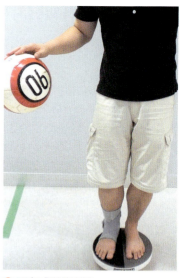

❸ 固有感覚能訓練
バランスボードやボールを利用して，再捻挫に気をつけて固有感覚能訓練を行う．

必要がある．
　ある程度痛みや腫脹が消褪すれば，すぐに背屈，底屈の可動域訓練を内反のみを制限して行う．受傷後2か月経過後，痛みが許せば内返しの可動域訓練を開始する．後に再建術を行うにしろ，とにかく制限を解消することが大切で，同時にバランスボードを利用した固有感覚能の向上訓練なども行う（❸）．受傷から3か月以上経っても痛み，不安定性，易捻挫性が残り，ADL上の不便が多く，機械的不安定性の左右差が明らかで，手術の希望が強ければ再建術を考慮する．初期の新鮮外側捻挫の診断，保存療法，ギプスのコツなどは，内容が重なるので別書を参照していただきたい[2]．

● 文　献

1) 福原宏平．新鮮足関節外側靱帯損傷の手術療法の適応について．日本臨床スポーツ医学会誌 2006；14：275-8．
2) 福原宏平．足関節捻挫の治療．整形外科外来診療の実際．中山書店；2014．p.146-7．

8章 足部・足関節疾患の保存療法

4 足関節果部骨折

田辺秀樹（田辺整形外科医院）

POINT
- 受傷時の肢位と，それに加わる外力の方向を理解する．
- 小児の足関節骨折は骨端線が存在するために成人と異なる．
- 解剖学的整復を目指す．腓骨の回旋変形に注意する．

足関節果部骨折の分類

足関節果部骨折を理解するには，受傷時の足関節の肢位と足関節の解剖学的動きを正確に理解する必要がある．1950年にLauge-Hansenによって報告された古典的な論文[1]が，現在でも一般に使用されている．Lauge-Hansenは，受傷時の足関節肢位と加わる外力をハイフンでつないで記載した．したがって，外力の大きさによって継時的に損傷部位が予測されることと，逆の力をかけることによって容易に整復されることになり，外来診療でも大きな知識となる．そこで，まず成人の足関節果部骨折の骨折型を説明する．

また，小児足関節骨端線損傷は小児期の骨端線が存在するころに足関節に加わる外力によって起こる骨折で小児期特有の骨折型を呈する．1978年にDiasらは，Lauge-Hansen分類をもとに小児足関節の骨折型を分類した[2]．しかし，分類不能例もあり，筆者はDias分類に改良を行い，今まで分類できなかったものが分類可能となった．ここでは，Dias分類改良後の新分類を紹介する．

骨折型 – 成人の場合

受傷時の足関節肢位は，supination位とpronation位の2つが考えられる．supinationとpronationという言葉は足関節の複合運動を表し，neutral zero standing positionからsupinationはラテン語のsupino（仰向け）で倒れていく肢位をいい，足関節は底屈・内転・内がえしからなる複合運動で，pronationはprono（うつ伏せ）で倒れていく肢位で，足関節は背屈・外転・外がえしからなる複合運動である．

この肢位に，後足部にかかる外力として外転（abduction）と内転（adduction），外旋（external rotation）と内旋（internal rotation）によって起こる骨折型を分類したのがLauge-Hansen分類である（）．

supination位（底屈・内転・内がえし）での受傷

■ Supination-Adduction
（S-A type：回内 – 内転型）

supination位では果間関節窩（ankle mortise）は距骨が内転してロックしている状態であり，外転（abduction）の外力がかかればロックは外れてしまうので，前頭面（frontal〈coronal〉plane）では内転（adduction）によって骨折が生じる．

腓骨の先端に横骨折を生じ（stage 1），さらに力がかかると距骨内側が突き上げることによって内果に垂直方向に骨折が生じる（stage 2）．

■ Supination-External Rotation
（S-ER type：回外 – 外旋型）

supination位で水平面（transverse〈horizontal〉plane）で，外力は距骨が外旋することによって骨折が生じる．

まず，前脛腓靱帯が損傷され（stage 1），次に外側側副靱帯か外果の関節面での螺旋骨折を生じ（stage 2），その後脛腓靱帯か後果の剝離骨折（stage 3），最後に三角靱帯か内果の骨折を生じる（stage 4）．

239

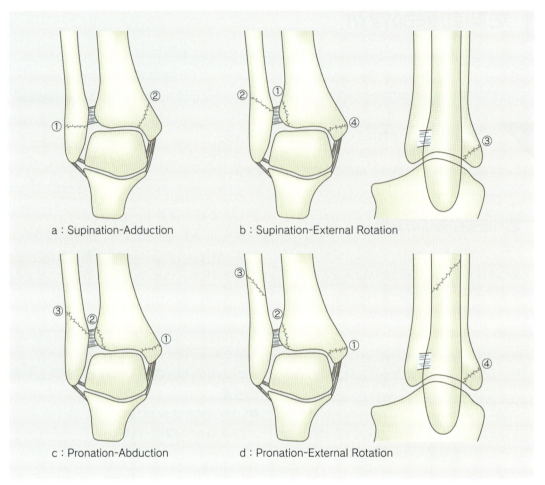

❶ Lauge-Hansen の分類

pronation 位（背屈・外転・外がえし）での受傷

■ Pronation-Abduction
（P-A type：回内 - 外転型）

pronation 位では距骨が外転してロックしている状態であり，内転（adduction）の外力ではロックが外れてしまうので，前頭面（frontal〈coronal〉plane）では外転（abduction）がさらに強調され骨折する．

最初に内果の関節面での横骨折が起こり（stage 1），脛腓靱帯に損傷が起こり（stage 2），最後に腓骨は関節面より近位に横骨折を生じる（stage 3）．

■ Pronation-External Rotation
（P-ER type：回内 - 外旋型）

水平面（transverse〈horizontal〉plane）では supination のときと同じように，距骨が水平に回旋することによって骨折が生じる．

最初に三角靱帯の損傷か内果の剝離骨折を生じ（stage 1），次に前脛腓靱帯損傷（stage 2），そして腓骨関節面より近位での螺旋骨折（stage 3），最後後脛腓靱帯損傷か後果剝離骨折を生じる（stage 4）．

Lauge-Hansen 分類では距骨の関節内骨折に関しての記載がないので，実際はそれらの骨折にも注意をする必要がある．

骨折型 - 小児の場合

成人と同じように supination と pronation の2 つの基本受傷肢位に，外力がかかるわけであるが，小児の場合は骨端線の存在によりいろい

ろな骨折型が生じる.

そこで加わる外力を3次元方向にそれぞれの外力として考慮する. 前頭面（冠状面：frontal〈colonal〉plane）の動きは inversion と eversion, 矢状面（sagital plane）は dorsiflexion と plantarflexion に, そして横断面（水平面：transverse〈horizontal〉plane）は前足部と中足部にかかる外転（abduction）と内転（adduction）と後足部にかかる外旋（external rotation）と内旋（internal rotation）とに分類する（❷）.

supination 位での受傷

■ Supination-Inversion
（S-I type：回外 - 内がえし型）

supination 位に前頭面（frontal〈coronal〉plane）で, inversion（内がえし）の外力がかかり生じる. stage 1 では腓骨の骨端に Salter-Harris 1 または 2 型の骨折が生じ, 続いて Inversion（内がえし）の力がかかり続けると, stage 2 として内果の先端に Salter-Harris 3 または 4 型の骨折を生じる.

■ Supination-External Rotation
（S-ER type：回外 - 外転型）

supination 位に水平面（transverse〈horizontal〉plane）で, external rotation の外力がかかり生じる. stage 1 では, 脛骨遠位に大きな螺旋状の Salter-Harris 2 型を生じる. さらに力がかかると, stage 2 として腓骨に Salter-Harris 2 型の螺旋骨折を認める.

また脛骨骨端線の閉鎖時期に生じると, 特殊な骨折型を呈する（transitional fracture）.

- juvenile Tillaux：脛骨外側前方が前脛腓靱帯に引っ張られて Salter-Harris 3 型の骨折を生じる.

- triplane fracture：脛骨外側前方が前脛腓靱帯に引っ張られ Salter-Harris 3 型の骨折（stage 1）を生じた後, 底屈（plantarflexion）の力がかかると脛骨後方に Salter-Harris 2 型の骨折（stage 2）を生じる.

■ Supination-Plantarflexion
（S-P type：回外 - 底屈型）

supination 位で矢状面（sagittal plane）で, 底屈（plantarflexion）の力がかかり生じる. 脛

骨後方に Salter-Harris 1 または 2 型の骨折を認める.

■ Supination-Adduction
（S-A type：回外 - 内転型）

supination 位で前頭面（frontal〈coronal〉plane）で, 内転（adducion）の力がかかり生じる. 脛骨内果に Salster-Harris 3 または 4 型の骨折がみられる.

pronation 位での受傷

■ Pronation-Eversion
（P-E type：回内 - 外がえし型）

pronation 位に前頭面（frontal〈coronal〉plane）で, 外がえし（eversion）での外力がかかり生じる. まず, 脛骨骨端線損傷に外側上方に切れ上がるように Salter-Harris 2 型の骨折を生じ, 次に腓骨先端から 4〜7 cm 近位での腓骨の横骨折が同時に起こる.

■ Pronation-Dorsiflexion
（P-D type：回内 - 底屈型）

pronation 位で矢状面（sagittal plane）で, 底屈（dorsiflexion）の力がかかり生じる. 脛骨前方に Salter-Harris 3 または 4 型の骨折を認める.

■ Pronation-Abduction
（P-A type：回内 - 外転型）

pronation 位で前頭面（frontal〈coronal〉plane）で, 外転（abducion）の力がかかり生じる. 腓骨先端後方に Salter-Harris 3 型または骨端線に届かない剥離骨折が認められる.

診断

足関節各部の視診と触診が重要である. X 線で骨折がなくても, 靱帯損傷があったりするので圧痛や腫脹を見逃さないようにする. 単純 X 線で足関節の正確な前後・側面像が診断には必要である. 足関節前後像では, 足関節 15〜20° 内旋位での撮影により ankle mortice を評価する. 脛腓靱帯の評価などは健側と比較するとわかりやすい. 脛腓靱帯部に所見があり, 足関節部の骨折がなくても腓骨高位に骨折を生じる Maisonneuve 骨折があるので, 下腿全体の観察が必要である.

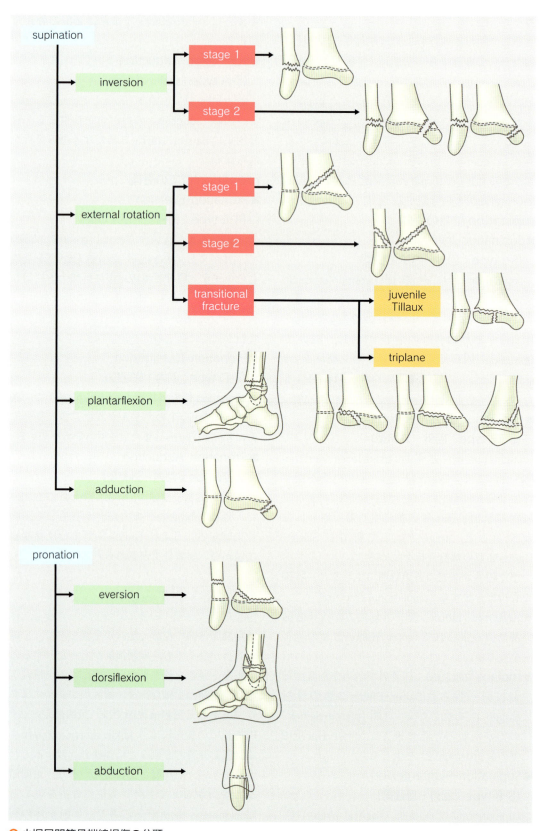

❷ 小児足関節骨端線損傷の分類

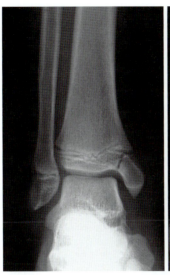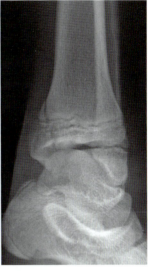

❸ 症例1：Supination-Inversion (S-I type) Stage 2
12歳男子．バレーボールの着地で捻って受傷．Supination-Inversion Stage 2 であり，転位が小さいためギプス固定で治療した．

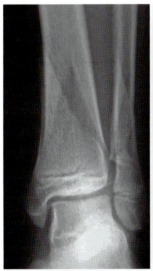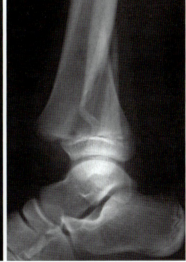

❹ 症例2：Supination-External Rotation (S-ER type) Stage 2
14歳男子．柔道中に捻って受傷．Supination-External Rotation Stage 2 であった．麻酔下で整復し良好な整復位が得られたため，ギプス固定で治療．

また距骨の関節内骨折などを見逃さないようにすることが必要である．

足関節部で腓骨の正確な位置を調べるには，単純X線で確認が難しければCTは有用である．特に腓骨の回旋変形を残すと痛みが残ることがあり，注意を要する．

治療（❸〜❼）

保存療法としては，解剖学的整復をゴールとする．成人と小児は原則同じで，整復の基本は受傷時の肢位と外力を確認し，その逆方向の力で整復する．その際，特に腓骨の整復が足関節

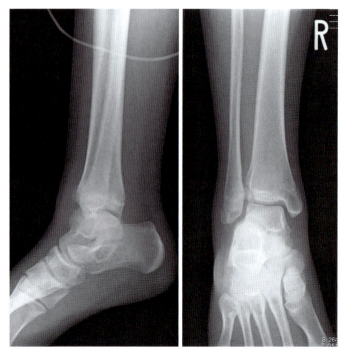

❺ 症例3：Juvenile Tillaux fracture
14歳女子．マット運動で着地に失敗し受傷．Juvenile Tillaux fractureで，転位が小さいためギプス固定にて治療した．

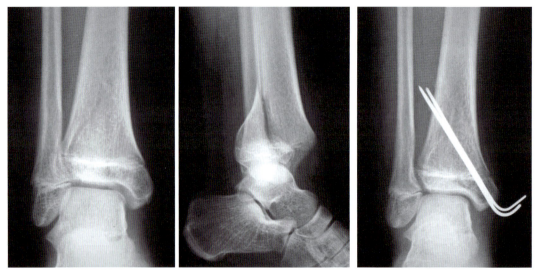

❻ 症例4：Supination-Plantarflexion (S-P type)
13歳女子．歩行中，転倒して受傷．Supination-Plantarflexion typeで徒手整復後，経皮的にK-wireにて固定した．

安定性に重要であり，腓骨長と回旋の転位は正確に整復する必要がある．

骨片の転位が3mm以内で，骨折部が安定していればギプス固定を行う．ギプス固定は，安定しているものであれば3週間程度，腓骨が回旋してくる危険性があれば5～6週間の固定を行う．正確な整復位が得られなければ，観血的整復固定を行う．また，長期のギプス固定によるsudeck骨萎縮などの合併症に気をつけなければならない．

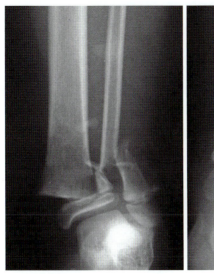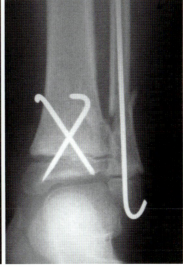

❼ 症例5：Pronation-Eversion (P-E type)
8歳女子．歩行中に車と接触し，転倒して受傷した．Pronation-Eversion typeで，観血的整復し，K-wire で固定した．

小児の果部骨折はほとんどの症例で保存療法にて対応可能だが，X 線検査で骨端線離開が5 mm 以内での整復が必要で，離開が 5 mm 以上であれば観血的に整復する．整復時に指で骨端部を押すことで，比較的容易に整復位が得られる．整復位が安定しなければ，K-wire などで骨端線を傷めないように固定する．通常であれば，1～2 本の K-wire を経皮的に刺入し固定することで十分である．

少数例であるが，観血的整復が必要となるケースもある．

❸～❼に具体的な症例を示した．

文 献

1) Lauge-Hansen N. Fractures of the ankle. II. Combined experimental-surgical and experimental-roentgenologic investigations. Arch Surg 1950；60：957-85.
2) Dias LS, et al. Physeal injuries of the ankle in children：Classification. Clin Orthop Relate Res 1978；136：230-3.
3) Cooperman DR, et al. Tibial fractures involving the ankle in children. The so-called triplane epiphyseal fracture. J Bone Joint Surg Am 1978；60：1040-6.
4) Marmor L. An unusual fracture of the tibial epiphysis. Clin Orthop Relat Res 1970；73：132-5.
5) 田辺秀樹，ほか．スポーツにおける足関節骨端線損傷の病態．日臨整誌 2010；35：136-41.

8章 足部・足関節疾患の保存療法

5 アキレス腱断裂に対する保存療法

佐藤公一（佐藤整形外科）

> **POINT**
> - 新鮮アキレス腱皮下断裂は足関節最大底屈位で断端部が接していれば保存療法で修復可能である．
> - 再断裂の発生リスクは手術療法と差がなく，手術例の創感染や創部の皮膚癒着，瘢痕形成などの合併症などを説明すると自院では9割以上の患者が保存療法を選択する．
> - 早期に足関節最大底屈位で膝下ギプス固定をし，アキレス腱部を開窓．触診やエコーで断端部を確認しながら2～3週ごとにギプスの巻き直しや装具（❶）の角度調整をする．

はじめに

保存療法か手術療法かの選択肢は患者に情報提供する必要がある．まれに受傷から1週間近く経過して受診する患者もおり，非新鮮断裂患者で病態理解度が悪いケースや受傷前からアキレス腱実質に疼痛や腫脹を自覚していたケースは保存療法の適応外と考える．20年くらい前まで保存療法は受傷直後に膝上ギプスをするという報告もみられたが，この10年ではすべてが膝下ギプスまたは短下肢装具で良好な成績を報告している．

アキレス腱断裂の保存療法

アキレス腱断裂は中高年のスポーツ愛好者では，よくみられるスポーツ外傷であり，断裂の衝撃を自覚するので受傷直後に一般開業医を受診することが多い．

Leaらが1972年にアキレス腱断裂の保存療法を報告しているが，日本では林らが1995年ごろから積極的に保存療法での良好な成績を報告してから，治療法として一般化してきた．手術療法は内山らが報告しているように術後5～6週での荷重歩行などで関節拘縮や筋力低下を防いでいるが，スポーツ復帰は術後5か月からであり，保存療法の受傷後6か月との差は比較的少ない．自院では林らの後療法に準じた保存療法プログラムを導入している．

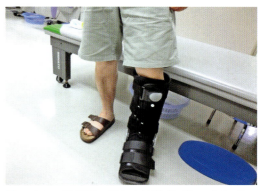

❶ アキレス腱断裂の保存療法例（初期のギプス固定から既製品の下肢装具へ）
踵の部分に取り外し式のパットが入っており足関節底屈角度0°～40°の範囲で調整し固定できるようになっている．通院時は再断裂防止で短下肢装具にて来院するが，装具が重いため夜間はギプスシャーレを使用する．

以下に保存療法の流れを示す．

新鮮アキレス腱断裂保存療法のフローチャート

初診日
<ul>
<li>足関節最大底屈位で膝下ギプス固定</li>
<li>ギプスを開窓して断端部が接して陥凹がないことを確認する．</li>
<li>非荷重だが軽いつま先の床タッチは許可</li>
</ul>

⇩

初診から2週目
<ul>
<li>エコーで断端部の状態を確認して松葉杖歩行状態をチェックする（❷）．このときに通勤や通学の状況，自宅での歩行状態などを聞いて，3週間目からの下腿装具に切り替えるか，7週間目からの下腿装具か双方のメリットとデメリットを説明したうえで決定する．</li>
</ul>

⇩

246

5. アキレス腱断裂に対する保存療法

初診から3週目
- 足関節底屈30°の膝下ギプスに変更
- 8〜10 kg程度の部分荷重を許可し、タオルギャザーなど指導する.
- 既製品の短下肢装具（）に変更する場合も、装具が重く不自由なため、就寝時はギプスシャーレを装着させており底屈30°のギプスは巻いて、患者の状態を考慮しながら初診日から3〜5週で装具に移行する.
- 装具はヒンジ部で角度調整し可動域を設定、さらにヒール部の取り外し式のパッドの枚数を徐々に減らして足関節底屈の角度を調整する.（）

⬇

初診から5週目
- ギプス固定で経過を見ている場合は軽度底屈位のヒール付ギプスに変更し全荷重を許可する.
- 装具療法例では水治療法や関節可動域訓練、筋力訓練を開始する.（❺, ❻, ❼）

⬇

初診から7週間目
- ギプス例もギプス除去し短下肢装具で全荷重歩行を許可する.
- 再断裂のリスクは患者が治りかけてきたと自覚するこの頃から増えるので入浴などで装具を外すときの注意点の指導も大切となる.
- 定期的な通院が可能な患者にはセラバンドを用いて積極的に運動療法を指導している.（❽）

⬇

初診から11〜12週目
- 装具除去
- 両手を壁についてのつま先立ち訓練、安定した場所での斜面台を用いた下腿のストレッチ、バランスボードなどを開始する.（❾）

⬇

初診から3か月
- 軽いジョギングなど許可する.

⬇

初診から6か月
- 患側でのつま先立ちが可能なら徐々にスポーツ復帰させる.

保存療法の再断裂リスク

　林らは2006年に自験例の保存療法422足での再断裂発生率は2.4％と報告しており、手術療法との差はなく、自院でも約30足の保存療法で、再断裂は経験していない. 筆者は経過観察中7週までは2週ごとのエコー検査で断端部の状態や腱の肥厚などを確認しているが、触診のみでも十分に保存療法が可能と考える. MRI検査は学問的には断裂アキレス腱の修復過程や

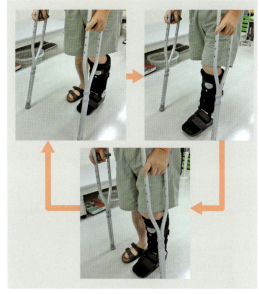

❷ 初期の歩容形式
両松葉使用：患側揃え型の3点歩行

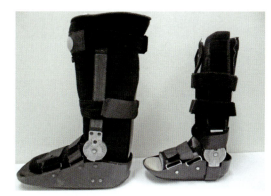

MAXTRAX ROM Air　　　Pin Cam Walker Boot
（DONJOY社）　　　　　（BREG社）

❸ 短下肢装具

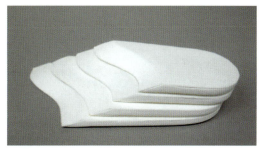

Heel Support（DONJOY社）

❹ ヒール部の取り外し式パッド

肥厚の確認に有効だが、臨床的には必要ない.

8章 足部・足関節疾患の保存療法

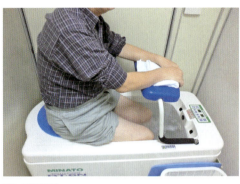
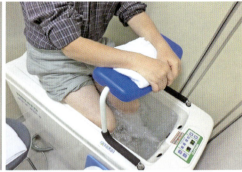

❺ 水治療法
まずはバイブラ浴で温める.

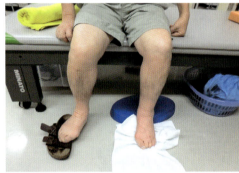
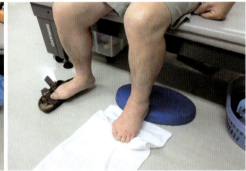

❻ タオルギャザー（足趾把持運動）

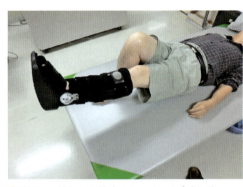
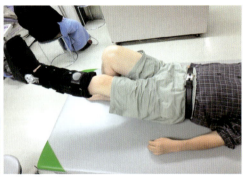

❼ 装具を利用した筋力トレーニング（SLR）

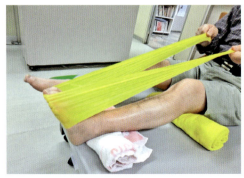
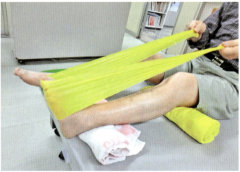

❽ セラバンド（チューブトレーニング）

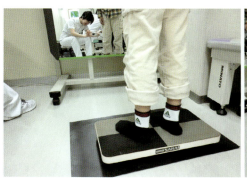 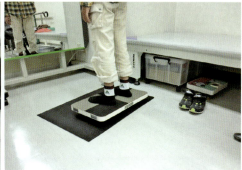

❾ Dyjoc（バランスボード）

● 文　献

1) 日本整形外科学会診療ガイドライン委員会：アキレス腱断裂診療ガイドライン．南江堂；2007．
2) Lea RB et al：Nonsurgical treatment of tendo achillis ruputure. J Bone Joint Surg 1972；54-A：1398-1404．
3) 林　光俊ほか：スポーツ選手のアキレス腱断裂に対する保存療法．臨整外 2004；39：43-47．
4) 上甲秀樹ほか：アキレス腱断裂の保存的治療に対するフローチャートの作成．整・災外 2006；49：879-884．
5) 内山英司：アキレス腱断裂の手術，その独自の取り組み．Sportsmedicine 2015；172：8-13．

6 足根管症候群

福原宏平（広島市：福原整形外科）

> **POINT**
> - 距踵関節癒合症やガングリオンによる発症が多い．
> - 原因が上記のようにはっきりしている時は手術も考慮してよい．

疾患概念

足根管症候群とは，脛骨神経とその分枝の神経（外側足底神経，内側足底神経，踵骨内側枝，踵骨下行枝）が，足関節内側で屈筋支帯（flexor retinaculum, laciniate ligament）と距骨，踵骨の内側面との間で形成されるいわゆる足根管部で（❶），さまざまな原因で圧迫を受けて生じる絞扼性神経障害（entrapment neuropathy）である[1]．

外傷性のものには脛骨内果や距骨，踵骨の骨折，足関節捻挫，打撲，そしてそれら足関節周囲外傷後の血腫，浮腫，癒着，変形による足根管内内圧上昇による圧迫など考えられるが，一時的な神経麻痺で次第に軽快傾向に向かうことも多いので，保存的に観察されることも多い．

また占拠性病変によるものではガングリオンや距踵関節癒合症の骨膨隆が最も多くみられ，臨床的にそれらは手術を要する頻度が高い．

その他，バレエ選手の短母趾伸筋過形成（extensor hallucis brevis muscle hypertrophy in a ballet dancer），unique variant of the flexor digitorum accessorius longus（FDAL）muscle[1]，accessory ossicle articulating with the posteromedial aspect of the talus，posterior impingement syndrome，flexor hallucis longus tendon などの，運動，痛風，リウマチなどによる腱鞘炎や滑膜炎での組織浮腫や，踵骨骨切り術後，外傷後の踵骨内反変形等の骨の変形による発症もある．ただ約80％の症例では癒合症やガングリオンなどはっきりした原因が判明するが，約20％では原因不明で足根管症候群が発症しているとされている[2]．

診断のポイント

足関節内側から足底，底側足趾にかけて痛みや痺れ，違和感がみられる．足根管部からその足底側に何かが当たると激痛を生じ，叩くとそこから足底側へ放散する痛み，Tinel 徴候陽性で母趾や足趾の底屈時の筋力の低下や痛み，足根管部を圧迫する編み上げのきつい靴や靴下を履いたときの痛みの増加，歩行障害などを訴える．足底部足趾底側の知覚低下や異常知覚も多くみられ，足根管部が膨隆していることもある．脛骨神経の伝導速度の遅延が計測され診断の助けとなることもある．

また足根管症候群は非定型的な症状を示すことも多く，前述の原因病変を X 線や MRI，エコー画像で確認したうえで，それら多彩な愁訴や所見を総合的に慎重に診断しなければならない．足の病気では Morton 病，足底筋膜炎が，それ以外では特に椎間板ヘルニア，狭窄症などの脊椎疾患，閉塞性動脈硬化症（arteriosclerosis obliterans：ASO）による下肢症状や糖尿病性神経障害，さまざまな神経筋疾患による痺れや麻痺等，また精神疾患との鑑別に注意を要する．

治療方針

発症早期では，安静，足根管部を直接打撲しないことや減量を指導し，アーチ保持のための足底板作成を行う．靴や靴下での圧迫がないような工夫，アーチ付きギプスシャーレ装着によるアーチ保持，母趾底背屈の制限，温熱療法，NSAIDs，ビタミン B_{12}，プレガバリン（リリ

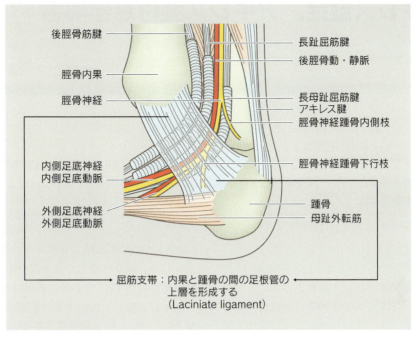

❶ 足根管の周囲解剖
脛骨神経踵骨内側枝（medial calcaneal nerve）とともに踵骨下行枝（inferior calcaneal nerve）は全例にみられたことが報告[1]）されており手術時は注意を要する．

カ®），トラマドール（トラマール®）などの内服や消炎鎮痛薬塗布も考慮し，効果がなければ足根管内へのステロイド注射などが行われる．

保存療法に反応しない場合は，手術が考慮されるが，前述のように鑑別すべき疾患が多く，診断が難しいので，ガングリオン，癒合症，外傷後の変形などはっきりした原因が確定しているもののみ手術療法が選ばれるべきであり，それらの成績は安定して良好である．はっきりした原因がわからない経過の長い特発性症例は術後成績が安定せず，安易に手術しないことが肝心である．

手術は足関節内側脛骨神経に沿う 5～6 cm 斜切開で入り屈筋支帯を皮切と同方向にあるいはジグザグに切離し，慎重に脛骨神経とその分枝を確認する．その際，踵骨内側枝，下行枝が分枝する脛骨神経の踵側後方，下方は特に神経を切離，損傷しないように注意して神経動脈静脈を剥離せず一体として血管テープで持ち上げる．底部の圧迫要素の癒合部やガングリオンそ

の他瘢痕など圧迫要因があれば除圧，切除を十分に行う．末梢の母趾外転筋への神経侵入部も圧迫がないか確かめる．

下伸筋支帯は圧迫が再び生じないよう再縫合しないか，一針だけかける程度に縫合する，または切離時にジグザグに切っておき閉創時に少し延長して軽くかぶせるようにしてカバーするにとどめる．術後に安静目的のギプスを1～2週間し，歩行は可能なら術翌日から行う．

● 文 献

1) Kim BS, et al. Branching patterns of medial and inferior calcaneal nerves around the tarsal tunnel. Ann Rehabil Med 2015；39（1）：52-5.
2) Fantino O. Role of ultrasound in posteromedial tarsal tunnel syndrome：81 cases. J Ultrasond 2014；17（2）：99-112.
3) Sweed, TA, Ali SA, Choudhary, S. Tarsal Tunnel Syndrome Secondary to an Unreported Ossicle of the Talus：A Case Report. J Foot Ankle Surg 2016；55：173-5.

7 アキレス腱症, アキレス腱付着部障害

佐藤公一（佐藤整形外科）

> **POINT**
> - アキレス腱は皮下に触れるため丁寧な触診・視診で大まかな診断は可能だが, 近年のランニングブームで難治例も散見する.
> - 重症化すると安静だけでは疼痛が軽快しないため超音波やMRI等の画像所見を患者に示し, 病態を理解させることで運動療法（特にeccentric exercise）のモチベーションを上げることが重要である.

はじめに

アキレス腱実質に疼痛・腫脹がみられるアキレス腱症と, アキレス腱の踵骨付着部に疼痛・圧痛を生じるアキレス腱付着部障害は病態や治療法に差があるため分けて論じる. ともにオーバーユースによる組織の変性が基盤にあるが, 安静や投薬だけでは軽快しないことも多く, 下肢のアライメントを確認しインソールの処方や運動療法を併用する必要がある.

アキレス腱の超音波画像

アキレス腱は, 長軸像ではfibrillar patternを示し腱前方の脂肪組織はKager's fat padとよばれる.

パラテノンは, 浅層で皮下脂肪, 深層でKager's fat padと接する高エコー像として描出される. 踵骨付着部では骨棘や滑液包炎の有無も確認可能（❶）で診断に有用である.

アキレス腱症では腱実質の肥厚や線維束の不整（❷）がみられ, ドプラ法を用いると変性した腱への血管侵入（❸）も観察される.

アキレス腱症（アキレス腱炎・アキレス腱周囲炎）

アキレス腱は人体最大の腱で, 腓腹筋とヒラメ筋の共通腱として踵骨隆起に停止する.

運動時には体重の8〜10倍もの張力がかかるといわれているが, ランニングやジャンプ動作などで腱に微細な損傷が起こると血流が乏しいこともあり, 正常な修復機序が働かずに腱の退行変性が生じて腱が肥厚する.

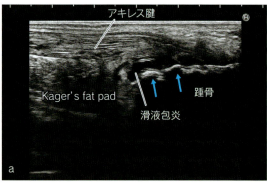 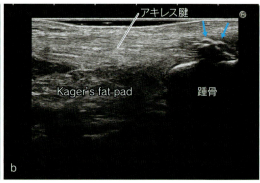

❶ アキレス腱付着部症の超音波画像
a：滑液包内の水腫とともに, 踵骨後上隆起後面の不整像（➡）がみられる（長軸像）.
b：アキレス腱付着部最遠位に高エコーを呈する骨棘（➡）がみられる（長軸像）.

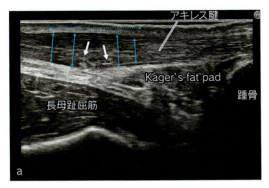
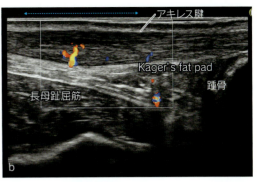

❷ アキレス腱症
31歳，女性．アキレス腱の紡錘状肥厚と腱内変性（➡）が確認できる（長軸像）．

❸ アキレス腱症
31歳，女性．ドプラ法．アキレス腱変性部に著明な異常血管侵入が確認できる（長軸像）．

また，スポーツ活動以外にも加齢や生活習慣病に伴う慢性化したアキレス腱症も報告されている．

アキレス腱周囲炎は，腱を包んでいるパラテノンの炎症で腱実質の変性を伴わない初期段階と考えられるが，受診する患者は慢性例も多いので，炎症が続きパラテノンが肥厚，さらに腱と繊維性癒着をきたし超音波画像的には腱周囲炎と腱炎の両方がみられることが多い．近年は超音波診断装置の画質の向上と低価格化で外来での超音波検査も容易となり，左右の比較で腱実質の肥厚や変性の確認，ドプラ法で炎症に伴う血流増加なども確認できるようになった．

MRI検査は広範囲を画像として確認できる（❹）ため，難治例では腱の変性・炎症範囲の特定，さらに踵骨疲労骨折や足関節内病変の検出など鑑別診断にも有用である．

保存療法の実際

経口・外用の消炎鎮痛剤の処方に加えて，スポーツ選手では運動負荷の調整，アイシング，下腿三頭筋のみならずハムストリングや足底腱膜のストレッチ方法などを指導する．

下腿のeccentric exercise（後述）に関してはイラストを渡しても理解が不十分なことも多く，理学療法士に指導させたり動画を見せたりすることで治療効果が上がる．

アキレス腱は加重時には常に張力がかかっており，下肢のアライメントや柔軟性，スポーツ時の動作や靴の確認のほかに，日常履いている

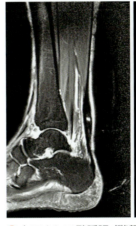
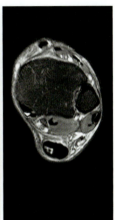

❹ 左アキレス腱腫脹（階段を下りるときに痛い）
77歳，男性．MRI T2強調画像で腱の肥厚と高信号の病変域を認める．

靴も確認して，サイズやソールの固さが適切か，さらに負担を和らげるために踵を1センチほど高くしたインソールやヒールパッド（❺）の処方も効果がある．

腱や腱周囲へのステロイド注射は腱脆弱化のリスクがあり腱断裂の誘因ともなるため推奨されていない．

アキレス腱付着部障害

腱実質ではなく，踵骨付着部周囲の痛みを訴える．アキレス腱症と同様に使い過ぎが原因で発症することが多いが，不適切な履物や足部や下肢の変形なども確認する必要がある．病態的

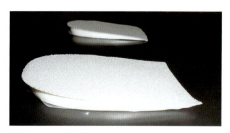

❺ ヒールパッド

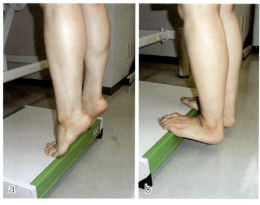

❻ eccentric exercise の例
a：段差などを使い、膝を伸展したまま両脚でつま先立ちする．
b：ゆっくりと踵をつま先より下げて下腿をストレッチする．

にはアキレス腱付着部症とアキレス腱滑液包炎に分けられる．アキレス腱付着部症は牽引ストレスが誘因となり、組織が変性する．

アキレス腱周囲にはアキレス腱皮下滑液包と踵骨後部滑液包がある．前者は靴の不具合や踵骨後上突起の骨性隆起などの圧迫刺激のために炎症が起こる．後者はそれに加えて足関節底背屈運動でのメカニカルな圧迫も関与する．アキレス腱皮下滑液包炎では踵骨隆起の外側にpump bumpとよばれる硬結が見られることもある．

保存療法の実際

局所の安静やNSAIDsのほかに、牽引力を弱める目的で日常からクッション性のあるヒールアップ装具を使用することも有効である．仕事や通学で革靴を避けられないときは除圧パッドも除痛効果がある．

消炎鎮痛効果は高いがステロイド剤（特にトリアムシノロン）の滑液包内注射は周囲組織の脆弱性をきたすことがあり、適応や薬剤量などを含めて慎重な判断を要する．

治療は患者に病態を理解させることが重要で、ストレッチの運動療法は必須である．筆者は踵骨後部滑液包炎の難治例で早急に炎症をおさめる必要があるときのみエコーガイド下に少ない薬量のステロイド（トリアムシノロン0.125 mL）を滑液包内に注入している．

下腿の eccentric exercise 運動療法の実際

一般的な下腿のストレッチに加え、ハムストリングや足底腱膜のストレッチも指導するが、アスリートなどには下腿のeccentric exerciseを指導している（❻）．提示した写真は両側で行っているが痛みが軽減したら患側一脚でも指導する．最大底屈位から最大背屈位まで1セット15回から20回をめどに、1日2〜3セット行うとよい．

最後に、綺麗でわかりやすい超音波画像をご提供頂いた奈良県立医科大学スポーツ医学講座の熊井司教授に深謝します．

●文 献

1) Clement DB, et al. Achilles tendinitis and peritendinitis：etiology and treatment. Am J Sports Med 1984；12：179-184.
2) 亀田 壮ほか．アキレス腱症．臨スポーツ医 2014；31：608-612.
3) 篠原靖司ほか．アキレス腱付着部症．臨スポーツ医 2014；31：614-620.
4) 熊井 司．アキレス腱付着部障害．MB Orthop 2011；24：41-46.

8 足部の後天性変形──装具療法を中心に

星野　達（星野整形外科）

> **POINT**
> - 足部の後天性変形の大部分はアーチ高の低下と関連している．
> - 足底の胼胝や鶏眼は荷重バランスの崩れや足の変形が根底にある，と考える．
> - インソールの高さを調整し，アーチの改善を図る．

はじめに

　足部の後天性変形の主なものは外反母趾，内反小趾，扁平足（後脛骨筋腱不全症候群を含む），開張足などであるが，いずれも純粋に後天性というよりも，先天的な形態的要因が深く関わっているものと考えられる．ここでいう形態的要因とは，足部の，特に各趾列間の中足骨や足趾の長さのバランス，足長・足幅の比率，縦アーチの高さなどである．

　特に扁平足は，小児期からの扁平足も多く，成人してから加齢によりアーチが下がって起きる扁平足がさまざまな症状を引き起こすのに比べ，小児期からの扁平足は一般的に無症候性のものが多い．

　足部の後天性変形の大部分はアーチ高の低下と関連している．扁平足はアーチ高がそのまま低下した場合であり，それに第1〜2中足骨間の開大を伴い母趾が外反したのが外反母趾，第4〜5中足骨間の開大を伴い第5趾が内反したのが内反小趾，第1〜5中足骨間すべての開大を伴うのが開張足であり，後脛骨筋腱不全症候群は，文字通り後脛骨筋腱の炎症や損傷によって起きる重度の扁平足と考えてよい．

　いずれの変形もさらに足全体の回内を伴う場合があり，一般に回内を伴い踵骨が内側に傾いて前足部が外転し，舟状骨が内側に突出する，pes plano-valgus abductus の状態になると重症である（❶）．

　前述の変形のいずれもが，足のアーチの低下と密接な関係があるのだが，注意が必要なのは，もともと甲高の足でアーチが下がった場合である．このような場合，一般に扁平足とみなされないようなアーチ高であっても，アーチの低下に伴う症状が出現することがある．

　たとえばアーチ高が低くなくても，第2〜4中足骨頭の下の角質が肥厚し，痛みが生じているような場合は，甲高の足がアーチの低下をきたし，第2〜4中足骨頭が下に下がってきていることを疑うべきである．

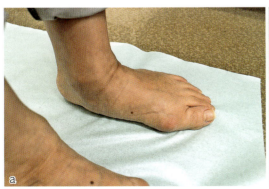
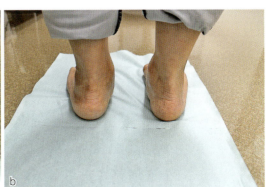

❶ pes plano-valgus abductus の症例
踵部が外反し，足全体が回内している．

255

診察

視診

　足底は，人間の体で唯一歩行時に地面と接する部位であり，皮膚を介してさまざまなトラブルが発生しやすい．足底がバランスよく接地しなくなると，胼胝や鶏眼を形成し，痛みを生じるようになる．足底の角質の変化は，単なる皮膚の問題ではなく，荷重バランスの崩れや足の変形が根底にある，と考えるべきである．

　足底で観察すべきポイントは，まず全体の角質の厚さのバランスである．踵部の角質が厚く，前足部が薄ければ，痛みなど何らかの理由で前足部の荷重を避けている証拠である．その逆であれば，ハイヒールの常用，尖足変形などが考えられる．

　次に，前足部の内外側，中間部の角質のバランスをみる．中間部の角質が厚く胼胝や鶏眼がみられれば，第2〜4中足骨が下がり，後述の「逆横アーチ変形」の状態になっているのであり，その原因として足全体のアーチが下がってきていることを考えなければならない．内側，外側いずれかの角質が肥厚している場合は，足の回内，回外変形を考えるべきである．回内が強い場合，母趾球内側と母趾末節部内側に角質の肥厚がみられるが，外反母趾の場合は，痛みと変形のため回内していても母趾球に荷重していない場合も多い．

　正常な足は，まず踵部が接地し，その後，中足部外側が接地し，前足部外側から内側，母趾と順に荷重がかかって離床していくのであるが，上記のような角質の厚みの不均衡がみられる場合，このようなスムーズな荷重移動が行わ

れていない可能性がある．

靴から得られる情報

　靴から得られる情報もきわめて有用である．靴は人間の体と地面のインターフェースであり，その摩耗の仕方は歩行に関するさまざまな情報を含んでいる．ソールの減り具合で，下肢のアライメントや，どこに荷重が集中しているかのおおよその見当がつく．加えて重要なのは，靴の内部の状態である．bunion部のすり減り具合，さらに中足骨頭部の圧痕により，荷重バランスの具合が把握できる．疼痛の強い部位は特に圧痕が深い．インソール作成時のように足型を採型すれば足の形がそっくり反映されるが，これは静止時の情報であり，靴の内部の圧痕や摩耗は，歩行時の動的な情報と考えるべきである．歩行時の情報は，通常の検査では得ることができないきわめて貴重な情報であるので，有効活用すべきである．

X線，CT，MRI

　X線撮影は，必ず荷重位で行う．荷重はできるだけ体重をかけて撮影する．荷重が少ないと足部が限界まで変形しないため，歩行時の立脚期の荷重変形を正確に再現できない．筆者の行った実験では，20 kg荷重と40 kg荷重では明らかに変形に差がみられ，40 kg荷重と60 kg荷重では差はみられなかった．被験者の体重にもよるが，いずれにせよ可能な限り体重をかけて撮影したほうが歩行時の実態に近く，再現性も高い．

　背底像は真上からではなく15°前方から入射する．この角度だと足根骨の関節面が抜けて見えるので情報量も多い．また外反母趾の場合は，母趾種子骨の軸射も有用で，種子骨の脱

● **Advice　ハイヒールの高さ**

　ヒールは本来歩く機能を高めるものであり，完全に平らな靴よりも少しヒールが上がっている靴のほうが，下腿三頭筋の筋活動が節約される，とされている．ヒールの高さが5 cmくらいまでは歩行に大きな影響はなく，通常に使用する靴としての許容範囲内である．それを超えると，前足部に荷重が集中し，歩行時に膝も完全伸展しなくなる．代償的に骨盤が前傾し，腰椎前弯が増大するなど，前足部の痛み以外にもさまざまなトラブルの原因になる．

臼，第1中足骨の回内の評価が正確に行える．

CTやMRIを撮影・撮像する場合は，仰臥位で必ず膝を立て90°屈曲して，足底が撮影台と平行になるようにする．仰臥位で膝を伸展し足を軽度底屈内返し位のまま撮影，撮像すると，画像の三次元的理解がきわめて困難になる．

診断おける注意点

■ 外反母趾

現在日本では荷重位での外反母趾角20°以上が外反母趾とされているが，実際はこれに満たなくてもbunion部の痛みを生じるケースは少なくない．骨頭が通常より大きい場合は，母趾の外反が強くなくてもbunionは突出するため，痛みを生じやすい．特に若年者は生体反応が強く活動性も高いため，軽度の突出でも炎症を起こし痛みを生じるケースが多い．このような場合，やはり外反母趾と診断されるべきである．

■ Morton病について

Morton病（Morton神経腫）と診断されている病態の大部分が，前足部において第2〜4中足骨頭が足底側に下がることによって引き起こされている．下がった中足骨間の靱帯により固有趾神経が圧迫されるのがMorton病の直接の原因である．第2〜4中足骨が下に下がるのは，そもそも縦アーチが破綻し，距骨が前傾し，舟状骨が下がることによって起きる現象であり，単なる絞扼性神経障害として病態をとらえていると，本質を見誤ることになる．必ずしも扁平足に合併するとは限らず，前述のように甲高の足のアーチが少し下がってきた場合にも起こりうるので注意が必要である．第2〜4趾のしびれ，すなわち足先のしびれ，ということで，脊柱管狭窄症として治療されているケースも少なくない．

■「前足部逆横アーチ変形（仮称）」について

Morton病様の足趾のしびれの有無にかかわらず，第2〜4中足骨頭の下に胼胝を形成し，痛みを生じている病態で，日常の診療で遭遇することは非常に多い．これはフランスの教科書では「前足部単純凸型変形」として記載されている変形であるが，英語圏や日本では独立した病名がなく，したがって一つの病態としての認知がなされていない[1]．これはMorton病と同様に甲高の足のアーチが少し下がった場合にも発生する症状である（❷）．

このような場合，扁平足や外反母趾に伴う中足骨頭の痛みと本質的には同じ病態であるにもかかわらず，足全体の外観が違い，固有の病名がないため，見落とされてしまうことが多い．第2〜4中足骨頭が足底側かつ前方に突出していて，同部に痛みを訴えるため，実際には視診，触診で簡単に判るのだが，疾患概念として頭の中に入っていないと診断がつかず，適切な

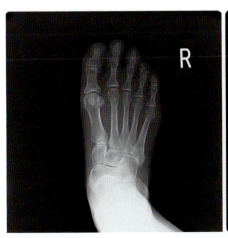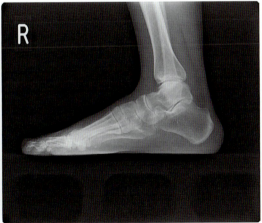

❷ 第2〜第4中足骨が前方かつ足底側に突出した「前足部逆横アーチ変形」
症例は扁平足ではなく甲高足のアーチが少し下がったものである．

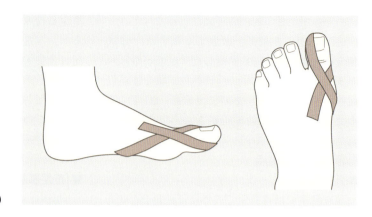

❸ 外反母趾のテーピング（第1法）

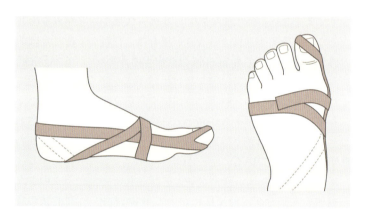

❹ 外反母趾のテーピング（第2法）

治療に進めない．筆者は「前足部逆横アーチ変形」という仮称を考え診断名としている．

治療

外反母趾

母趾の外反と第1中足骨の外転が変形の中心であるが，重症例ではアーチの低下，足全体の回内を伴うことが多く，足全体の問題と考えるべきであろう．痛みはbunion部，次に多いのが第2～4中足骨頭の下，まれに第2中足骨基部（いわゆるほぞ穴部）の関節症性変化を伴い，同部に痛みを生じることもある．

■ 保存療法

bunion部の痛みに対しては，まず消炎鎮痛テープ剤の貼付から始めるべきである．これは大変に有効で，やむを得ずパンプスを履いたりする場合は，予防的に貼付しておくとよい．鎮痛効果はもちろん，貼付することにより，靴との間の緩衝材としての効果も期待できる．恒常的に使用しなくても，bunion部の炎症が収まれば，しばらくの間，痛みが出ないこともある．

どうしても炎症が収まらず，痛みが強い場合は，bunion部の皮下，滑液包に少量のステロイド注入を行う．ステロイド注入は，痛みと炎症が強く，それでも明日どうしても歩かなければならないというような場合に，緊急避難的処置として有効であるが，もちろん継続的な効果は望めない．

次にテーピングも有効である．テーピング自体には変形矯正効果はないが，靴内で矯正位を保てるため，bunionが靴に当たるのを和らげることができる．筆者が行っているテーピングの方法を2種類示す（❸，❹）．テープは伸縮性のある物を用いている．第1法は母趾外反の矯正が目的で，簡便な方法であるので，患者が実践しやすい．第2法は母趾の外反と踵骨の外返

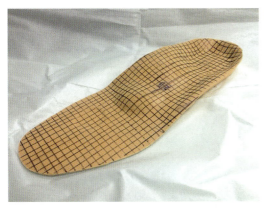

❺ インソール
凹凸がわかるように格子状の線を引いてある．

し，第1,2中足骨間の開大を矯正するもので，やや手技が困難である．1本のテープで行わず，第1,2中足骨間の開大矯正は，別に分けて行うほうが容易である．Morton病を合併している場合は，この開大矯正をやりすぎると神経腫が圧迫されて症状が悪化するので，注意が必要である．

さらに軽度の外反母趾に対しては，母趾，第2趾間にはさむセパレーターも有効である．これも変形矯正効果は期待できないが，靴内で母趾の外反が少し矯正されるため，bunion部の当たりが緩和される．

■ 外反母趾の装具療法

外反母趾の装具療法として，樹脂製のナイトスプリント様の矯正装具が用いられることがあるが，これもまた外反母趾の病態を考えればわかるように，恒久的な変形矯正効果が得られるものではない．せいぜい母趾が外反位のまま拘縮を起こすのを防止する程度の効果であり，変形の進行を止められるかどうかは疑問である．

一般に外反母趾の装具療法は，変形矯正効果をもつものではなく，装着している間だけ良好な肢位を保ち，結果として除痛効果が得られるものと割り切って考えるべきである．したがってナイトスプリントはあまり現実的とはいえず，昼間歩くときに靴内に装着できるものでないと実用性がない．その意味では，インソールによる治療が最も合理的である．

インソール（❺）は，中足骨パッドで横アーチを上げることによる第2～4中足骨頭部の除圧という効果に加えて，最大の利点は，縦アーチを上げ荷重時の足全体の回内を止めることにより，荷重時の第1中足骨の外転と母趾の外反を抑制し，bunionが突き出して靴に当たるのを軽減できることである．また中足骨パッドの効果により第2～4趾は伸展位となり，鉤趾，槌趾の改善効果も期待できる．さらに荷重時に踵骨が内側に傾く動きも抑制されるから，理想的なインソールは，外反母趾のほぼすべての変形要素を軽減できる可能性があるのである．

■ 外反母趾の手術療法

患者に簡単に概要を理解してもらうためには，「母趾の外反を治すには手術が必要」，「痛みを改善するには，手術以外にもいろいろな方法がある」，「手術は母趾の外反は治せるが，扁平足など外反母趾に伴う足全体の問題を解決できるわけではない」と説明するのがよい．手術を希望する患者のなかには，痛みはそれほどでもないが，なかなか合う靴がみつからなくて困るのでという人から，純粋に整容的な目的の人までいる．職業上どうしてもパンプスを履かねばならないため手術を希望する人も少なくない．

外反母趾の手術は周知のように，第1中足骨骨切り術が主流である．近年，日本では軽症例は第1中足骨遠位骨切り術，中～重症例は第1中足骨近位骨切り術というコンセンサスがほぼできている．これらはいずれも第1中足骨の内転と母趾の外反を同時に矯正するものである．さらに脱臼した種子骨を第1中足骨の骨頭下に整復できれば，荷重時の前足部の回内と横アーチの低下を改善する効果も期待できるが，手術法や術者に考えによっては種子骨の整復がなされない場合もあり，第一義的とはいえない．

外反母趾の手術は，過去に多くの方法が報告され成績もさまざまであったが，現在では経験を積んだ術者が適切な術式で行えば，良好な成績が期待できる．「外反母趾は手術しても再発する」といった認識はすでに過去の物である．「bunionが少し引っ込んで，痛みがとれればいい」という程度の考えで手術をするべきではな

く，あくまで母趾の外反と第1中足骨の内転を完全に矯正するつもりで行うべきである．矯正が不完全であると，変形再発の可能性が高くなる．ただし，矯正がうまくいった場合でも，第2，3中足骨頭下の痛みが残ることもあり，またアーチ低下や回内といった足全体の問題は依然として残るため，術後インソールなどが必要な場合もある．

扁平足

　幼児期の扁平足はある程度生理的なものであり，アーチがしっかりしてくる6〜7歳までは，扁平足に関する正確な評価はできない．また小児期からの扁平足の場合は，成人してからもあまり機能的に問題が出ることはなく，痛みが出ることも少ない．したがって，小児期に扁平足と思われても，実際には治療の必要はないし，具体的な治療法としてもインソールが効果があるかは疑問である．

■扁平足の保存療法と限界

　成人してから何らかの原因で縦アーチが破綻し，アーチ高が下がるといろいろな愁訴が出てくる．中でも前述の「前足部逆横アーチ変形（仮称）」と，後脛骨筋腱不全症が問題になってくる．

　前者は縦アーチの低下に伴い第2〜4中足骨頭が下に下がり，前足部横アーチが逆アーチを形成して，歩行時の痛みや胼胝形成が起きるものである．荷重位X線像では第2〜4中足骨頭が少し前方に突出しているのが確認できることが多いが（❷），多くの整形外科医が「異常なし」として看過してしまうわかりにくい変化ではある．足底の触診では第2〜4中足骨頭が，明らかに足底側かつ前方に突出しているのがわかる．第2中足骨頭の下に胼胝や鶏眼を形成していることが多く，さらに第2〜4中足骨頭の下の角質が広範囲に肥厚している場合もある．靴の内部を観察して，第2〜4中足骨頭の部位に圧痕ができていれば，診断は確定となる．治療としてはインソールが確実であり，縦アーチパッドを通常より高くし，中足骨パッドで第2〜4中足骨頭を十分に持ち上げる必要がある．数週間インソールを装用し，それでも踏み返し

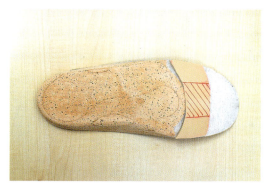

❻ インソールの裏側に追加した前足部パッド
第2〜第4中足骨頭部（斜線）を窪ませて除圧してある．

時の痛みが残存する場合は，インソールの前足部裏側に第2〜4中足骨頭部を窪ませた前足部パッド（❻）を追加すると解決できることが多い．

　後脛骨筋腱不全症は，いわゆる扁平足障害の概念の一部と考えてよい．軽症の場合はインソールでアーチを持ち上げるだけで解決するが，重症化すると，回内が強くなり，踵骨が外反して踵部が内側に傾いてくる（❶）．後脛骨筋腱に沿った痛みだけでなく，外果下方で踵骨外壁と外果によって腓骨筋腱が圧迫されたり，距骨下関節に痛みを生じる場合もあるため，回内と踵骨外反の補正が必要になってくる．回内の補正には，とにかく内側の縦アーチパッドを高くするしかないが，あまり高くすると土踏まず部が痛くなるのと，足が外側に滑り落ちてしまうため，自ずと限界はある．また挿入する靴のカウンターやクォーターライニング（❼）の剛性が低いと，足の形を保持できず，インソールの効果も不十分になってしまう．このようにインソールでの補正には限界があり，それでも症状が残る場合は，外側コラムの延長術や距舟関節固定術などの手術適応になる．実際にはそこまで重症の後脛骨筋腱不全症は，日本ではむしろ少なく，インソールである程度補正し，後脛骨筋腱や外果の下の痛みが残る場合は，後脛骨筋腱腱鞘内や足根洞内のステロイド注射等でコントロールできる場合が多い．これらの痛みは，たくさん歩いた後などに限定して出現する

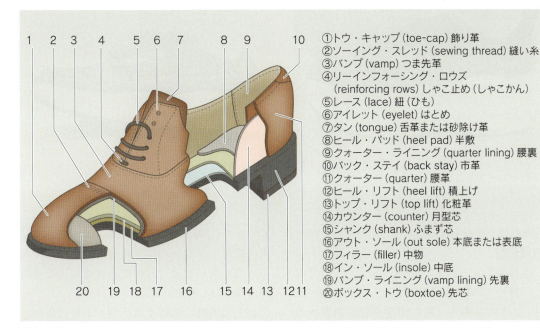

①トウ・キャップ (toe-cap) 飾り革
②ソーイング・スレッド (sewing thread) 縫い糸
③バンプ (vamp) つま先革
④リーインフォーシング・ロウズ (reinforcing rows) しゃこ止め（しゃこかん）
⑤レース (lace) 紐（ひも）
⑥アイレット (eyelet) はとめ
⑦タン (tongue) 舌革または砂除け革
⑧ヒール・パッド (heel pad) 半敷
⑨クォーター・ライニング (quarter lining) 腰裏
⑩バック・ステイ (back stay) 市革
⑪クォーター (quarter) 腰革
⑫ヒール・リフト (heel lift) 積上げ
⑬トップ・リフト (top lift) 化粧革
⑭カウンター (counter) 月型芯
⑮シャンク (shank) ふまず芯
⑯アウト・ソール (out sole) 本底または表底
⑰フィラー (filler) 中物
⑱イン・ソール (insole) 中底
⑲バンプ・ライニング (vamp lining) 先裏
⑳ボックス・トウ (boxtoe) 先芯

❼ 靴の構造　　　　　　　　　　（新・靴の商品知識　エフワークス（株）p.24-26）

ことが多く，その都度対症的に対処するだけで日常生活を送れる場合がほとんどである．

開張足

開張足は，各中足骨間が開大し，中足骨全体が扇状に開いた変形である．やはりアーチの低下を伴うことが多く，第2～4中足骨骨頭下の胼胝や痛みを伴うことが多い．外反母趾や内反小趾を伴うことが多く，これらの診断名がついている場合も多い．アーチの低下の症状の緩和にはやはりインソールが有効である．注意が必要なのは，関節弛緩性がみられる場合であり，そのような症例では，母趾の外反を矯正する目的で通常の第1中足骨骨切り術を行っても，TMT関節および足根骨間が緩んでいるため，第1中足骨が再び外転し変形が再発することが多い．したがって手術適応には慎重になるべきである．どうしても行う場合はLapidus法など，第1～2中足骨間を固定するような術式を

> ● **Advice**　治療のための靴
>
> 　靴底内部に入れられた補強板をシャンクというが（❼），実際にはシャンクが入っていない靴のほうが多く，長じて靴底のしなり具合を表す表現として「シャンクが硬い，柔らかい」と用いられることが多い．球技など機敏な運動をするためにはシャンクが柔らかいほうがよいが，足に痛みがある場合は，一般には適度にシャンクが硬いほうがよい．特に強剛母趾などのように，MTP関節の動きを押さえたい場合は，シャンクが硬いほうがよい．既成の靴のシャンクを手軽に硬くするには，工事現場などで使う踏み抜き防止用の鋼板入りインソール（女性用もある）が有効であるが，多少重いのが欠点である．
> 　シャンクが硬すぎると，踏み返しのときに踵が脱げやすく，スムーズに歩行できないが，そのような場合はロッカーボトムソール（❽），もしくはMTP直下の靴底にロッカーバーを付けることで解決できる（❾）．これらは足関節の動きを制限する作用もあるので，足関節の可動域に問題がある場合にも応用できる．

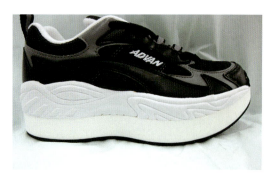

❽ ロッカーボトムソール

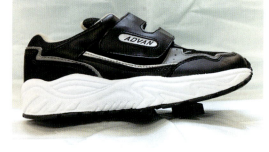

❾ ロッカーバー

行ったほうが確実である．

内反小趾

これは外反母趾のミラーイメージの変形であり，第4～5中足骨間が開大し，第5趾列が回外したものである．第5MTP関節の外側への突出部はbunionの小さいものということでbunionetteとよばれる．第5中足骨頭下に胼胝を形成することもある．外反母趾と合併するケースも多い．軽症のものは，靴の指導，消炎鎮痛テープ薬の予防的貼付，テーピングなどで対応できる．bunionetteの急性炎症に対しては外反母趾と同様滑液包内へのステロイド注入が有効である．どうしても痛みの改善がみられない場合や，職業上パンプスが必須の場合は手術適応となる．第5中足骨遠位骨切り術で良好な結果が得られる．外反母趾の手術と同時に行うことも多い．

強剛母趾

強剛母趾は，母趾MTP関節の変形性関節症である．第1中足骨が第2中足骨より長い，あるいは母趾列全体が長い場合などに起きやすいが，そうでない場合もある．社交ダンスなどが発症の原因になることもある．痛みとともに，次第に可動域が減少し，特に背屈時の痛みが強くなる．X線像では関節裂隙狭小化，骨棘形成などがみられる．

保存療法としては，背屈の制限が目標になる．硬性インソールによる靴底（シャンク）の補強，ロッカーボトムソール（❽），ロッカーバー（❾）によるMTP関節の動きの制限，などが中心になる．痛みの急性増悪に対しては，ステロイド関節注射も有効であるが，恒久的効果は期待できないのは他の関節症と同様である．踵の高い靴は，最初から背屈位になるため，まったく不利である．

以上の治療に抵抗する症例が手術適応となる．以前は関節背側1/3を切除するcheilectomyが広く行われていたが，骨頭の背屈骨切り術，あるいは回転骨切り術も良好な成績である．足底側の良好な関節面を上に持ってくる，第1中足骨を短縮して除圧する，という効果が期待できる．

鉤趾・槌趾変形

アーチ低下により第2～4中足骨骨頭が下に下がることによって，MTP関節は背屈し，趾のPIP関節は屈曲する．これが鉤趾・槌趾変形である．趾先が浮いたままであれば鉤趾であるが，ここに荷重がかかってDIPが背屈すれば槌趾となる．拘縮が軽度で可逆性があれば，もとのアーチの問題を解決すれば，趾は伸展し変形の改善が期待できる．それでもPIP関節背側が靴に当たって痛みや胼胝がある場合は，シルチューブなどの趾サポーター型の緩衝材が有効である．

拘縮があり痛みが強く，背側に褥創をつくったりする場合は，手術適応である．長趾屈筋腱腱切り術が最も簡便である．さらに基節骨骨頭を切除して，切離した長趾屈筋腱を翻転して骨頭切除部から背側に通し，基節骨背側に縫着する方法もあるが，PIP関節が過伸展になりやすく，外観上やや不自然である．

● Advice　靴について

　筆者は靴製作の専門家ではないので，本項では整形外科医からみた，望ましい靴について記す．

　靴は本来，歩行面から足を保護するためのものであるが，さらに歩行を助け，足の機能を向上させる目的でさまざまな方向へ進化してきた．装飾目的の靴も含め，使用目的によってさまざまな種類の靴があり，それぞれの靴によって求められる条件は異なる．

　一般論としては，靴は足にフィットしていること，靴内で趾を自由に動かせること，靴内で足が滑らないこと，適度の衝撃吸収性があることが望ましく，適度な深さがあり，足背まで装甲で覆われているものがよい．サイズは踵をぴったり合わせたとき，つま先に約1.5cm，指1本分くらいの空間（いわゆる捨寸）が空くのがよいとされている．そして靴内で足が滑らないように，足背を紐かベルトできちんと押さえる必要がある．以上の条件を満たしたうえで，目的に応じてさまざまな特性をもたせるべきである．実際によく履かれているサンダル，パンプス，コインローファーなどは，これらの条件を満たさないため，長く歩くには不適当である．

　歩くための靴と走るための靴は違う．歩くのに適した靴は，靴底が厚く衝撃吸収性に優れたものがよいが，短距離走に適した靴は，むしろ靴底が適度に硬く，足の筋力を無駄なく地面に伝えられるものが望ましい．スニーカー，運動靴といっても実にいろいろな種類があり，短距離を走るための靴でウォーキングを行っている，という間違いはたいへんに多い．歩くための靴は，いわゆるウォーキングシューズである．最近ではビジネスに使えるような外観をしたウォーキングシューズもあり，たくさん歩き回るビジネスマンには推奨できる．

　患者にどんな靴を選べばよいか訊ねられたとき，医師は使用目的に応じた適切な指導をしなければならない．「スニーカー，運動靴」といった，曖昧な指示ではなく，どのようなタイプのどのような特性をもった靴，と具体的に指示しないと，間違った靴選びになってしまう可能性が高い．また，「パンプスは絶対ダメ」といった突き放すような指導では問題の解決にはならないことが多い．職業上やむを得ずパンプスを履かなければならない人は意外に多く，それが履けなければ職を失うことさえあるのである，「ヒールの高さは5cmまで」，「トーボックスが内振りになっているもの」，「できればベルトがついているものを選ぶこと」，「パンプスは職場のロッカーに入れておいて，通勤は別の歩きやすい靴で」，といった，患者の生活環境に合わせた具体的な指示をする必要がある．どうしてもパンプスを履かねばならないなら，できる限り短い時間に限定する，ということである．

Morton 病

　Morton 病は第3〜4中足骨間で靱帯により固有趾神経が圧迫されて起きる絞扼性神経障害とされているが，本当の原因は中足骨が下に下がることである．一般的にはアーチの破綻によって第2〜4中足骨が下に下がり，中足骨間の横靱帯が趾神経を上から押さえつけるわけである．したがって治療のアプローチとしては，中足骨を持ち上げて神経の圧迫を軽減するのが原因治療であり，ステロイドの神経幹内注射などの神経へのアプローチは，対症療法である．固有趾神経の神経剥離，切断術などの手術は最終手段と考えるべきである．

　中足骨を持ち上げるにはやはりインソールが有効で，まず足全体のアーチを持ち上げ，中足骨パッドで第2〜4中足骨を下からささえるのがよい．前述の前足部逆横アーチ変形による第2〜4中足骨頭の痛みも併発していることが多いため，ステロイド神経幹内注射などと平行してインソール治療を行うことが，総合的な症状緩和につながる．

インソールの考え方

　これまで述べた足の後天性変形の多くはアーチ低下が症状発現に関与しているため，保存療法としては，インソールが有効である．通常の疾患で，たとえば内服薬を処方する場合，医師

は薬効の強さや投与量を考え，経過により薬の投与量を増減したりするはずである．

インソールの場合も同様で，内側縦アーチパッドの高さ，中足骨パッドの高さや位置，これらは，患者の症状や足の傾きに応じて，最適化されなければならない．したがって医師はインソールの製作にあたって，義肢装具士まかせではなく，積極的にコミットする必要がある．どこの痛みをどうしたいか，足の傾きをどうしたいか，これらを患者の訴えとは別に，X線写真の検討結果をふまえて義肢装具士に医学的情報として伝え，治療としてインソールのどこをどうしたいかを明確にする必要がある．

また，装用後の経過により，随時インソールに調整を加えてゆく必要がある．よく調整されたインソールでも，数か月使用すると，体重でつぶれてアーチパッドが低くなってくるため，痛みが再発する場合もある．使用しながら再度調整することは必須である．使い込まれたインソールには，足の荷重による圧痕が残っていて，これは再調整にあたって非常に有用な情報である．圧痕が片寄らず均一になるように調整を加えるのが望ましい．

足底の型を取って，その通りに作られたインソールは，足底の荷重分散の効果とある程度のアーチ保持の効果はあるが，靴内で積極的に足の変形を矯正するものではない．そこから先は，医師が治療としてのアイデアを義肢装具士に提供しなければ，優れた効果をもつインソールにはならない．足底の型通りに作ったインソールはあくまでデフォルト，出発点と考えるべきであり，そこから内側縦アーチパッドをどの程度上げるか，中足骨パッドをどの程度上げるか，全体の傾きをどうするか，が治療装具としてのインソールの工夫のしどころであり，でき上がってきてからの調整もきわめて重用である．

医師は，完成後の調整に責任をもつべきであり，試行錯誤のうえで，理想のインソールに近づけていかなければならない．したがって，完成後のアーチパッドの調整が困難な硬性のインソールは，パンプス用など特殊な用途以外にはまったく不適当である．

●文　献
1) B.レニョー（広島和夫訳）. 足―病因・病理・病態と治療法. シュプリンガー・フェアラーク東京；1988. p.43-9.

9 たこ（胼胝），うおのめ（鶏眼）

松浦知史（松浦整形外科）

> **POINT**
> - 胼胝，鶏眼の違い．
> - 病態には疼痛，大きな靴，拘縮の悪循環が関与する．
> - 鶏眼切除後の再発防止に運動指導，靴指導が重要である．

概要

たこ（胼胝）・うおのめ（鶏眼）は，圧迫や摩擦を受けた皮膚に生じる限局性の過剰な角化である．胼胝は通常は痛みがないが，鶏眼は，目の部分（角化柱）が深部へ伸び，疼痛をきたす．治療は，増殖した角質を削るが，原因となっている圧迫や摩擦が続けばすぐに再発するため，靴の変更，インソールの作成，運動療法を行い，メカニカルストレスを軽減する．

病態

■ 胼胝と鶏眼の違い

両者とも角質の肥厚であるが，前者は扁平な増殖であるが，後者は真皮内に向かって増殖する．この部分には知覚神経終末があり，有痛性である（❶）．

■ 疼痛，大きな靴，拘縮の悪循環

本症は足部への応力の集中により生ずるが，疼痛が出現すると，柔らかく大きな靴を選択するようになる．実は大きな靴は，中で足が動いてしまい逆効果である．また，歩かない，かばった歩き方により足関節や足部の拘縮が生じ，さらに局所に応力が集中してしまう（❷）．

治療

■ 胼胝・鶏眼の切除

胼胝の多くは疼痛を伴わず経過をみる．鶏眼は15番の円刃刀により楔状に増殖した角質を切除する．コツは，組織の硬さを触れながら，薄くそぐように繰り返し削る．角質には血管がないため，削る時には出血しない．出血したら削り過ぎであるが，患者には出血することがあり，圧迫すればすぐに止血することを話しておく．現時点の保険診療点数は，鶏眼・胼胝処置170点で，月に1回である．2〜3日スピール膏®Mを使用後に削ることもあるが，貼付範囲は狭くする．

■ 運動療法による局所への応力集中の回避

再発防止は非常に重要である．タオルギャザー，足部内反，アキレス腱のストレッチ，つま先立ちの運動指導を行う（❸）．

■ 靴指導

靴は足より1〜1.5cm大きく，足趾が動かせ，踵をしっかり包み込む硬さが求められ，また，甲をしっかり押さえられる紐靴を勧める．インソールには，縦と横のアーチサポートが必要である．履くときには踵をつけてトントンした後，毎回紐をしっかり結ぶことを指導する（❹）．

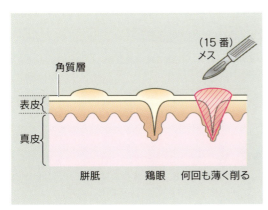

❶ 胼胝・鶏眼とメスによる切除

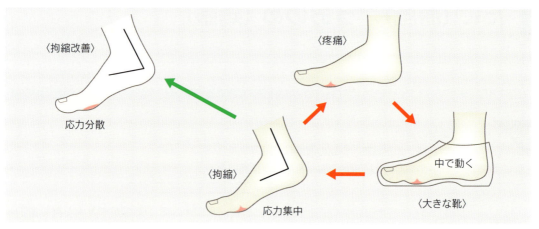

❷ 疼痛，靴，拘縮の悪循環

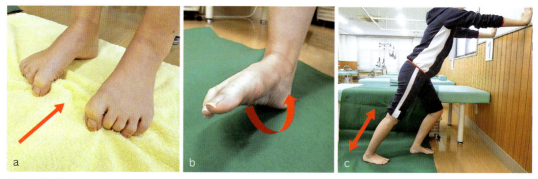

❸ 運動指導
a：タオルギャザー，b：足部内反運動，c：アキレス腱ストレッチ.

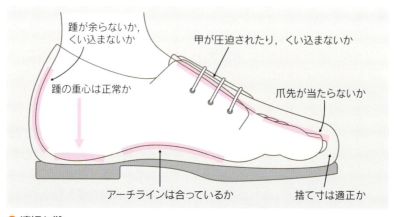

❹ 適切な靴
（倉片長門編著．Dr. 倉片の実践フットケアテクニック．学研メディカル秀潤社；2014．p.113[1]より）

■ 手術療法

十分な保存療法を行っても軽快せず，骨関節の変形が著明な外反母趾，内反小趾，ハンマートウなどでは骨切り手術を行うことがある．

● 文献

1) 倉片長門編著．Dr. 倉片の実践フットケアテクニック．学研メディカル秀潤社；2014．

8章 足部・足関節疾患の保存療法

外脛骨障害（有痛性外脛骨）

松浦知史（松浦整形外科）

- 本症は，10歳代前半が圧倒的に多く，外傷を契機に発症する例が多いが，繰り返す外力で発症する例もある．
- 急性期には局所の安静を指導し，引き続き内側アーチの挙上，下腿三頭筋のストレッチ，適正な靴の履き方を指導する．
- さらに1か月以上疼痛が続けば，下肢のアライメントを考慮した運動療法も考慮される．
- 半年以上経過する難治例では，骨片摘出，骨接合の手術療法も報告されているが，慎重に検討すべきである．

概要

胎児期には，外脛骨は後脛骨筋腱内に存在し，将来舟状骨結節となる骨化核である．やがて舟状骨と癒合するが，癒合せずに小骨として残ってしまったものを外脛骨という．外脛骨を有する者の頻度は20％前後である．外脛骨を有していて疼痛が生じた症例を外脛骨障害（有痛性外脛骨）というが，その頻度は10〜30％である[1]．

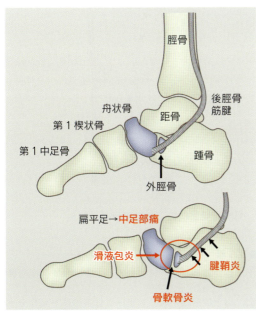

❶ 疼痛出現機序

病態

発症年齢は各年代に及ぶが，小学校高学年と中学生に圧倒的に多い．外脛骨を有する例で，スポーツなどにより外力がかかると発症する．発症機転は，一度の外傷を契機に発症する例と，繰り返す外力により生ずる例とがあるが，プライマリ・ケアを訪れる例は前者が圧倒的に多い．

これまでに報告されている，疼痛が出現する機序は，①外脛骨の骨性隆起部が靴で圧迫されて起こる皮膚の圧迫および皮下の炎症性滑液包炎，②外脛骨に伴う外反扁平足のため縦アーチの動的支持が不十分になることによって生ずる中足部痛，③後脛骨筋腱の腱鞘炎，④外脛骨と舟状骨との間の線維性軟骨結合が外傷により断裂して生ずる骨軟骨炎などがある（❶）．

保存療法の実際とコツ・注意点

ほとんどの症例が保存療法で軽快するため，まず保存療法が行われるべきである．ただし，方法は個々の症例ごとに病態を考え治療を行う．ポイントは，発症後数日で来院する例は，湿布および局所のバンデージにて対応する．包帯およびストラップを巻く方向は，外側足関節捻挫とは逆に後脛骨筋が緩むように足部が回外するように巻く（❷）．多くがこれだけで軽快

267

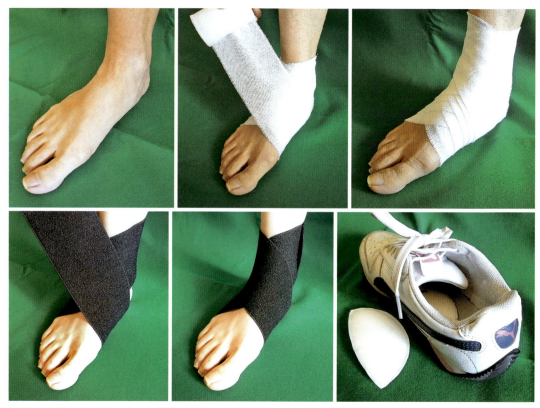

❷ 弾性包帯，バンデージ，内側縦アーチ

するが，急性の腫脹が軽減しても疼痛が継続する例には，靴の指導（紐靴を推奨し，紐をしっかり占めるように指導），内側縦アーチの装着，下腿三頭筋のストレッチを指導する（❷）．

それでも疼痛が継続する例は，扁平足を伴い下肢全体のアライメントが崩れていることが多く，理学療法士の評価後に，アライメントを調整する運動療法を行う．特にニーイン・トウアウトの症例が多く，股関節のROM，筋力強化などの運動療法を行う（❸）[2]．

手術療法の適応

ほとんどの症例が保存療法で軽快するし，難治例も骨構造がしっかりしてくる中学3年頃になると軽快する．しかし文献上は6か月以上保存療法を行っても体育に参加できない症例には，外脛骨の切除，骨接合，後脛骨筋の修復の報告もある．

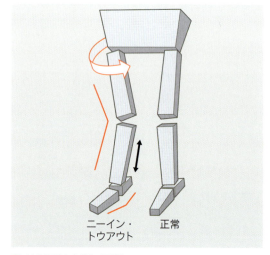

❸ 外脛骨障害例の下肢のアライメント

文献

1) 高倉義典ほか．足部診療ハンドブック．医学書院；2000．p.377-9．
2) 山下敏彦ほか編．スポーツ傷害のリハビリテーション．金原出版；2008．p.252-8．

11 足底腱膜炎

加藤篤史（安藤整形外科），南郷明徳（南郷外科・整形外科医院）

POINT
- ほとんどの症例は保存療法で改善するが時間がかかることを説明し，靴の指導やストレッチの方法などを丁寧に指導し，症状が改善するまで徹底して実行させることが重要である．

概要

足底腱膜の踵骨付着部は，荷重による圧迫力と踏み返し動作から生じる牽引力などの機械的ストレスが集中する部位であり，このストレスが過剰になると変性が生じ症状が発現する．

発症の内的要因としては加齢による足底腱膜の柔軟性の低下，扁平足や凹足などの足部アライメント異常，体重増加，アキレス腱の拘縮などがあり，外的要因としては靴の不適合や長時間の立業，ランニングなどによる使いすぎが挙げられる．

診断は症状と踵骨隆起内側突起の圧痛により比較的容易である．80％以上は保存療法で改善するが，治療期間が長期に及ぶ例も少なくない．手術療法の適応は6か月以上の保存療法に抵抗する症例とされているがまれであり，競技レベルの高いアスリートが対象になる場合が多い．

手術法は足底腱膜の部分切除で，近年では鏡視下手術が主流であり足の外科専門医への紹介が必要である．また最近では体外衝撃波による治療も広まりつつある．

ここでは主に慢性期足底腱膜炎の保存療法について紹介する．

保存療法の実際とコツ・注意点

慢性期の治療は日常生活の指導とストレッチが中心となる．本症について解説したパンフレットもあるが，パンフレットを手渡すだけでは改善は見込めない．病態を説明し理解させ，患者自身に痛みの原因を取り除く努力をさせることが重要である．ストレッチも実際に診察室やリハ室で具体的に施行し指導することが大切で，患者によっては2，3週ごとにチェックが必要である．再診時にストレッチをほとんどやっていない症例も珍しくなく，「やらなければ治らない」ことを十分に説明することが重要である．また治療に時間を要することが多く，すぐに効果がなくても治療の継続が重要であることを伝えておくことも大切である．特にスポーツ選手は再発しやすいので症状が改善してもストレッチ等の継続が重要である．

日常生活，靴の指導

本症の治療，予防には，踵部の圧迫力と牽引力の軽減が必要である．これに適した靴の条件はクッション性がよく，シャンクがしっかりしたソールの返りがよいものである．不適切な靴はソールが薄い，シャンクがない，踵が硬いことなどが挙げられる．

足底装具はアーチサポートの足底挿板を作製し，疼痛部位に圧迫力がかからないように診察時にグラインダーなどで削っている．市販品のインソールやヒールパッドを購入する際にはパッドが疼痛部位である内側にあるものや大きめのものを購入するよう指示している（❶）．スポーツ選手ではランニングの際にはインソールやヒールパッドに加えテーピングをさせている（❷）．また靴を履かない時間が多い主婦などは自宅内でもスリッパやルームシューズなどを履くように指導している．

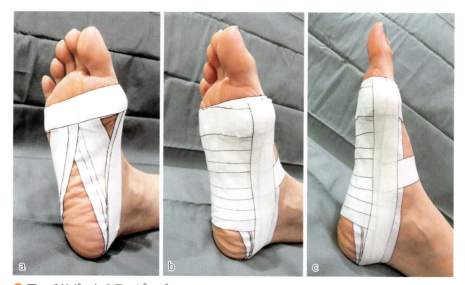

❶ 足底挿板とヒールパッド
a：アーチサポート足底挿板．b：a．の裏面．疼痛部位をくり抜いている（⬇）．
c：市販のヒールパッド（左足用）．d：市販のヒールパッド（両足兼用）．

❷ アーチサポートのテーピング
a：縦アーチのテーピング．b：縦アーチのテーピングの上に横アーチのテーピング．
c：テーピング完成（内側から）．

ストレッチ

 本症で最も重要な治療法がストレッチである．最近では，本症の発症にアキレス腱の拘縮が大きく関与しているとする報告が多く，足底腱膜のストレッチに加え，アキレス腱のストレッチを同時に行うことが重要である（❸）．

 筆者は各ストレッチを1回10秒で20回を1セットとし，朝夕最低1セットは行うように指示している．また，足底腱膜は夜間に拘縮が強くなるため，足底のストレッチは起床時に歩行前にするよう指導している．期間については症

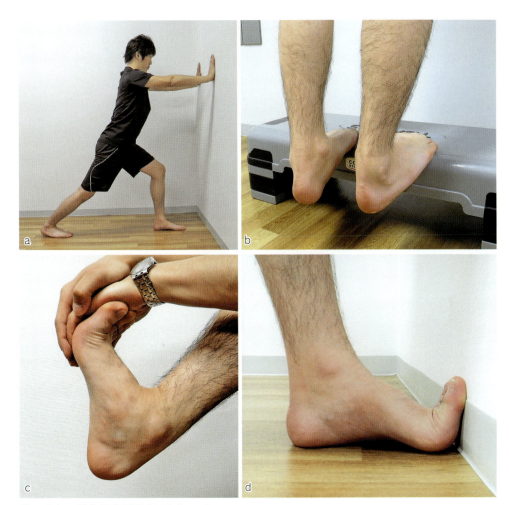

❸ アキレス腱と足底腱膜のストレッチ
a：立位で足関節を背屈を保持し下腿三頭筋をストレッチする．
b：遠心性のトレーニング．階段やステップなどを用い下腿三頭筋に張力をかけながらストレッチを行う．
　　トレーニング効果は高いが負荷が大きいため注意が必要である．
c：徒手的な足底腱膜のストレッチ．　d：壁を利用した足底腱膜のストレッチ．

状が緩和しても朝のストレッチは継続し，特にスポーツ選手には継続が重要であることを説明している．

薬物療法

慢性期には消炎鎮痛薬の内服や外用薬はあまり効果がない．ステロイドの足底腱膜の付着部への局所注射は早期の疼痛軽減効果はあるが持続性はなく，頻回の注射により腱膜の断裂や足底の脂肪壊死などの危険性があるため，疼痛が特に強い場合や競技レベルの高いアスリートなどに回数を限って行うべきである．

また，現在のところ保険適応になっていないが，ヒアルロン酸を付着部へ注射し除痛効果があることが報告されている[1]．足底腱膜の踵骨内側骨隆起付着部のやや上前方の疎性結合織内に注入することが重要であるが，この接点は通常足底腱膜と内果後縁の垂線の交点付近にあり，針先が適切な位置にあれば25 Gの注射針でヒアルロン酸2.5 mLを抵抗なく注入できる（❹）．超音波ガイド下に行えばより確実である[2]．

体外衝撃波療法

近年，足底腱膜炎の体外衝撃波療法の比較的

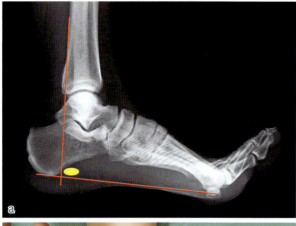
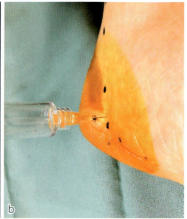
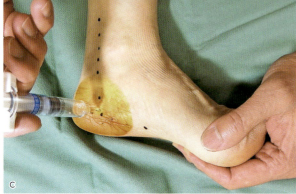

❹ ヒアルロン酸注入部位
a：足関節中間位で足底腱膜と内果後縁からの垂線の交点の上前方が注入部位（図中●）となる．
b：足趾を背屈すると足底腱膜がよく触れ，位置がよくわかる．
c：刺入の深さは通常約 20 mm である（25 G の注射針は長さは 25 mm）．

良好な結果が報告され，重大な合併症もなく，他の保存療法に抵抗性の症例には考慮すべき治療法の1つである[3,4]．日本国内では2012年4月に保険適応となった．現在日本で認可されている機器は Epos Ultra（Dornier 社製）と Duolith® SD1（Storz Medical 社製）（❺）の2機種があるが，いずれも高価なため現在のところ広く普及するには至っていない．しかし海外では，多くのスポーツ選手が使用している実績があり，今後日本でも本症の一般的な治療法となる可能性は高く，期待される治療法である．

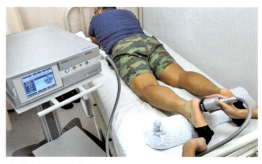

❺ 体外衝撃波療法
Duolith® SD1（Storz Medical 社製）は施術者が患部にハンドピースを当て，患者の症状を確認しながら照射エネルギーや位置を調節しながら施行する．

● 文 献

1) Kumai T, et al. The short-term effect after a single injection of high-molecular-weight hyaluronic acid in patients with enthesopathies（lateral epicondylitis, patellar tendinopathy, insertional Achilles tendinopathy, and plantar fasciitis）: a preliminary study. J Orthop Sci 2014；19：603-11.
2) 熊井 司．スポーツにおける筋・腱付着部損傷の診療．筋・腱付着部損傷の治療—ヒアルロン酸の局所注入療法．MB Orthop 2014；27：35-40.
3) 高橋謙二ほか．アスリートの慢性足底腱膜炎に対する体外衝撃波治療．日足外会誌 2011；32：94-8.
4) Gollwitzer H, et al. Clinically relevant effectiveness of focused extracorporeal shock wave therapy in the treatment of chronic plantar fasciitis. A randomized, controlled multicenter study. J Bone Joint Surg Am 2015；97：701-8.

8章 足部・足関節疾患の保存療法

12 足・足趾の骨折

古岡邦人（古岡整形外科）

> **POINT**
> - CTやMRIをうまく利用することが複雑な足根骨の損傷などの診断に優れるコツである.
> - 後遺症を起こさないで治癒に導くためには初期治療で解剖学的な整復位を得るように努力することが大切である.

距骨骨折

距骨骨折は，足関節から距骨下関節にかけての関節内骨折になり，比較的まれながら重篤な合併症を起こしやすい．これは血行動態が原因であり，距骨は3つの関節面をもつので関節軟骨が60％を占め，関節包や靱帯の付着する所が少ない．体部への血行は，底側から入り上方へ向かっているので，頚部の中枢側骨折や体部骨折は，骨間からの血液供給を障害するため中枢骨片の著明な転位は靱帯を介しての側副血行も阻害して骨壊死を起こす．

分類

転位の度合いによってLorentzenは3群に分類した[1]．
- 第一群：距骨頚部の垂直骨折で転位なし．
- 第二群：骨折部は転位し，距骨下は脱臼するが足関節は正常．
- 第三群：骨片は転位し，体部は足関節，距骨下関節とも脱臼する．

Martiは，体部の壊死発生から4型（1〜4型）に分類した[2]．

頚部骨折

■発生機序

高所からの転落が一番多い．次に足への直達外力，そして交通事故である．Watson-Jones[3]によると，距骨頚部骨折は足関節背屈の強制によるもので頚部が脛骨前縁に当たるためであり，このとき距骨下関節は半分脱臼する．さらに転位すると踵骨隆起が体部の下に嵌頓する．より強ければ足関節の底屈が生じることで体部が後方に転位する．

■治療

Lorentzen分類の第一群には8週間のギプス固定を行い，荷重は数か月間禁止する．距骨下関節の後半の脱臼を見逃さないように注意する．足関節は整復のためにも底屈位に巻く．

第二群には，完全な底屈位とし，回外位で徒手整復する．その後は第一群と同じ．

第三群は，原則では徒手整復だが，無理なら観血的に整復固定を要する．

■後遺症

Lorentzenは血行障害による体部無腐性壊死を1群：4％，2群：24％，3群：69％にみられたとしている．またさらに高い頻度で軟骨損傷による変形性関節症変化を報告している[1]．

■後遺症への対応

距骨の骨髄造影で血行動態を知り，荷重時期を決めていることがある．いずれにしても免荷にて経過観察するべきである．変形性関節症変化には整形靴で対応することもある．距骨の後方には長母趾屈筋腱を挟んで両側に骨突起があり，腓側後突起には後距腓靱帯が付着している．ここが骨折することがありSheferd骨折という．偽関節を起こすことがある．

距骨脱臼

圧倒的に足関節での脱臼が多く，距骨下はまれである．整復障害因子として，内方脱臼では下腿十字靱帯・短趾伸筋腱・舟状骨が距骨骨頭の骨折部へ陥入する．外方脱臼では後脛骨筋腱の陥入が挙げられ，徒手的に不可能なら観血的に行う．

踵骨骨折（❶）

発生機序
　高所からの転落が多い．踵骨は海綿骨なので距骨が楔となってしまい，踵骨の縦軸の内側に（外側には踵骨結節があるため）剪断力が働く．骨折線は，Gissane angle の周辺で矢状面に生じて上内側と後外側に踵骨を二分する．このため，踵骨は圧縮され外壁は膨隆し，横径は増大して結節部は内側に偏位し，内反変形を起こして踵骨の高さを減じることになる．そのために後述するような深刻な後遺症を起こしやすい難治性の骨折といわれる．

分類
　Essex-Lopresti の分類がよく使われる．距踵関節に骨折線が入らないものと骨折線が入るものに分け，骨折線が入るものを舌状に割れて転位があるもの，中心陥没型で転位があるもの，さらに載距突起の単独骨折や粉砕骨折を分けている（❷）[4]．このうち，舌状骨折は，荷重方向が前下方向に向いた場合で起き，骨折線は踵骨結節の後縁に達し，後外側骨片はアキレス腱付着部を含むとされる．一方，中心陥没型は荷重方向が後方に向いた場合で骨折線はさらに後関節面の後下方に生じ，後外側骨片は後関節面で楔状に陥没するとされる．

画像診断
　Anthonsen 法や軸射撮影で踵立方関節・距骨下関節の後関節面の転位，陥没あるいは踵骨の内外反変形や外壁の膨隆の状態がわかり，後距踵関節の評価に有用とされる．側面像で後距踵関節面と前方隆起の最高点の結んだ線と後方隆起後縁のなす角度（Böhler 角）の減少や Preis 角の増大は変形の度合いを表す．

治療
　転位がないか，最小の場合は保存療法の適応である．足関節の強い腫脹があるので数日間の安静が必要で最低 4 週間は免荷である．徒手整復法として脊椎麻酔下でのモミモミ法である大本法がある．受傷後長期経過例など，実際は整

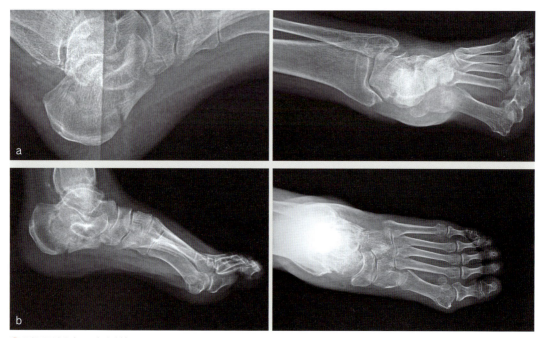

❶ 踵骨骨折（79 歳女性）
自宅の縁側から飛び降りて受傷．受傷時とギプス除去時（1 か月後）の X 線写真を示す．歩行時痛などの後遺症は物理療法などで改善された．
a：受傷時の側面像と正面像　b：1 か月後（ギプス除去時）の側面像と正面像

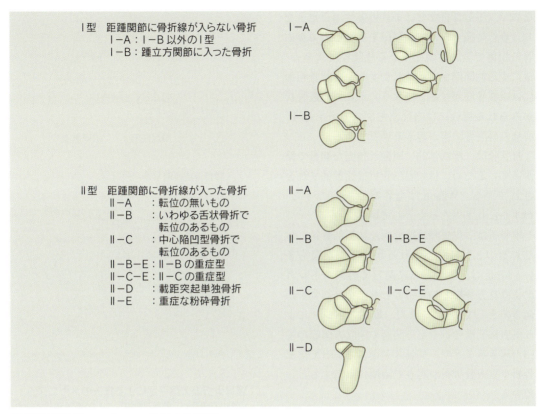

❷ 踵骨骨折（Essex-Lopresti による分類）

復が困難である場合も多い．
　舌状骨折に対しては，Steinmann ピンを用いてテコの原理で整復する Westhues 法という方法が有効とされている．

後療法
　リハビリは，早期からの可動域改善の訓練をする．ギプスや装具（heel pad など）による前足部荷重などが挙げられる．

予後
　疼痛の原因としては，次の6つが挙げられる．
①距踵関節特に後関節面の不適合およびそれに伴う変形性関節症．
②扁平足変形に伴う疼痛．
③踵骨の扁平化，Böhler 角の減少により生じる下腿三頭筋不全．
④外果下方への骨膨隆により腓骨筋腱の圧迫や狭窄性腱鞘炎，神経圧迫．
⑤骨の突出による疼痛．
⑥足底部骨棘による足底筋膜障害など．

踵骨変形性治癒骨折

　踵骨変形性治癒骨折としては，距骨下関節症や腓骨筋腱腱鞘炎・外側壁膨隆・足底骨棘や扁平足障害があり，これに対する治療法としては理学療法や足底板装着がある．治療のコツとしてはステロイド注射がある．
　踵骨骨折後の扁平足による痛みはいわゆる扁平足障害にみられる足アーチの内側や足背，下腿の鈍痛と違って踵部の刺すような痛みであるとされる．この原因としては受傷時の踵骨付着部での足底腱板，短趾屈筋の損傷に加えて，これら自体の過緊張や骨棘による刺激が挙げられる．この症状に対しては踵骨隆起弯曲骨切り術が用いられることもある（❸）．

舟状骨骨折

　舟状骨は足の内側縦アーチの重要な構成因子

なので，圧迫骨折などにより外傷性扁平足となり，歩行時痛をきたす．脱臼を生じると栄養血管の損傷で無腐性壊死になる危険性は大きく，後に変形性関節症を起こしやすい．舟状骨粗面には後脛骨筋が付着しており，ここで剥離骨折がみられる場合には内反位ギプス固定を行う．有痛性外脛骨障害が起きる場所である．

舟状骨は，解剖学的に周囲と強固な靱帯で繋がっているために単独脱臼骨折は比較的まれとされている．Wilson は全骨折や脱臼のうち，わずかに 0.26％だったとしている[6]．

本骨折は，皮質部裂離骨折，結節部骨折，体部骨折の 3 型に分類されるが，体部が最も多い．Main は，受傷機転に関して外側ストレスにより立方骨などの骨折とともに結節部骨折が起きるとしている[7]．また，底屈ストレスにより皮質部裂離骨折や距舟関節や踵立方関節の脱臼が起きることや，長軸ストレスによって体部骨折や立方骨骨折が起きて治療に難渋するとしている．

体部骨折の場合，足関節底屈位での着地などで中足骨骨頭に長軸方向のストレスが加わり楔状骨を経て舟状骨にストレスが伝達されるとしている．舟状骨は大部分を関節軟骨に覆われているので，血管の分布が特に中央 1/3 で疎となっており骨壊死を生じやすいといわれている．

治療のコツとしては，MRI を活用して T1 強調画像での低信号領域に気をつけることが大切である．

Lisfranc 関節の脱臼骨折

Lisfranc 関節脱臼骨折は，サッカーや相撲などで足趾が足底方向に屈曲強制されて起きる．足の中央が腫れて痛みも強く手術を要することもある．受傷早期に正確に解剖学的に整復を行い足部のアーチを獲得し，慎重に荷重訓練を行うことが重要である．本疾患は労働災害や交通事故などで増加傾向にある．受傷原因としては高所からの転落と交通事故がトップで並び，他には機械に足を挟まれたことによる受傷などが

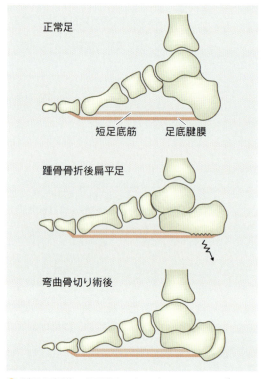

❸ 踵骨骨折後の扁平足による痛みのメカニズム
（野村茂治ほか．骨折 1989；11：359-61[5]．より）

ある．

脱臼型は Queu & Kuss の分類を改良した Hardcastle の分類に従って次のように分かれる．

　Type A：total incongruity（全部の中足骨が脱臼している）

　Type B：lateral dislocation（へら状に第 1 は問題なく第 2～5 中足骨が脱臼している）

　Type C：partial displacement（分散して脱臼している型）

　Type D：crushing（上記のどれにも該当しない）

合併損傷としては，踵骨骨折・足関節骨折・脛骨骨折・上肢の骨折などが挙げられる．

治療法としては徒手整復と保存療法か，徒手整復に加えて経皮ピンニングが施行される．Hardcastle による治療成績の評価法によると疼痛・爪先立ち・跛行・変形・X 線写真での変形性関節症変化を総合して判定し，good， fair, poor に分ける. 受傷3日以内の早期に整復をすると容易に整復でき, 成績は良好である. 多発外傷などで見落とされて早期に整復できなかった場合, 成績は不良である.

後療法としてアーチの低下は支持組織の易疲労性を招き, 疼痛の原因になったり変形性関節症性の変化を起こしたりするので, アーチ保持のため一定期間足底板を装着し荷重訓練を行う.

以上より本外傷の治療にあたっては, 確実に解剖学的な整復を行い受傷早期に注意深く整復を行うことが良い治療のコツであると考える.

内側・中間楔状骨間離開を伴った内側楔状骨骨折

内側・中間楔状骨間背側部は内側楔状骨骨折などで損傷を受けやすく, 第1第2中足骨間離開や内側・中間楔状骨間離開を起こしやすいことがスポーツ障害として注目されている. これらの受傷機転はいずれも足関節底屈, MTP関節背前足部回内位とされる. 特にMTP関節背屈位で第1中足骨に軸圧が加わった状態で第2から第5趾が外転強制されLisfranc靱帯と内側・中間楔状骨間靱帯の断裂が起き, 内側・中間楔状骨間離開が起きるのはスポーツではよく

みられる.

また, この肢位では長腓骨筋腱が緊張することにより内側楔状骨に剪断力が働き裂離骨折が生じるとともに内側楔状骨が舟状骨に対し内側亜脱臼位をとることが多いとされる. 内側・中間楔状骨間離開は, Lisfranc靱帯損傷に加えて楔状骨骨間靱帯の断裂を伴って生じる損傷であり, Lisfranc靱帯単独損傷で生じる第1第2中足骨間離開とは区別される病態である.

楔状骨間靱帯断裂が生じると内側・中間楔状骨間に不安定性が生じやすいので, 内側楔状骨の骨折を伴う伴わないにかかわらず積極的に手術するべきである.

中足骨骨折 ❹

重量物の落下事故も多いが, 足を挫いた際に第5中足骨基部を骨折することが多い. また, 後述するように第3・4中足骨が疲労骨折することがある.

幹部骨折, 頚部骨折

第2・3・4中足骨に骨折が起こりやすい. 軟部組織の挫滅などにも外科的処置を要することが多い. 骨折転位に対しては徒手整復を行うが, 第1中足骨以外で側方転位ならそれほど問題はない. 第1中足骨骨折は荷重に対する役割

● **Advice　足部骨折の診断のコツ**
....

CT撮影

複雑な骨構造を示す足部の骨折では, CT撮影において詳細な情報を得ることができる. 骨折の有無はもちろん, 骨片の転位, 微細な関節内病変も解読できる.

MRI

MRIは, 単純X線やCTで骨折線を捉えられない骨挫傷の検出に優れている. 骨挫傷は, 受傷後数分以内で辺縁不明瞭なT1強調画像で低信号, T2強調画像で高信号の病巣として描出され, 6〜12週で正常の信号強度に戻る. 急性期の骨折では, T1とT2強調画像で線上の低信号に加えて周囲の骨髄に辺縁不鮮明のT2強調画像で高低の信号が混在する不均一な信号強度として描出される. 不均一な画像は骨挫傷や微小骨折で生じた骨髄の出血や浮腫の存在を思わせる. 低信号の皮質小骨片は, 同じく低信号の腱や血腫との鑑別が難しいとされている. MRIは, 受傷時に生じた腱や靱帯損傷の評価にも適している. 骨折に続発する無腐性壊死の早期診断にも便利である.

CTやMRIをうまく利用することが複雑な足根骨の損傷などの診断に優れるコツである.

が大きく，できるだけ正確に整復する．変形治癒した場合に足底にタコをつくったり，歩行時痛を起こしたりすることがある．

第5中足骨基部骨折

足関節の底屈，内反により短腓骨筋の筋力が強く牽引力として作用して生ずる．

Jones骨折（第5中足骨基部骨折）

第5中足骨近位部骨幹部骨折，いわゆるJones骨折は，その解剖学的特性から難治性で遷延治癒骨折・偽関節をつくりやすく治療困難とされる．スポーツ選手に疲労骨折としても起きやすく復帰時期に苦慮する．その特性とは第5中足骨基部が，短腓骨筋腱・底側中足間靱帯，底側足根中足靱帯と強固に付着しており持続的なストレスが骨折部にかかりやすいためとされる．外傷の場合は足関節内反強制により生じる．

難治性のために明確な治療方針は示唆されていないが，治療のコツとしては早期に発見することである．

母趾種子骨の骨折

母趾種子骨が骨折することがある．この骨折は直達外力によって起きる．

種子骨は，母趾MP部足底の屈筋腱内にある2つの小さな丸い骨である．この骨折は，ランニング中やハイキング中，スポーツで母趾球を強打した場合に起きる．

パッドを当てることや靴に専用の中敷きを使用することで痛みが軽減する．痛みが続く場合は種子骨を摘出することもある．

足趾の骨折

趾節骨の骨折は，裸足で硬い物にぶつかったときなどに生じる．

隣の趾を支えとして副子（アルフェンスシーネ）で一緒に巻く．バディー（相棒）固定ともよぶ．

末節骨骨折

爪下血腫をつくり痛みが強いことが多いが，その場合は爪に小孔を開けて血液を排出する．

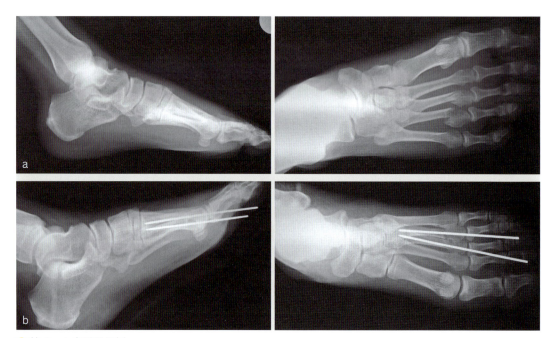

❹ 第3・4中足骨骨折
外出先で階段を踏み外し転倒，上記を受傷．経皮ピンニングを施行した．整復位は比較的良好と思われる．
a：受傷時の側面像と正面像　b：経皮ピンニング施行後の側面像と正面像

先端で数個の骨片に粉砕されているものある.

基節骨骨折

骨幹部骨折は横・斜骨折を呈する. 末梢側骨頭部の骨折では関節内に及ぶものがあり, 転位が起きやすい. 中枢側では側副靱帯付着部での裂離骨折がある. 小児では中枢側骨端線骨折や骨端離開などもあるので注意が必要である.

MP 関節脱臼

第1 MP 関節の背側脱臼が起きると種子骨嵌入により整復困難なこともある.

小児の足部骨折

小児の中足骨・趾骨骨折は, 距骨, 踵骨などの後足部の骨折がまれなのに比べると多くみられる. 中足骨骨折は捻った場合や落下物による直達外力で起きる.

中足骨底部の骨折では, 強靱な骨間中足靱帯が中足骨間を強く固定しているため転位を起こしづらいとされている. 一方, 屈曲転位があるときは徒手整復が必要である. 中足骨遠位部骨折では骨折部が不安定のため, 徒手整復後も再転位を起こしやすく, 仮骨ができるまで一時期, 牽引して様子をみることがある. ギプス固定は, 足アーチの低下を防ぐため, アーチをよくとるようにすることが大切である. 趾骨骨折では, バディー(相棒)固定で隣の趾と一緒に巻く.

疲労骨折

慢性的な負担により骨折を起こすことがあり, これを疲労骨折よぶ.

Jones 骨折 (第5中足骨基部骨折)

足の外側に体重をかけ続ける運動などで起きる. ここは3方向から筋に引っ張られるためにストレスがかかりやすく疲労骨折を起こしやすいが, 血行が低く骨が治癒しにくい場所でもあ

● Advice　疲労骨折の所見を診る

疲労骨折は, 正常な骨の同一部位に負荷が反復性に掛かった際の骨組織の断裂である. 足部では中足骨が好発部位で次いで踵骨・舟状骨の骨折が多い. 現病歴なども大事であり, 数週間後には単純X線撮影でも仮骨や骨膜骨形成により異常を指摘できる. 踵骨や骨幹端などの海綿骨の豊富な部位では海綿骨の仮骨が帯状の骨硬化像としてみられ, 骨幹では骨膜反応が主体となる.

これに対して初期の疲労骨折では, 骨髄の浮腫性変化を呈している. T1強調像で低信号, T2強調像で高信号を示す. 浮腫は最初の3週間でよく観察できる. 骨髄脂肪の信号を抑制した脂肪抑制法(STIR法)では特に鋭敏である. 単純X線での帯状の骨硬化像は, T1とT2強調画像両方で低信号の領域としてみられる. これはMRI撮影では, 骨表面の軟部組織の炎症や浮腫による腫れとともに造影剤によっても増強作用があるため, 腫瘍などと間違えないようにするのが肝要である.

最も多い中足骨疲労骨折は, 第2と第3中足骨に多い. 骨幹中央部から遠位部に多いが, 近位に起きることもある. 放置すると偽関節になることもある.

次に多い舟状骨疲労骨折は, 足根骨の疲労骨折のほとんどを占める. 陸上競技や球技で起きることが多く, 遷延治癒骨折やnon-unionになることも多い. 骨折線は舟状骨の中央1/3を縦走する. CTが重要なツールになる.

踵骨骨折は, 足根骨骨折のなかで最も多く, 受傷機転の内捻挫などのひっぱり応力によるものは外側距踵靱帯, 背側踵立方靱帯および二分靱帯の踵骨付着部やアキレス腱と足底筋膜のそれに引っ張られて裂離骨折として起きる. 一方, 直達外力による骨折では, 踵骨の横径増大や距踵関節面の陥没および骨折の転位を診断しなければならない. 踵骨周囲の靱帯や腱を中心とする病変をみるにはMRI, 骨折線骨片をみるのはCTが適している.

る．また足の外側のために地面からの外力を受けやすい場所でもある．

中足骨の疲労骨折

中足骨の疲労骨折は，過度の歩行やランニングで起きる．歩行時痛や圧痛がある．初期段階で単純 X 線でははっきりしないときは CT や MRI 撮影が効果的である．運動を中止させ，悪化症例にはギプス固定や松葉杖免荷をする．

第 2 と第 3 中足骨に起きやすく，日常診療でもよくみかける．高校生でスパイクの底が壊れていて鋲が足にあたっているのを我慢して使用していた結果，疲労骨折を起こしていた高校生もいた．

踵骨疲労骨折

踵骨は運動時にはアキレス腱や足底腱膜によって引っ張られるので疲労骨折を起こすことがある．

歩行するだけで強い痛みを起こしてくる．

3 型に分けられる．

I 型：骨折線が踵骨に対して縦に入る．スポーツ選手に多い．

II 型：骨折線が踵骨に対して斜めに入る．高齢者に多く，骨粗鬆症が基盤にある．

III 型：骨折線が踵骨に対して水平に入る．床からの強い衝撃の反復で起きる．いずれも足底板の装具治療で治癒する．

疲労骨折は，局所を安静にすることによりほとんどが治癒するが，難治性である場合には手術が必要となることもある．

結語

後遺症を起こさないで治癒に導くためには初期治療で解剖学的な整復位を得るように努力することが大切である．

●文　献

1) Lorentzen JA, et al. Fractures of the neck of the talus. Acta Orthop Scand 1977；48：115-20.
2) Marti R, et al.：Die Frakturenbehandlung bei Kindern und Jugendlichen, Springer, 1978.
3) Watson-Jones R. Fractures and joint injuries. Livingstone LTD, Edinburgh and London, 1962.
4) Essex-Lopresti P. The mechanism, reduction technique, and results in fractures of the os calcis. Brit J Surg 1952；39：395-419.
5) 野村茂治ほか．陳旧性踵骨骨折に対する踵骨隆起骨切り術の経験．骨折 1989；11：359-61.
6) Wilson PD. Fractures and dislocation of the tarsal bone. Southern MJ 1933；26：833-45.
7) Main BJ, et al. Injuries of the midtarsal joint. J Bone Joint Surg 1975；57-B：89-97.
8) 古岡邦人ほか．踵骨骨折の治療．整形・災害外科 1983；26：355-62.

8章 足部・足関節疾患の保存療法

陥入爪，巻き爪，肥厚爪，爪囲炎など

米澤幸平（整形外科米澤病院）

- 爪切りは爪診療の基本であり，医師がまず実践し，スタッフを教育すべきである．また，肥厚した爪甲には爪研磨が必要である．爪研磨は出血のリスクがある．爪切りにあたっては，深爪を避けることが大原則で，深爪は陥入爪の原因となる．深爪禁止は陥入爪の再発予防の最重要ポイントである．
- 爪疾患の治療目的は，除痛と消炎である．特に陥入爪では，消炎が重要であり，炎症の場となる爪縁と爪郭の位置関係，接触状態の改善が必要である．最終的には爪の良好な成長をもって爪は爪郭を押さえ込み消炎し治癒する．

はじめに

　整形外科外来における爪疾患としては，陥入爪，巻き爪，肥厚爪（爪甲弯曲症）などがあり，四肢の運動器を専門とする整形外科医も避けては通れない．そして，麻酔を要しない保存療法（処置）で，まず対応すべきである．

道具の紹介（❶）

　爪切りには，工具の鋼線用とプラスチック用ニッパーを利用しているが，プラスチック用ニッパーでほぼ対応可能である．爪研磨用のルーターは市販のものを医師の責任において流用している．先端は弾丸型の80/120のヤスリペーパーで切れ味は十分であるが，削り屑には

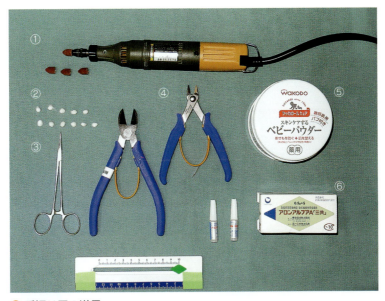

❶ 爪切り用の道具
①爪研磨用のPROXXON社製ミニルーター（高速ミニグラインダー），先端は弾丸型のヤスリペーパー（80/120）．②小綿球，③直モスキート鉗子．④爪切り用のニッパー，大きいほうは鋼線用，小さいほうはプラスチック用，ともに工具用である．⑤ベビーパウダー，⑥アロンアルフアA（軟組織接合用接着剤）．

281

水かけが必要である．小綿球はコットン充填固着法（CP固着法）やフェノール焼灼に利用している．直モスキート鉗子は，爪縁の挙上，小綿球挿入，ワイヤー掛け等にきわめて有用である．アロンアルファAはCP固着法における小綿球と爪との固着，ワイヤーと爪との固着に必要である．また，ベビーパウダーはアロンアルファAと周囲との不測の固着を防ぐことに利用している．

爪切り・爪研磨

爪切りは爪診療の基本である．実際，爪切りが困難であると受診される患者は多い．そのなかには爪甲弯曲症，肥厚爪，爪白癬などニッパーでも爪切りが困難な例がある．このような例には爪研磨が必要であり，ルーターを利用して爪を薄く小さくしていく．これにより圧痛，運動痛が改善する．この際に出血を伴うことがあるので，無麻酔の処置ではあるものの，医師が行うべきである．❷は爪甲弯曲症に爪研磨を施行したところ圧痛，運動痛が軽減した例である．

コットン充填固着法（CP固着法）と各種爪矯正の紹介

陥入爪の病態は爪縁と爪郭との異常な接触にある．これを改善するために，爪縁と爪郭の間に種々の介在物を挿入する治療が開発された．筆者は長谷川が考案したCP固着法を追試した[1]．❸は処置後の2例であるが，たいへん簡便で有用な方法であった．一方，巻き爪の矯正を目的に各種のワイヤーが開発されてきた．これらのワイヤーは条件が許せば，陥入爪にも応用が可能である．筆者は現在まで3種類のワイヤーの矯正を経験した．❹aはマチワイヤMD®の例である．現在まで，町田の多くの実績がある[2]．❹bは十川式である．現在も十川は精力的に改善されている[3]．❹cはツメフラ®，❹dはツメキャップ®とよばれる鈴木が開発したワイヤーで，ツメフラ®が巻き爪用，ツメキャップ®が陥入爪用である[4]．装着が容易で安定しており，最近筆者は愛用している[5]．

治療の目標—除痛, 消炎, 爪の成長—

爪疾患の治療目的は，除痛と消炎である．特に陥入爪では，消炎が重要であり，炎症の場となる爪縁と爪郭の位置関係，接触状態の改善が必要である．最終的には爪の良好な成長をもって爪は爪郭を押さえ込め消炎し治癒する．

従来は，深爪後の遺残爪の縁を「爪刺」と称し，この切除を目指したが，最近はCP固着法や各種ワイヤーの応用で「爪刺」を温存し，爪

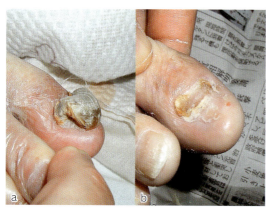

❷ 爪甲弯曲症の爪研磨
a：97歳男性，右母趾爪甲弯曲症の爪研磨前．
b：同症例の爪研磨後，爪甲は大変小さく薄くなっている．

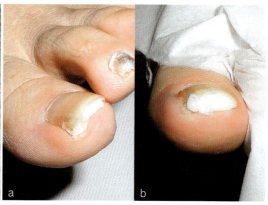

❸ コットン充填固着法
a：61歳女性，左母趾陥入爪，を施行後．
b：33歳女性，左母趾陥入爪，コットン充填固着法を施行後．

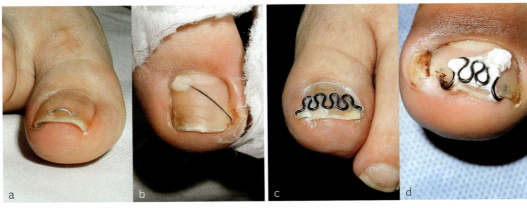

❹ ワイヤによる矯正法
a：24 歳女性右母趾巻き爪，マチワイヤ MD® で矯正後．
b：74 歳女性，右母趾巻き爪，十川式ワイヤーで矯正後．
c：50 歳女性左母趾巻き爪，ツメフラ® で矯正後．
d：15 歳男性，右母趾陥入爪，ツメキャップ® を使用し消炎．

の迅速で本来の幅での成長を促し，爪と爪郭の位置関係を正常化することが可能となっている．部分抜爪は極力さけるべきである．また，消炎の基礎的治療として，創処置，抗生物質や NSAIDs の投与も重要である．

● 文 献

1) 長谷川徳男ほか．陥入爪・巻き爪の保存療法から手術まで：コットン充填固着法の紹介．日臨整誌 2011；36（2）：342-6．
2) 町田英一．陥入爪，巻き爪に対するマチワイヤ MD を用いた 5 年間以上の gradual correction．第 27 回日本臨床整形外科学会学術集会抄録集 2014；218．
3) 十川秀夫．S 式巻き爪・陥入爪治療システムの紹介．第 27 回日本臨床整形外科学会学術集会抄録集 2014：219．
4) 株式会社ツメフラホームページ．http://tsume-flat.main.jp/ [cited 2016 May 19]
5) 米澤幸平ほか．巻き爪用矯正装具「ツメフラ」の使用経験．第 28 回日本臨床整形外科学会学術集会抄録集．2015：187．

8章 足部・足関節疾患の保存療法

[注意すべき疾患]
14 先天性内反足，先天性垂直距骨症，インピンジメント症候群，凹足など

田辺秀樹（田辺整形外科医院）

POINT
- 足部・足関節形状の注意深い観察が大切である．
- 先天性足部疾患は，できるだけ早い時期での治療が必要である．

　足部・足関節疾患は，幼少児でも成人でも足部形状の観察を注意深く行う必要がある．また，全身疾患の一症状ということもあり，足部の所見だけにとらわれず全身的な観察が必要である．

先天性内反足

　出生直後より尖足，内反足，内転足変形を認める．骨系統疾患に付随するものは，先天性内反足のカテゴリーから除外するのが一般的である．男女比は2：1で男児に多い．

　診断は視診で容易であるが，治療結果を客観的にとらえるためにはX線検査が必要である．側面像最大背屈位で距踵角を計測し後足部内反を，脛踵角で踵骨の尖足を，脛距角で距骨の尖足を計測する．前後像では距踵角（Kite angle）を計測し，側面像と前後像の距踵角の和をTC indexとよぶ．このTC indexは治療結果を観察するのに重要な指標である．

　治療は，変形の徒手整復とその維持のためのギプス固定であり，できるだけ早く矯正ギプスにて治療する．ギプス固定を行う前に，十分にマッサージと矯正を行う．マッサージと矯正，ギプス巻きはすべて医師が行う必要があり，一般の整形外科外来ではなかなか時間が取りにくい．ギプスは大腿部まで巻き，膝は屈曲位にすることによりギプスの脱落を防ぐ．また，下腿部には割を入れ，血行障害と褥瘡を防ぐ．拘縮が強ければ，徒手整復困難である．

　1週間に1度通院してもらい，マッサージと徒手矯正後に石膏ギプスで固定する．来院前日に家庭でギプスをお湯で濡らして外してもらい，次の日に来院させる．矯正位が得られたら，矯正靴を作成する．変形が矯正できなければ，手術により足関節内側解離を行う．観血的整復術の詳細はここでは避けるが，この時点では足の専門医に紹介することである．

先天性垂直距骨症

　踵部の外反，前足部外転で足底部は距骨頭が突出していて，足底が舟底変形を呈する．比較的少ない先天異常であるが，徒手矯正は困難で早期に観血手術を要することの多い，忘れてはいけない疾患である．

　診断は，X線立位荷重側面像で，距骨が床と垂直になり，踵骨も垂直位を呈する．

　保存療法としては，先天性内反足と逆のギプス固定を行うが，矯正が困難なことが多い．ギプス固定後の側面像で距骨の脱臼が整復されていなければ，専門医に紹介するべきである．

インピンジメント症候群

　足関節のインピンジメント症候群には，前方，前外側，後方の3箇所にインピンジメントを生じる．

　前方インピンジメントは，スポーツなどにより距骨と脛骨の衝突が繰り返される場合や足関節外側不安定性により回外捻挫が繰り返され前内側の関節軟骨損傷を起こす場合に生じる．インピンジメントの結果生じる，前方の微小骨損傷や関節包肥厚，滑膜増生などが痛みの原因となる．

　治療として，足関節外側不安定性によるもの

は，テーピングや足関節サポーターによる不安定性の除去を行う．痛みが継続するものは，ステロイドの局所注射が効果のある場合がある．さらに痛みが続けば，肥厚した関節包の内視鏡による切除や滑膜切除を行う．

前外側インピンジメントは，足関節底屈外傷や回外捻挫により前脛腓靱帯や軟部組織が損傷され，その損傷の瘢痕により生じる．回内や回外での疼痛が特徴的である．治療は内視鏡による病変部の切除である．

後方インピンジメントは，過剰骨である三角骨，距骨後突起の肥大，長母趾屈筋腱の圧迫の原因による損傷や腱鞘炎などによって生じる．治療としては，ステロイドの局所注射と長母趾屈筋のストレッチを行うが，なかなか保存療法では症状は消失しにくい．内視鏡による病変部と屈筋支帯の切除を行っても，骨と軟部組織が絡み判断が難しい．足関節底屈位で長母趾屈筋の圧迫要因を除去することが大切である．

凹足，ハイアーチ足

足の縦アーチが挙上した足．原因は麻痺性疾患に起因するものが多いが，後天的に起こる靴

障害なども忘れてはいけない疾患である．縦軸凹足は前凹足（anterior type），後凹足（posterior type），合併型凹足（combined type）の3 type がある．中でも前凹足が大部分を占める．

診断は，単純 X 線側面像で，距骨軸と第1中足骨軸の角度（Meary's angle）が0°以上，地面と第1中足骨のなす角（metatarsal pitch），踵骨軸と地面のなす角（calcaneal pitch）が30°以上で判断する．

また，凹足が何に起因するかを確認する．脳神経異常，上下肢の神経麻痺や変形，体幹異常，膀胱直腸障害などを調べる．生活習慣やスポーツ習慣の問診，ハイヒールの着用などの問診も大切である．

保存療法は，ウオノメの除去と正しい歩行の指導である．また，ストレッチや腓骨筋群の筋力強化を行う．インソールも効果的で，踵や中足骨頭への負荷を軽減し足全体で体重を受けるようにする．最近では，後天性の場合は体外衝撃波治療など新しい方法が開発されていて，足底腱膜付着部への照射で症状が軽減されるなどの報告があり，今後の研究に期待したい．骨変形の強いものは，足底腱膜切除や矯正骨切りを行う．

9章

運動器不安定症, ロコモティブシンドロームの予防

第9章 運動器不安定症，ロコモティブシンドロームの予防

運動器不安定症

藤野圭司（藤野整形外科医院）

- 運動器不安定症は診断名であり，医療保険での治療が可能．
- カルテには運動器不安定症と診断した根拠を記載する．
- 2016年診療報酬改定で定義・診断基準に修正があり，機能評価基準の1, 2とも満たす者となったことに留意（従来はどちらかに当てはまれば該当した）．

定義

運動器不安定症（musculoskeletal ambulation disability symptom complex：MADS）は，2006年（平成18年）4月に日本整形外科学会，日本運動器リハビリテーション学会（現在の日本運動器科学会），日本臨床整形外科学会の3学会が協議してその定義・診断基準を公表した比較的新しい疾患概念である．

2016年3月に改定され，現在では「高齢化にともなって運動機能低下をきたす運動器疾患により，バランス能力および移動歩行能力の低下が生じ，閉じこもり，転倒リスクが高まった状態」と定義されている．

運動器不安定症は保険収載された疾患概念（診断名）であり，運動器不安定症と診断するには，運動器疾患が主因であること，ならびに日常生活自立度および運動機能が定められた評価基準に該当すること，が条件となる．

診断基準

運動器不安定症の診断基準も2016年診療報酬改定で修正され，高齢化にともなって運動機能低下をきたす11の運動器疾患または状態（❶）の既往があるか，または罹患している者で，日常生活自立度ならびに運動機能が❷の機能評価基準に該当する者である．

以前はどちらかに当てはまれば該当していた．改定により「機能評価基準の1, 2とも満たす者」となったことに留意する必要がある．

❶ 高齢化に伴って運動機能低下をきたす
11の運動器疾患または状態

① 脊椎圧迫骨折，各種脊柱変形（亀背，高度腰椎後弯・側弯など）
② 下肢骨折（大腿骨頚部骨折など）
③ 骨粗鬆症
④ 変形性関節症（股関節，膝関節など）
⑤ 腰部脊柱管狭窄症
⑥ 脊髄障害（頚部脊髄症，脊髄損傷など）
⑦ 神経・筋疾患
⑧ 関節リウマチおよび各種関節炎
⑨ 下肢切断後
⑩ 長期臥床後の運動器廃用
⑪ 高頻度転倒者

（日本運動器科学会ホームページより）

❷ 運動器不安定症の機能評価基準

1. 日常生活自立度判定基準ランクJまたはAに相当
2. 運動機能：1）または2）
   1）開眼片脚起立時：15秒未満
   2）3 m timed up-and-go（TUG）テスト：11秒以上

（日本運動器科学会ホームページより）

つまり，❶の疾患のどれか1つ以上の疾患をもっていて，かつ❷の基準の両方を満たす患者ということになる．日常生活自立度の判定基準は，介護保険の要介護認定に使用されている「障害高齢者の日常生活自立度」の判定基準（❸）である．

診断の要件となる以上のような基準をふまえたうえで，カルテには運動器不安定症と診断した根拠を記載する．たとえば，「変形性膝関節

❸ 障害高齢者の日常生活自立度の判定基準

生活自立	ランクJ	何らかの障害等を有するが，日常生活はほぼ自立しており独力で外出する 1．交通機関等を利用して外出する 2．隣近所へなら外出する
準寝たきり	ランクA	屋内での生活は概ね自立しているが，介助なしには外出しない 1．介助により外出し，日中はほとんどベッドから離れて生活する 2．外出の頻度が少なく，日中も寝たり起きたりの生活をしている
寝たきり	ランクB	屋内での生活は何らかの介助を要し，日中もベッド上での生活が主体であるが，座位を保つ 1．車いすに移乗し，食事，排泄はベッドから離れて行う 2．介助により車いすに移乗する
	ランクC	1日中ベッド上で過ごし，排泄，食事，着替において介助を要する 1．自力で寝返りをうつ 2．自力では寝返りもうてない

※判定にあたっては，補装具や自助具等の器具を使用した状態であっても差し支えない．

（厚生労働省．要介護認定 認定調査委員テキスト2009．改訂版．平成27年4月．p.155より）

❹ 運動器不安定症のリハビリテーションプログラム

運動器機能向上計画書・評価表

作成日 平成 25年 11月 1日

氏名	様	性別	男・⊗	生年月日	
評価期間	H25.11.1～H26.1.31	介護度	要支援1・要支援2	年齢	83才

本人の希望	現状維持	現状維持	現状維持
長期目標	現状維持		
短期目標	下肢・体幹筋力維持	下肢・体幹筋力維持	下肢・体幹筋力維持

プログラム	□SSP ☑ホットパック □エルゴメーター □メドマー □セラバンド体操 ☑立ち座り訓練 □開眼片脚起立訓練 ☑平行棒内歩行訓練 □マッサージ				
計画 作成者	Dr. 藤野	☑PT川越 □PT □PT □PT	□OT □OT	☑TP ☑TP □TP □TP	鈴木 □TP 山本 □TP 介護スタッフ （ 髙橋 ）

運動器機能向上計画の説明を受け、内容に同意しました。　　平成 25年 11月 1日

説明者	川越悠史	氏名	

評価日	1回目 H 25年 11月 1日	2回目 H 25年 12月 4日	3回目 H 26年 1月 8日
バイタル	月初め BP 106/52 P 85KT 35.2℃ 月末 BP 113/66 P 86KT 36.5℃	月初め BP 107/56 P 78KT 36.3℃ 月末 BP 132/80 P 79KT 36.1℃	月初め BP 132/82 P 82 KT 35.9℃ 月末 BP 110/74 P 83 KT 36.5℃

プログラム		1回目	2回目	3回目
	SSP（電気）	個人・集団 月／8 回 1回 10分	個人・集団 月／8 回 1回 10分	個人・集団 月／8 回 1回 10分
	ホットパック	個人・集団 月／8 回 1回 10分	個人・集団 月／8 回 1回 10分	個人・集団 月／8 回 1回 10分
	エルゴメーター	個人・集団 月／8 回 1回 10分	個人・集団 月／8 回 1回 10分	個人・集団 月／8 回 1回 10分
	メドマー	個人・集団 月／ 回 1回 分	個人・集団 月／ 回 1回 分	個人・集団 月／ 回 1回 分
	立ち座り訓練	個人・集団 月／8 回 1回 5分	個人・集団 月／8 回 1回 5分	個人・集団 月／8 回 1回 5分
	開眼片脚起立訓練	個人・集団 月／ 回 1回 分	個人・集団 月／ 回 1回 分	個人・集団 月／ 回 1回 分
	平行棒内歩行訓練	個人・集団 月／8 回 1回 10分	個人・集団 月／8 回 1回 10分	個人・集団 月／8 回 1回 10分
	セラバンド体操	個人・集団 月／8 回 1回 10分	個人・集団 月／8 回 1回 10分	個人・集団 月／8 回 1回 10分
	マッサージ	個人・集団 月／8 回 1回 10分	個人・集団 月／8 回 1回 10分	個人・集団 月／8 回 1回 10分

評価	右足のタコが痛む	右足のタコが痛む	右足のタコが痛む
評価者名	川越	鈴木	河合

※各月の評価欄は、短期目標に対する評価とする。

❺ 運動器不安定症リハビリテーションに対する評価

症の診断名があり、日常生活自立度ランクJで、「開眼片脚起立時間7秒」など（カルテに自立度、開眼片脚起立時間の記載が必要）．

運動器不安定症のリハビリテーション

運動器不安定症のリハビリテーションプログラムは、転倒予防・移動能力の確保を目的とす

◎体力測定結果表◎

藤野整形外科　介護リハビリ専門ユニット

氏名：　　　　　生年月日：S7.　　介護度：1　　測定年月：H25.11

測定項目	測定内容	測定側	今回の結果 数値	今回の結果 得点	前回の結果 数値	前回の結果 得点
片脚起立時間 (秒)	静的バランス	右脚	5.0	2	2.3	1
		左脚	7.4	2	3.8	1
歩行テスト (秒)	歩行能力		17.3	3	14.7	4
リーチテスト (cm)	動的バランス		13.3	1	14.5	1
長座体前屈 (cm)	柔軟性		13.5	1	37.0	6
握力 (Kg)	手の筋力	右手	21.5	1	19.1	1
		左手	21.6	1	22.6	2
膝関節伸展筋力 (%)	膝の筋力	右膝	54.0	9	26.5	5
		左膝	51.2	9	22.2	4
股関節外転筋力 (%)	股関節の筋力	右股関節	14.2	5	15.5	5
		左股関節	12.5	5	13.9	5
伸長			143.0		144.0	
体重			46.1		45.5	
体脂肪			25.3		22.0	

今回の結果

前回の結果

~スタッフからのコメント~
今回、前回に比べ、得点の増加が大きいです。
特に大きいのは、左右の膝を伸ばす筋力の増加が大きいです。
しかし、柔軟性がやや、低下しています。今後も運動を行い、さらなる体力向上を目指してください。

❻ 運動器不安定症のリハビリテーションに対する評価表の例

るためロコモーショントレーニング（ロコトレ）と重なるものが多い．基礎疾患に応じ必要なリハビリテーションプログラムを作成する．プログラムの例を❹に示す．

評価

運動器不安定症のリハビリテーションに対する評価は，従来の部位別，疾患別評価と異なり運動機能全般の評価となる．また，高齢者にリハビリテーションを継続してもらうためには，定期的に機能評価を行い，患者自身にリハビリテーションの効果を認識してもらうことが重要である．評価表の例を❺，❻に示す[1]．

● 文　献
1) 岩谷　力ほか編．運動器リハビリテーションシラバスーセラピストのための実践マニュアル 改訂第3版．南江堂；2014．
2) 日本運動器科学会ホームページ．
http://www.jsmr.org/fuanteishow.html
3) 日本整形外科学会ホームページ．
https://www.joa.or.jp/jp/public/locomo/mads.html

第9章 運動器不安定症，ロコモティブシンドロームの予防

ロコモティブシンドロームの予防

藤野圭司（藤野整形外科医院）

POINT
- ロコモとは運動器の障害のため移動能力の低下をきたした状態をいう．
- できるだけ早期に足腰の障害に気づいてもらい，ロコトレを開始する．
- 足腰の痛みを訴えて外来を受診した40歳代以上の患者にロコチェック，ロコモ度テストを！

概説

ロコモティブシンドローム（略称：ロコモ，和名：運動器症候群）は，2007年に日本整形外科学会が提唱した概念で，運動器の障害のために移動能力の低下をきたした状態をいう．骨，関節，軟骨，筋肉といった運動器のいずれか，あるいは複数に障害が起こり，立つ，歩くといった機能が低下している状態であり，進行すれば日常生活にも支障を生じる．

問題はロコモの初期状態では本人が運動機能の衰えに気づかず，膝や腰の痛みが強くなり，日常生活に支障をきたすようになって初めて整形外科を受診することである．できるだけ早期にロコモに気づいてもらい，ロコトレを開始することが重要である（「ロコモチャレンジ！推進協議会」HP[1]を参照）．

ロコチェックの実際

ロコモ判定（ロコチェック）には「7つのロコチェック」と「3つのロコモ度テスト」がある．足腰の痛みを訴えて外来を受診した40歳代以上の患者にロコチェック，ロコモ度テストを行うことで早期発見につながる．

7つのロコチェック

7つの項目はすべて，骨や関節，筋肉等運動器の衰えをチェックするものであり，日常生活動作であるので誰でも簡単に自己チェックができる．一つでも該当すれば「ロコモの危険性あり」としてロコトレを開始することを推奨している．これは重症度を判定するものではないの

で複数該当すれば重度というわけではない．早期に運動器の衰えに気づき，ロコトレを開始してもらうためのツールである（❶）．

ロコモ度テスト

7つのロコチェックは誰でも簡単にチェックでき，ロコモのスクリーニングには大変有効であるが，年代層が若くなってくると，ほとんどの人が該当しない．ロコモ度テストは，「明らかな運動器疾患をもたない人」の年代平均値と比べ，現在の自分の移動能力を確認できるテストである．①立ち上がりテスト，②2ステップテスト，③ロコモ25，の3種類がある．それぞれのテストの結果が年代平均値に達していない場合，現在の状況が改善されないと，将来ロコモになる可能性が高い，と考えられる．それぞれのテストを紹介する．

■ 立ち上がりテスト

方法：片脚または両脚で，決まった高さ（10，20，30，40 cm）から立ち上がり，脚力を測る．（❷）反動をつけて立ち上がると後方に転倒する危険性があるので注意を要する．

測定結果：左右とも片脚で立ち上がれた一番低い台の高さを測定結果とする．40 cm台で，片脚で立ち上がれなかった場合は，両脚で立ち上がれた一番低い台の高さを測定結果とする．各年代での立ち上がれる台の高さの目安を（❸）に示す．

■ 2ステップテスト

2歩の最大歩幅を測定し，下肢の筋力・バランス能力・柔軟性など総合的な歩行能力を評価する．

方法：①できる限り大股で2歩歩き，最初に

2. ロコモティブシンドロームの予防

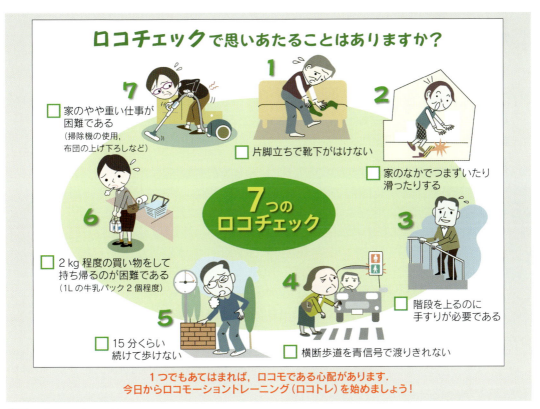

❶ 7つのロコチェック

（日本整形外科学会：ロコモパンフレット2010年度版より）

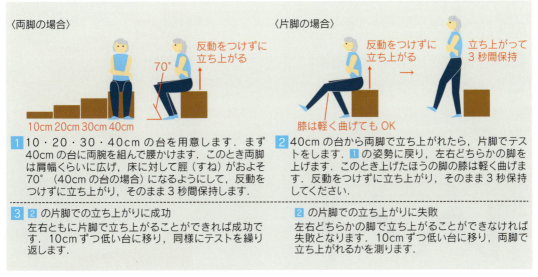

❷ 立ち上がりテスト

（ロコモチャレンジ！推進協議会HP．https://locomo-joa.jp/check/test/stand-up.html より）

立ったラインから着地点のつま先までの距離を測定する．②2回行って良いほうの記録を採用する．③2歩幅（cm）÷身長（cm）＝2ステップ値とする（❹）．

　測定結果：2ステップ値が（❺）のグラフの肌色部分に入っていれば，年代相応の歩幅を維

第9章 運動器不安定症，ロコモティブシンドロームの予防

■各年代での立ち上がれる台の高さの目安（各年代の50％の方が実施可能であった高さを示しています）

	男　性		女　性	
20〜29歳	片　脚	20cm	片　脚	30cm
30〜39歳	片　脚	30cm	片　脚	40cm
40〜49歳	片　脚	40cm	片　脚	40cm
50〜59歳	片　脚	40cm	片　脚	40cm
60〜69歳	片　脚	40cm	片　脚	40cm
70歳以上	両　脚	10cm	両　脚	10cm

■立ち上がれた台の高さの割合

❸ 立ち上がりテストでの立ち上がれる台の高さの目安
（ロコモチャレンジ！推進協議会ロコモ度テストワーキンググループ調査資料.
https://locomo-joa.jp/check/test/stand-up.html より）

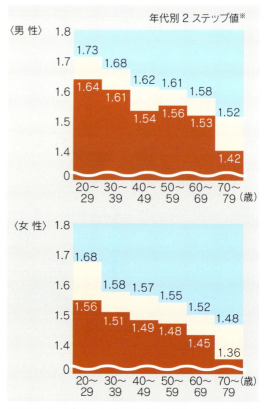

1 スタートラインを決め，両足のつま先を合わせます．
2 できる限り大股で2歩歩き，両足を揃えます．（バランスをくずした場合は失敗とみなします）．
3 2歩分の歩幅（最初に立ったラインから，着地点のつま先まで）を測ります．
4 2回行って，良かったほうの記録を採用します．
5 次の計算式で2ステップ値を算出します．

2歩幅（cm）÷身長（cm）＝2ステップ値

❹ 2ステップテスト
（ロコモチャレンジ！推進協議会資料．https://locomo-joa.jp/check/test/two-step.html より）

❺ 2ステップテストの年代別2ステップの平均値
※「明らかな運動器疾患をもたない方」の年代平均値です．
（ロコモチャレンジ！推進協議会ロコモ度テストワーキンググループ調査資料．https://locomo-joa.jp/check/test/two-step.html より）

2. ロコモティブシンドロームの予防

この1か月，身体の痛みや日常生活で困難なことはありませんでしたか？
次の25の質問に答えて，あなたのロコモ度を調べましょう．

■この1か月の身体の痛みなどについてお聞きします．

Q1	頸・肩・腕・手のどこかに痛み（しびれも含む）がありますか．	痛くない	少し痛い	中程度痛い	かなり痛い	ひどく痛い
Q2	背中・腰・お尻のどこかに痛みがありますか．	痛くない	少し痛い	中程度痛い	かなり痛い	ひどく痛い
Q3	下肢（脚のつけね，太もも，膝，ふくらはぎ，すね，足首，足）のどこかに痛み（しびれも含む）がありますか．	痛くない	少し痛い	中程度痛い	かなり痛い	ひどく痛い
Q4	普段の生活で身体を動かすのはどの程度つらいと感じますか．	つらくない	少しつらい	中程度つらい	かなりつらい	ひどくつらい

■この1か月の普段の生活についてお聞きします．

Q5	ベッドや寝床から起きたり，横になったりするのはどの程度困難ですか．	困難でない	少し困難	中程度困難	かなり困難	ひどく困難
Q6	腰かけから立ち上がるのはどの程度困難ですか．	困難でない	少し困難	中程度困難	かなり困難	ひどく困難
Q7	家の中を歩くのはどの程度困難ですか．	困難でない	少し困難	中程度困難	かなり困難	ひどく困難
Q8	シャツを着たり脱いだりするのはどの程度困難ですか．	困難でない	少し困難	中程度困難	かなり困難	ひどく困難
Q9	ズボンやパンツを着たり脱いだりするのはどの程度困難ですか．	困難でない	少し困難	中程度困難	かなり困難	ひどく困難
Q10	トイレで用足しをするのはどの程度困難ですか．	困難でない	少し困難	中程度困難	かなり困難	ひどく困難
Q11	お風呂で身体を洗うのはどの程度困難ですか．	困難でない	少し困難	中程度困難	かなり困難	ひどく困難
Q12	階段の昇り降りはどの程度困難ですか．	困難でない	少し困難	中程度困難	かなり困難	ひどく困難
Q13	急ぎ足で歩くのはどの程度困難ですか．	困難でない	少し困難	中程度困難	かなり困難	ひどく困難
Q14	外に出かけるとき，身だしなみを整えるのはどの程度困難ですか．	困難でない	少し困難	中程度困難	かなり困難	ひどく困難
Q15	休まずにどれくらい歩き続けることができますか（最も近いものを選んでください）．	2～3km以上	1km程度	300m程度	100m程度	10m程度
Q16	隣近所に外出するのはどの程度困難ですか．	困難でない	少し困難	中程度困難	かなり困難	ひどく困難
Q17	2kg程度の買い物（1Lの牛乳パック2個程度）をして持ち帰ることはどの程度困難ですか．	困難でない	少し困難	中程度困難	かなり困難	ひどく困難
Q18	電車やバスを利用して外出するのはどの程度困難ですか．	困難でない	少し困難	中程度困難	かなり困難	ひどく困難
Q19	家の軽い仕事（食事の準備や後始末，簡単なかたづけなど）は，どの程度困難ですか．	困難でない	少し困難	中程度困難	かなり困難	ひどく困難
Q20	家のやや重い仕事（掃除機の使用，ふとんの上げ下ろしなど）は，どの程度困難ですか．	困難でない	少し困難	中程度困難	かなり困難	ひどく困難
Q21	スポーツや踊り（ジョギング，水泳，ゲートボール，ダンスなど）は，どの程度困難ですか．	困難でない	少し困難	中程度困難	かなり困難	ひどく困難
Q22	親しい人や友人とのおつき合いを控えていますか．	控えていない	少し控えている	中程度控えている	かなり控えている	全く控えている
Q23	地域での活動やイベント，行事への参加を控えていますか．	控えていない	少し控えている	中程度控えている	かなり控えている	全く控えている
Q24	家の中で転ぶのではないかと不安ですか．	不安はない	少し不安	中程度不安	かなり不安	ひどく不安
Q25	先行き歩けなくなるのではないかと不安ですか．	不安はない	少し不安	中程度不安	かなり不安	ひどく不安
	解答数を記入してください →	0点＝	1点＝	2点＝	3点＝	4点＝
	回答結果を加算してください →		合計	点		

ロコモ25©2009 自治医大整形外科学教室 All rights reserved：複写 可，改変 禁．学術的な使用，公的な使用以外の無断使用 禁

判定方法　「ロコモ25」の合計点数が各年代の平均の値（下記グラフ □部分）に入っている場合，および，それより良い場合，年代相応の身体の状態・生活状況であると判定します．

■年代別「ロコモ25」点数※
年代が高くなるとともに「ロコモ25」の点数は上がっていきます．
年齢が上がると運動器に関する身体状況と生活状態に不自由なことが生じる可能性があることを示しています．
※「明らかな運動器疾患をもたない方」の各年代の平均値です

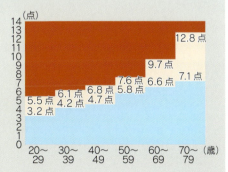

ロコモ チャレンジ！推進協議会ロコモ度テストワーキンググループ調査資料

❻ ロコモ25

（ロコモ度テスト「ロコモ25」．https://locomo-joa.jp/check/test/pdf/locomo25.pdf より）

持していると判定．

■ロコモ25
　方法：ロコモ25は25項目の自記式質問表（無症状0点～最重症100点）からなり，高齢者の運動機能を評価するために開発された[2]．質問票は，「ロコモチャレンジ！推進協議会」

のHPよりダウンロード可能である.

　測定結果:年代が高くなるとともに「ロコモ25」の点数は上がっていき,運動器に関する身体状況と生活状態に不自由なことが生じる可能性があることを示している.ちなみにロコモ25においてロコモを特定高齢者相当の者と設定するとその cut-off 値は16点となる(❻).

　NPO法人全国ストップ・ザ・ロコモ協議会(SLOC)では,日整会の推奨するロコモ度テストはやや煩雑であり,高齢者の場合,転倒・骨折の危険をともなう恐れがあるため,スクリーニングとして開眼片脚起立時間20秒以上できない者は医療機関でロコモ度テストを受けることを推奨している.

単にロコモであるかどうかをチェックするためのツールであるが,重症度を表すものではない.また年齢が若くなると感知されにくい.「ロコモ度テスト」は年齢別平均値を示しているので,自分の運動能力をチェックすることができる.ただし医療機関,あるいは特定の施設での実施が必要となる[1].

● 文　献

1) ロコモチャレンジ! 推進協議会ホームページ. https://locomo-joa.jp/
2) 星野雄一ほか. ロコモ診断ツールの開発―運動器健診に向けて. 日整会誌 2011;85:12-20.
3) 藤野圭司. ロコチェックの実際. 日本臨床整形外科学会編. 運動器スペシャリストのための整形外科外来診療の実際. 中山書店;2014. p.36-9.

まとめ

「7つのロコチェック」は誰でも,どこでも簡

第9章 運動器不安定症，ロコモティブシンドロームの予防

  ロコトレの実際

藤野圭司（藤野整形外科医院）

> **POINT**
> - ロコトレの目的は移動能力の維持・改善であり，転倒・骨折予防である．
> - 筋トレだけでは目的は達成できず，バランス，柔軟性なども訓練する．

概説

ロコモーショントレーニング（ロコトレ）は家庭でも簡単に，危険なく行うことができ，膝関節や腰への負担が少ないもので，足腰の筋力強化，バランス力の向上を目的としており，現在「開眼片脚立ち」と「スクワット」を推奨している（❶）．

ロコトレの実際と注意点

開眼片脚立ち（❷）
①転倒しないように必ずつかまるものがある場所で行う．無理になにもつかまらずに行う必要はなく，バランスが悪い場合，上げた脚側の手を机などに添えて行う．それでも不安な場合は両手を机についても構わない．片脚立ちテストが1〜2秒しかできなくても指1本机に置くだけで1分できることも多い．
②床につかない程度に片脚を上げる．高く上げる必要はない．
③左右1分ずつ，1日3回行うように指導する．

スクワット（❸）
①ゆっくりと椅子に座る気持ちで行う．しゃがみ込みから立位に戻るまでに5秒以上かけることが望ましい．

❶ ロコモーショントレーニング（ロコトレ）

要件	①足腰の筋力の強化 ②バランス力の向上 ③膝関節や腰への負担が軽い
家庭でも簡単にできる方法	「開眼片脚立ち」 「スクワット」

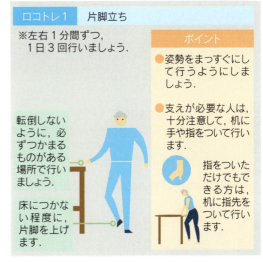

❷ 片脚立ち（ロコモチャレンジ！推進協議会ホームページ．https://locomo-joa.jp/check/locotre/ より）

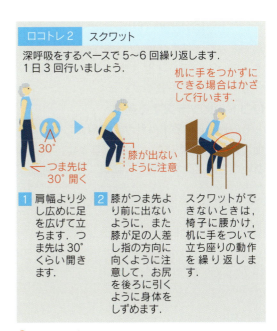

❸ スクワット（ロコモチャレンジ！推進協議会ホームページ．https://locomo-joa.jp/check/locotre/ より）

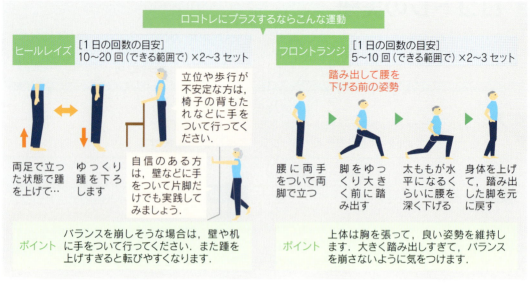

❹ ロコトレにプラスする運動

（ロコモチャレンジ！推進協議会ホームページ．https://locomo-joa.jp/check/locotre/ より）

②膝の屈曲角度は痛みの出ない程度までとする．
③膝はつま先より前に出ないように注意．膝が前に出ると膝への負荷が大きくなる．
④両足は肩幅位に開き，つま先は30度開く．
⑤普通のスクワットが困難な場合，椅子からゆっくり立ち上がり，スクワットの姿勢をとり，また椅子に腰を下ろす動作でもよい．
⑥できるだけ背筋を伸ばして行う．
⑦一度に5〜6回，1日3回行うように指導する．

ロコトレにプラスする運動

その他，日本整形外科学会で紹介している運動を紹介するが（❹），大事なことは，気づかないうちに運動器が衰え，転倒・骨折の危険があることを認識してもらい，日々の運動習慣を身につけてもらうことである．

実施してみて膝や腰に痛みが出る場合や転倒の危険がある場合は医療施設でのリハビリテーションを勧める．

（本稿は，文献2の内容に一部変更を加え転載したものである．）

● 文　献

1) ロコモチャレンジ！推進協議会ホームページ．https://locomo-joa.jp/
2) 藤野圭司．ロコトレの実際．日本臨床整形外科学会編．運動器スペシャリストのための整形外科外来診療の実際．中山書店；2014. p.217-8.

10章

運動器検診

10章 運動器検診

I 学校健診における運動器検診について

新井貞男（あらい整形外科）

> **POINT**
> - 運動器検診後のアンケート結果（文部科学省，千葉県医師会）によれば，側弯の疑い，しゃがみ込みができない，下肢に関する項目，腰に関する項目が多く指摘された．
> - 運動器検診で受診勧告を受け来院した児童生徒10,256人の診断結果（JCOA調査）では，異常なし40.4％，側弯症37.6％，身体の硬さ由来の下肢の拘縮10.1％，オスグッド病・ジャンパー膝2.9％等であった．
> - 診断後の事後措置では，異常なし39.7％，指導観察47.5％，リハビリ5.1％，保存療法4.8％であり，紹介を含め手術となった例が0.1％（9例），更なる専門医を紹介した例が2.8％（289例）あった．

はじめに

子どもの運動器機能の低下が叫ばれて久しい．最近では，運動会における「組み体操」での骨折が話題となり，教育委員会のなかには「組み体操」を休止するところも出てきている．2016年（平成28年）3月には，児童生徒のけがが相次いでいる組み体操について，スポーツ庁は国として一律の禁止や制限はせず，各学校が教育効果と危険度のバランスを判断するように求める通知を都道府県教育委員会に出している．確かに，ピラミッドなど華麗さを演出するために高さを競うなどの問題もあるが，休止することでは解決しない問題が潜んでいる．

日本学校保健会の調べによれば，1975年（昭和50年）頃より，学校生活における児童生徒の骨折は増加している．組み体操だから骨折が増加しているわけではない．児童生徒の回避能力の低下と運動器の強度の低下が背景にあると推測される．そのことを解決しなければ，児童生徒の運動器の将来が不安だとの危機感が学校関係者の間にある．体力の低下もその背景にあるとしており，2015年（平成27年）10月11日，スポーツ庁健康スポーツ課が発表した「平成26年度体力・運動能力調査結果の概要及び報告書について」（文部科学省ウェブサイト参照）をみれば明らかであり，「体力水準が高かった昭和60年頃と比較すると，中学生男子の50m走，ハンドボール投げおよび高校生男子の50m走を除き依然低い水準」であることが指摘されている．

運動器の障害に対する対応

1975年頃より，増加する児童生徒の運動器の障害や外傷の報告に対して何らかの対応を行うように日本医師会学校保健委員会および日本学校保健会は，文部省（当時）に要望していた．これに対し1994年（平成6年）文部省体育局長通知により，『「脊柱及び胸郭の疾病及び異常の有無の検査」の際には，合わせて骨・関節の異常及び四肢の状態にも注意するように』との注意喚起が行われた．

しかし，これは努力目標であり，具体的な手順も示されておらず，学校健診は内科・小児科の医師が主体で運動器検診には不慣れなこともあり，実際の学校健診では側弯症検診以外は施行されていないのが実情だった．

また，2000年（平成12年）からWHOが「運動器の10年・世界運動」の発足の宣言したのを受け，日本でも「運動器の10年・日本委員会（現日本協会）」の活動が行われ，その活動の一部として2005年（平成17年）から「学校における運動器検診体制の整備・充実モデル事

1. 学校健診における運動器検診について

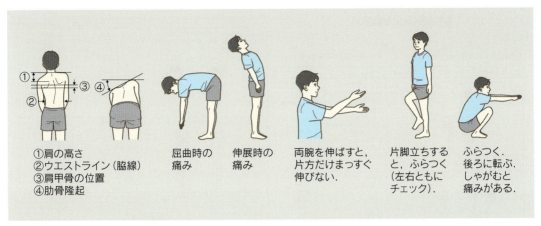

❶ 運動器検診における留意事項
（公益財団法人日本学校保健会．児童生徒等の健康診断マニュアル 平成27年度改訂版．p26-7[3]）より）

業」が行われた[1]．その結果，運動器に関して運動し過ぎる子と運動しない子の二極化の問題が存在することが指摘された．

学校保健安全法施行規則の一部改正

文部科学省の体力・運動能力調査結果や日本医師会学校保健委員会の指摘や運動器の10年日本委員会のモデル事業の結果より，現代の子どもたちには，過剰な運動にかかわる問題や，運動が不足していることにかかわる問題など，運動器に関するさまざまな課題が増加しているなどとの意見が2013年（平成25年）12月に「今後の健康診断の在り方等に関する意見」としてまとめられた[2]．

その検討結果を受けて2014年（平成26年）4月30日に「学校保健安全法施行規則の一部改正等について」が発令された．運動器に関していえば，第6条第1項第3号「脊柱及び胸郭の疾病及び異常の有無並びに四肢の状態」と「四肢の状態」が追加され，第7条第4項に「四肢の状態は，四肢の形態及び発育並びに運動器の機能の状態に注意する」と改正され，学校健診では運動器の機能に注意するよう強調している．また，運動器に関する検査を必須項目に追加し，保健調査の実施を，従来「小学校入学時及び必要と認めるとき」から，「小学校，中学校，高等学校，高等専門学校においては全学年，幼稚園，大学においては必要と認めるとき」と改正がなされ，2016年（平成28年）4月から実施することとなった．

しかし，省令が出たものの運動器検診の指針ともいうべき日本学校保健会「児童生徒等の健康診断マニュアル 平成27年度改訂版」[3]の発刊が2015年（平成27年）8月25日と遅れたため，その詳細がわからず，医師会，教育委員会，学校現場で具体的に運動器検診の準備として動き出したのは2015年（平成27年）9月以降となった．

児童生徒等の健康診断マニュアル

今回の改訂で重要なのは，保健調査票に重点がおかれていることである．特に運動器検診の場合，注意喚起はあったものの学校健診への導入は初めてであり，従前のやり方では対応できないため事前の準備が重要となる．以下に「児童生徒等の健康診断マニュアル 平成27年度改訂版」（❶）を参考にして運動器検診の流れを例として述べる．

①事前指導

保護者への事前指導として，保護者に健康診断（特に運動器検診）の趣旨や実施計画について通知し，理解と協力を得ることが必要である．併せて児童生徒にも，学級活動（ホームルーム活動）等において健康診断の目的や受け

301

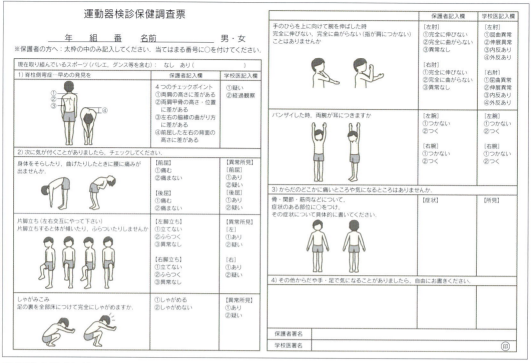

❷ 運動器検診保健調査票

（千葉県医師会．学校保健：千葉版運動器検診保健調査票より）

方などについて指導する．

②保健調査の実施

保健調査票例として健康診断マニュアル 平成27年度改訂版（p.28）に千葉県医師会が作成（❷）したものがある．筆者はその作成にかかわり，わかりやすい図入りで1枚に収め，項目を必要最小限にとどめることを意図した．この調査票はあくまで例であり，地域により使いやすいものに改良を加えていく必要があると考えている．

保健調査の実施は，家庭や地域における児童生徒等の生活の実態を把握し，保護者の問題意識と学校の健康診断とをつなぐ大事な架け橋とすることが目的である．また，1年を通して家庭や学校現場で子どもの運動器の異常に「注意する目」を養うことも目的の一つであると考えている．

③保健調査票の回収および記載事項の確認と検診の準備

家庭における観察の結果である保健調査票を整理し，これに加え学校における日常の健康観察の情報（歩行，立ち上がり，姿勢，運動時の不自然な動きなど）を整理する．可能であるならば，養護教諭は，体育やクラブ活動の担当者と連携し，保健調査票のチェック項目の観察を健康診断前に実施し，情報を整理しておく．

④学校医による健康診断

養護教諭は保健調査票，学校での日常の健康観察等の整理された情報を健康診断の際に学校医に提供する．学校医は提供された保健調査等の情報を参考に側弯症の検査を行う．四肢の状態等については，入室時の姿勢・歩行の状態に注意を払い，伝えられた保健調査票でのチェックの有無等により，必要に応じて留意事項を参考に検査を行う（❷）．

学校医の留意事項には，5項目挙げられている．

「1. 背骨が曲がっている」として4つのチェック項目（①肩の高さ，②ウエストライン（脇線），③肩甲骨の位置，④肋骨隆起）があり，脊柱側弯症等のスクリーニング．

「2. 腰を曲げたり，反らしたりすると痛みがある」は脊椎分離症等のスクリーニング．

「3. 上肢に痛みや動きの悪いところがある．肩関節・肘関節に痛みや動きが悪いところがある」は野球肩や野球肘等のスクリーニング．

「4. 膝に痛みや動きの悪いところがある」はOsgood-Schlatter病や膝関節の軟骨の障害を疑う．

「5. 片脚立ちが5秒以上できない．しゃがみ込みができない」は大腿骨頭すべり症，Perthes病，発育性股関節形成不全（先天性股関節脱臼）等のスクリーニングとなる．

留意事項を動画としてわかりやすくまとめた岩手西北医師会製作の「運動器検診マニュアルビデオ」(http://iwate-seihoku.jp)がある．この動画は学校医，養護教諭，児童生徒など関係者すべてに向けてつくったものであるが，児童生徒にはわかりにくいとの指摘もあり，アニメ版運動器検診マニュアルビデオを作製した．これは日本臨床整形外科学会のホームページ(http://www.jcoa.gr.jp/)で見ることができる．児童生徒に学校健診の前に見せて，検診内容を練習しておいてもらうと検診時間の短縮にも役立つ．

⑤判定

学校医による視触診等で，学業を行うのに支障があるような疾病・異常等が疑われる場合には，医療機関で検査を受けるように勧め専門医の判定を待つ．

⑥事後措置

学校での保健調査票および学校での健康観察から総合的に判断し，健康診断実施のうえ，学校医は「要整形外科受診」，「経過観察」，「異常なし」を判定し，必要と認めた児童生徒等については，その結果を保護者に連絡し，速やかに整形外科専門医への受診を勧める．専門医の指示内容を保護者から確認する．指示内容はまとめて記載しておき，今後の指導に役立たせる．

整形外科医の対応

運動器検診で整形外科受診を勧められた児童生徒が来院した場合の対応

①チェックされた項目を確認する．

②身長・体重も調べておく．

③チェックされた項目以外も念のため診察する（歩行異常の有無，手・肘・肩関節，腰椎前後屈，股・膝・足関節等）．

④必要に応じてX線等の検査を行う．

⑤診察の結果，異常なし，要経過観察，リハビリテーション，装具治療などの保存治療，脊椎・肩・肘・膝等専門医への紹介，の判断を行う．

診察後の報告

診察結果は，児童生徒，保護者に説明するとともに，報告書等を通じて学校に報告する．

診察後の指導等

診察の結果，特記すべき異常が認められない場合であっても，受診勧告の理由の多くは運動不足や身体の柔軟性に欠けることに起因すると推測されるので，ゲームやスマートフォンを控えることや外遊びを奨励し，運動等を指導する．

運動器検診の結果

平成28年度の運動器検診の結果に関しては，文部科学省初等中等教育局健康教育・食育課保健指導係より，2017年（平成29年）3月7日に「平成28年度児童生徒等の健康診断の実態状況調査報告書（訂正版）」が発表されている．

アンケート項目は，側弯に関する項目，腰に関する項目，上肢に関する項目，下肢に関する項目，片脚立ちに関する項目，しゃがみ込みに関する項目，その他となっており，日本学校保健会の「児童生徒等の健康診断マニュアル（改訂版）」の留意事項と一部異なる項目もある．したがって単純には比較できないが，平成28年度に千葉県医師会が健診マニュアルに準じて行った運動器検診アンケート結果と比較検討した．

対象症例数の関係で小学校と中学校のみ検討

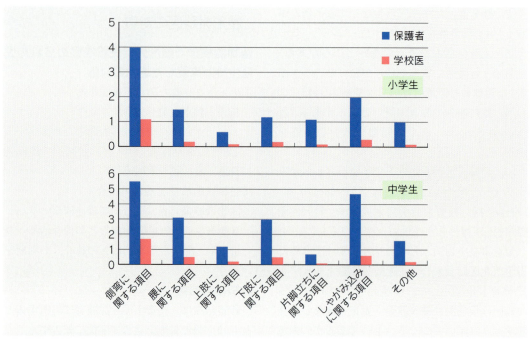

❸ 部位別異常指摘頻度（文部科学省調査）

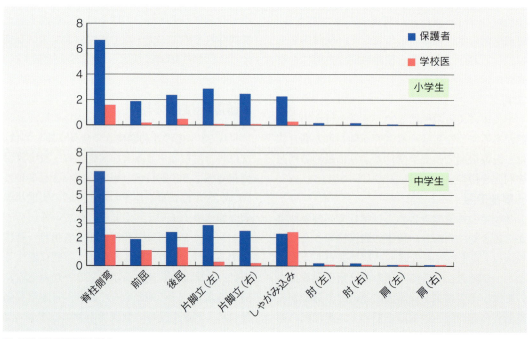

❹ 部位別異常指摘頻度（千葉県医師会調査）

した．部位別指摘頻度は保護者においては文科省と千葉県医師会とやや違いが出た（❸，❹）．側弯の疑いが最も多いのは同じであるが，2番目3番目が文科省ではしゃがみ込みに関する項目，下肢に関する項目であるが，千葉県医師会では片脚立ち，しゃがみ込みができないと順番

1. 学校健診における運動器検診について

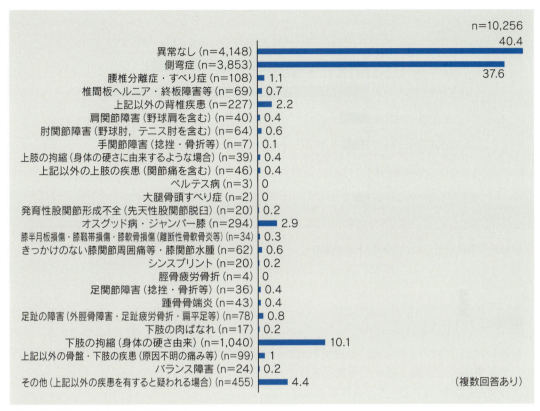

❺ 診断結果（日本臨床整形外科学会調査）

に若干の違いがある．

次に多いのは，文科省では腰に関する項目，千葉県医師会では腰部の前後屈であったが，全体としてみれば同様の傾向であると考える．この傾向は小学校より中学校においてはっきりとしていた．学校医の部位別指摘では，文科省と千葉県医師会では大差はなく，側弯の疑い，しゃがみ込みができない，腰に関する項目となっていた．

指摘頻度に関しては各項目とも文科省より千葉県医師会のほうが指摘頻度は高かった．原因として文科省は全国平均なので，運動器検診に対する体制等に全国ではバラつきがあるためではないかと考える．千葉県医師会のアンケートでは高校生の回答が少なく，文科省の結果と比較できないが，運動器に関しては高校生での指摘が増加すると予測される．

日本臨床整形外科学会では，運動器検診で受診勧告を受け来院した児童生徒の診断結果について会員に対するアンケート調査を行った．全国の885の医療機関より10,256人の児童生徒の受診結果を得た．その診断結果は，異常なし40.4％，側弯症37.6％，身体の硬さ由来の下肢の拘縮10.1％，オスグッド病・ジャンパー膝2.9％，腰椎分離すべり症1.1％等であった．ペルテス病3例，大腿骨頭すべり症2例，発育性股関節形成不全20例の診断があった（❺）．

診断後の事後措置では，異常なし39.7％，指導観察47.5％，リハビリ5.1％，保存療法4.8％であり，紹介を含め手術となった例が0.1％（9例），更なる専門医を紹介した例が2.8％（289例）あったことに注目する必要がある（❻）．（なお，日本臨床整形外科学会が行った運動器検診受診後アンケートは，日本運動器科学会の研究費を用いて行った．）

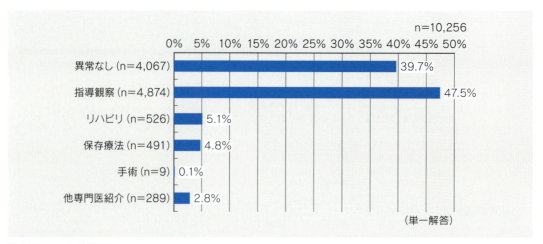

❻ 診断後の事後措置（日本臨床整形外科学会調査）

最後に

古谷[4]が記しているように長い経過があったが，学校関係者の念願であった運動器検診が2016年（平成28年）4月からやっと開始された．児童生徒はもちろん，養護教諭をはじめとする学校関係者，各地方自治体教育委員会，学校医もすべてが初めての試みであった．いろいろ問題が起こるのではと懸念されたが大きな問題もなく，無事終了したようである．

運動器検診により，ペルテス病，大腿骨頭すべり症，発育性股関節形成不全などの隠れた運動器疾患を指摘することができていた．運動のし過ぎと思われる，腰椎分離症や野球肘・肩の指摘もなされていた．また身体の硬さに由来すると思われる上肢や下肢の拘縮の指摘もなされていた．身体の硬さに由来すると思われる上肢や下肢の拘縮は，運動やストレッチで改善した例もあるとの報告[5]もあり，今後これらの状態に対する対処も含めて検討が必要である．運動器検診が，将来ある児童生徒等の健全な成長に役立つことを期待している．

● 文献

1) 運動器の10年日本協会．学校における運動器検診体制の整備・充実事業に関わる資料作成（平成17/2005年度〜平成26/2014年度）．2015年10月．
2) 文部科学省．今後の健康診断の在り方に関する意見．平成25年12月．http://www.mext.go.jp/b_menu/shingi/chousa/sports/013/toushin/1343304.htm
3) 文部科学省スポーツ・青少年局学校健康教育課監修．児童生徒等の健康診断マニュアル平成27年度改訂．日本学校保健会 2015．
4) 古谷正博：運動器検診はじまる．臨整下 2016；51：853-8．
5) 新井貞男：千葉県の運動器検診の現状—運動器検診アンケートの結果をもとに—．千葉県医師会雑誌 2017；69（1）：40-7．

11章

対談
整形外科臨床医が考える
関節リウマチの治療

整形外科臨床医が考える関節リウマチの治療

田辺秀樹
　日本臨床整形外科学会理事長／
　医療法人社団整秀会田辺整形外科医院

三宅信昌
　日本臨床整形外科学会副理事長／
　医療法人社団静岡三宅整形外科医院

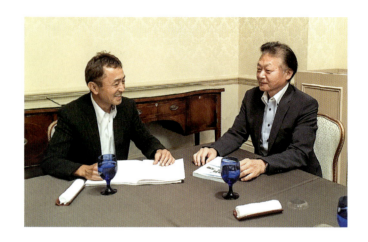

　本日は日本臨床整形外科学会理事長田辺秀樹先生と同副理事長三宅信昌先生にお越しいただきました．テーマとしてまずは，関節リウマチ（RA）の治療の変遷，とくに開業整形外科系リウマチ医をとりまく環境について，次に医療経済的観点からみた RA 治療ということで対談を進めていただきたいと思います．

関節リウマチ治療の変遷
―整形外科系リウマチ医と内科系リウマチ医

　田辺　2002年4月「慢性関節リウマチ」は「関節リウマチ」と名称を変えました．これは難病で病勢のコントロールが難しかった時代に終わりを告げ，新たな時代に入ったことを意味し，生物学的製剤（Bio）の登場がその大きな要因です．その後種々の Bio が発売され，2016年現在7種類，経口剤の JAK 阻害薬やバイオシミラーを入れると9種類です．さらにいくつかの Bio が治験中と聞いております．

　三宅　難病であった時代は，一生懸命に治療しても少しずつ関節破壊が進んでしまうことが普通でした．外来診療では，通常の抗リウマチ薬や非ステロイド性抗炎症薬（NSAIDs）などの薬物療法を行う一方，痛い関節にはステロイド注射，拘縮や筋力低下をきたした関節にはリハビリテーションを行っておりました．また，外来で痛みや障害がコントロールできない場合には，入院して滑膜切除術や人工関節置換術を行いました．当時は NSAIDs やステロイド経口薬での疼痛コントロールのノウハウ，関節注射のテクニック，手術のタイミングの判断や手術手技など整形外科的能力が問われる機会が多かったと思います．

　田辺　そうですね．最近は NSAIDs，ステロイド薬経口投与，関節注射や手術が減りましたね（❶）．また近年，日本リウマチ学会から「関節リウマチ診療ガイドライン」（❷〜❹）が発表されて，われわれ臨床医は治療計画を立て，患者に説明することが楽になりました．まだまだ個々の症例では苦労する場合もありますが，そこは経験でしょうね．

　三宅　有効な Bio の登場とともにリウマチそのものの病勢のコントロールが良くなった結

果，外来では薬物療法が主体でその使用方法やタイミング，副作用チェックが主な外来の姿となりました．リウマチのリハビリテーションとかリウマチの教育入院などが死語になりつつありますね．

田辺　最近のリウマチ専門医を目指す若い医師の傾向として，内科医と整形外科医の割合はどうなっていますか？

三宅　日本リウマチ学会の新規リウマチ専門医取得数を見てみると（❺），2003年整形外科系は約30％でした．2007～2009年の日本整形外科学会の専門医資格移行期には整形外科系医師の割合が増えましたが，2010年以降は整形外科系医師の新規専門医の率は15～20％で，ほとんどが内科系医師となっております．正直この変化にはびっくりしております．一方，日本整形外科学会では全体の新規整形外科専門医数は年々増えているにもかかわらず，新規リウマチ認定医取得数は2008年を境に若干ながら減少しております（❻）．

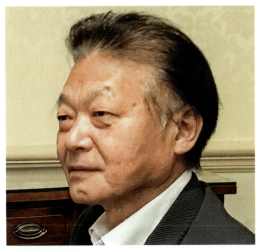

田辺秀樹氏

[略歴]
1979年3月　埼玉医科大学卒業
1979年4月　埼玉医科大学整形外科入局
1981年1月　丸山記念病院
1986年1月　朝霞台中央総合病院 整形外科部長
1990年4月　田辺整形外科医院院長

[主な学会活動歴]
日本整形外科学会（代議員），日本臨床整形外科学会（理事長），日本運動器科学会（理事），日本リハビリテーション学会（特任理事），公益財団法人 骨粗鬆症財団（理事），日本運動療法学会（理事）

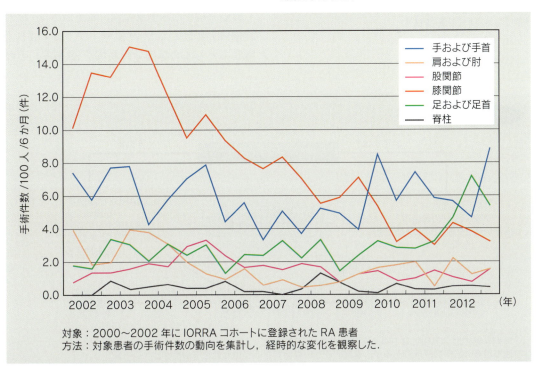

対象：2000～2002年にIORRAコホートに登録されたRA患者
方法：対象患者の手術件数の動向を集計し，経時的な変化を観察した．

❶ 日本での整形外科手術の最近の動向
(Momohara S, et al. Recent trends in orthopedic surgery aiming to improve quality of life for those with rheumatoid arthritis : data from a large observational cohort. J Rheumatol 2014 ; 41 (5) : 862-6 より)

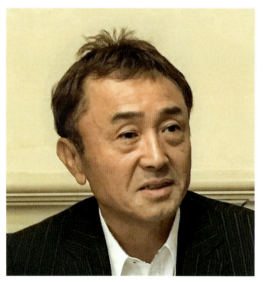

三宅信昌氏
[略歴]
1981年3月　三重大学医学部卒業
1981年4月　名古屋大学整形外科入局
1985年1月　国立名古屋病院（現名古屋医療センター）
1993年1月　静岡厚生病院リウマチセンター
1999年1月　現職　三宅整形外科医院院長
[主な学会活動歴]
日本臨床整形外科学会（副理事長），日本整形外科学会（代議員），日本運動器科学会（評議員・外保連委員），日本リウマチ学会（社会保険委員），日本リウマチ財団（医療保険委員），整形災害外科助成財団（評議員）

これらから，整形外科医のリウマチ離れが進んだのか，あるいは内科系リウマチ医の活性化したのかが考えられます．

田辺　疼痛疾患のプロ，関節疾患のプロの整形外科医としては寂しいですね．確かに骨粗鬆症や疼痛領域でも整形外科医の独擅場の時代ではなくなりましたよね．

三宅　RAの炎症は抑えられても，骨粗鬆症や変形性関節症を合併症する場合が多く，ADL障害をきっちり診ることは重要と思います．CRPが0.0だから良いとか，DAS28が寛解だから問題ない…などといった理論は学術に任せて，われわれ臨床医はこれらの合併症を診ながら，その治療も併用し，ADL障害を減らし，将来の寝たきりをなくすことが大事だと思います．このあたりはロコモティブシンドローム啓発活動に積極的に取り組んでいる開業整形外科医は得意とするところだと思います．

田辺先生は以前から国が進めている新専門医制度構築にかかわってきましたが，新しい専門医制度ではリウマチ科はどうなっていますか？

田辺　新専門医制度では，基本領域は「総合診療医」を含めると19領域です．その下に2階建てとしての専門分野領域が29あり，その

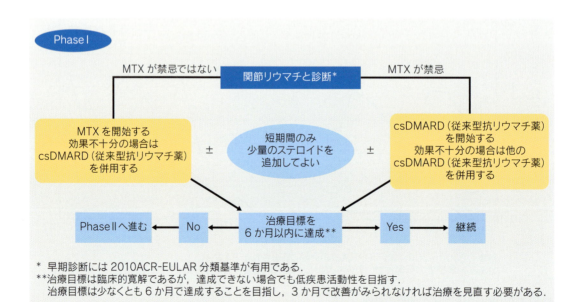

* 早期診断には2010ACR-EULAR分類基準が有用である．
**治療目標は臨床的寛解であるが，達成できない場合でも低疾患活動性を目指す．
　治療目標は少なくとも6か月で達成することを目指し，3か月で改善がみられなければ治療を見直す必要がある．

❷ 関節リウマチPhase Iでの推奨治療
（日本リウマチ学会編．関節リウマチ診療ガイドライン2014．メディカルレビュー社：2014より）

整形外科臨床医が考える関節リウマチの治療

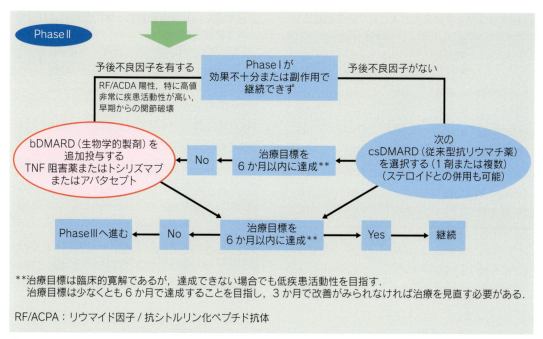

❸ 関節リウマチ Phase II での推奨治療
（日本リウマチ学会編．関節リウマチ診療ガイドライン 2014．メディカルレビュー社；2014 より）

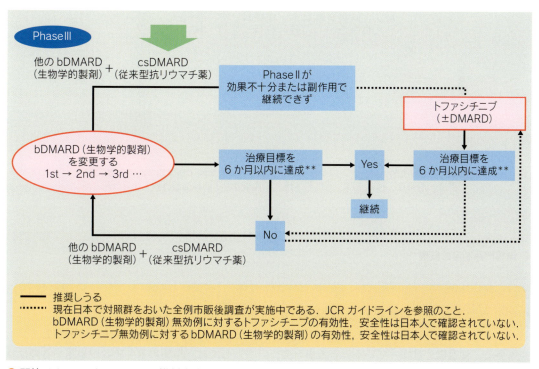

❹ 関節リウマチ Phase III での推奨治療
（日本リウマチ学会編．関節リウマチ診療ガイドライン 2014．メディカルレビュー社；2014 より）

311

❺ 日本リウマチ学会会員および専門医新規認定数

	会員数（購読会員含む）	専門医新規認定 認定数	整形外科系	内科系
2003 年度	8,928	138	39	99
2004 年度	8,737	167	59	108
2005 年度	8,530	185	89	96
2006 年度	8,685	198	96	102
2007 年度	8,907	252	152	100
2008 年度	9,041	236	144	92
2009 年度	9,110	288	173	115
2010 年度	9,231	150	27	123
2011 年度	9,405	129	26	103
2012 年度	9,569	145	22	123
2013 年度	9,642	163	33	130

❻ 日本整形外科学会会員数と専門医数およびリウマチ認定医数

		会員数	専門医数	リウマチ認定医数	新規数
2003 年	3月末	21,106	14,369	3,358	
2004 年	3月末	21,507	14,872	4,543	674
2005 年	3月末	21,383	15,378	4,735	246
2006 年	3月末	21,258	15,602	4,957	247
2007 年	3月末	21,591	16,193	5,082	274
2008 年	3月末	21,860	16,391	5,175	360
2009 年	3月末	22,174	16,895	5,347	248
2010 年	3月末	22,460	17,283	5,373	230
2011 年	3月末	22,817	17,681	5,389	203
2012 年	3月末	22,857	17,752	5,408	162
2013 年	3月末	23,072	17,256	5,341	151

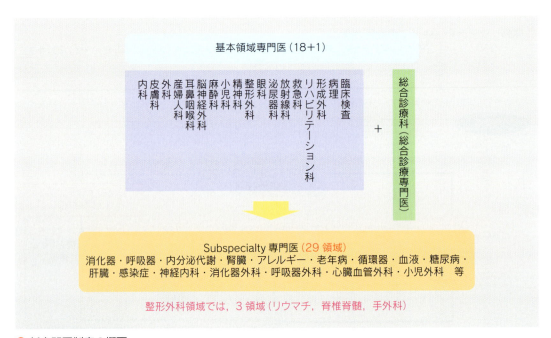

❼ 新専門医制度の概要

中でリウマチは科として認められています（❼）．今後どのように運用されてゆくか不明な点も多く，注意深く見守っていくべきと思っております．

田辺　三宅先生，開業整形外科医がリウマチを診ることのメリット，デメリットをまとめてもらえますか？　まず医学的メリットとデメリットはどうですか？

三宅　整形外科系リウマチ医の医学的メリットとしては，早期のRA患者が来院するのはほとんど整形外科診療所だと思います．ちょっと関節が腫れるとか，痛いなどといった場合，まず訪れるのは整形外科診療所です．これは早期発見，早期治療が重要なRAでは有利です．ま

た，整形外科医は患者の手術適応の判断に関し01027てはプロであるため，自信をもって患者に手術を勧めることができます．現在私が行っている方法ですが，主治医である開業整形外科医が病診連携している病院で自ら執刀できるシステムがあれば，患者も安心します．術前，術後もリハビリテーションを含めて自分で十分に診ることができるので安心です．さらに，手術は毎日外来を行っている開業医にとってのアクセントにもなります．

諸外国の RA 患者は，通常の診療はリウマトロジスト，もしくはかかりつけ医に診てもらい，もし関節障害を生じた場合には整形外科医の執刀となることが多いようです．RA 治療の成績が良くなり，RA により関節破壊を生じることが少なくなった現在でも，RA の影響を受け，変形性関節症の進行が早いように思います．また，現在の日本は長寿ということもあり，人工関節置換術を受けたり，ADL を上げるために上肢，特に手指の手術を受けたりすることが多くなっています（❶）．

その際にいつも診てくれるリウマチの主治医が執刀してくれれば，患者さんは手術に納得がしやすく，心強いと感じるでしょう．術後のトラブルも少なくなると思います．

医学的デメリットは，どうしても合併症管理が弱い点です．かつて NSAIDs の使用例で胃潰瘍からの急性出血を起こし，緊急内視鏡で止血してもらったような経験があると思います．最近はそのようなことがかなり減りましたが，その代わりに呼吸器科との連携が大事になってきました．Bio 使用前に単純胸部 X 線撮影や血液検査ではわかりにくいような肺疾患，たとえば結核，非定型的抗酸菌症等の感染症や PCP 肺炎，間質性肺炎などがあります．Bio 使用中も空咳などが出現したときには心配になります．以前消化器科内科医と連携したように，呼吸器科の医師と連携することが重要です．呼吸器科医師が RA や膠原病肺疾患に慣れていない場合には，合同勉強会やこれに詳しい呼吸器科の講師を呼んで研究会を行うのも良い手です．お互いのメリットにもなります．

また，RA に伴う膠原病合併の見逃しにも注意が必要です．

田辺　医学的以外のメリット，デメリットはどうですか？

三宅　治療とは関連がない医療経済的メリットですが，リウマチを診療科として標榜していると，その周辺疾患の患者さんが多く来院します．たとえリウマチでなくても，変形性関節症，腰痛症，骨粗鬆症などの患者さんが混ざって来院します．そういう意味ではリウマチ専門医は集患能力に優れると思います．

一方，医学以外のデメリットは診療報酬問題です．整形外科の診療所の1か月の診療報酬点数の全国平均は約 1,300 点 / 月で，内科の平均は約 2,000 点 / 月です．そして，各科別診療報酬点数が平均の 1.2 倍を超えた医療機関上位8％から自動的に集団的個別指導に呼ばれます．このため同じリウマチの治療をして同じ点数のレセプトでも，整形外科で審査を受けるか，内科で審査を受けるかによってその対応が異なります．主たる診療科の届け出がどこかによるわけです．

もちろん，診療を療養担当規則に則って行っていれば何の問題はありませんが，集団的個別指導は平日の時間内に呼ばれ，数時間の講義を聞かされるのは気持ちが良いものではありませんし，さらに個別指導になるのは嫌なものです．対応策としては，姑息的ですが，リウマチ専門医だからといってリウマチだけを診るのではなく，多くの整形外科的疾患を積極的に診て，自院の平均診療報酬点数を少しでも減少させることがよいと思います（❽）．

田辺　では話題を変えて，最近の Bio など高額な薬剤の使用率が高まり，その使用に関しては医療経済的観点から考える必要があるのではないでしょうか？

医療経済分析を踏まえたリウマチ治療

田辺　最近のリウマチ学会や研究会では，Bio 花盛りですね．しかし，これら Bio は効くことはわかっていても薬価が高すぎて，簡単に

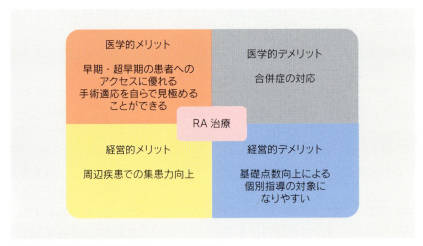

❽ 整形外科無床診療所をとりまくRA治療

は使えないと思いませんか？

三宅 3割負担の患者の自己負担は1か月に27,000円〜53,000円というところでしょうか？

田辺 働き盛りの患者さんこそ，使いたいのに3割負担では高くて使えない．後期高齢者で1割負担なら何とか使え，身体障害等級をもっている方（注；地域により，2級〜4級以上では自己負担がほぼ0）や生活保護の方なら自由に使える，というジレンマはありますね．

三宅 Bioを使うタイミングが重要です．本来は骨破壊を生じる前に使いたいのですが．

田辺 われわれ開業医にとって，Bioは外来でも十分なコントロールができるため，有益な薬剤です．一方，この薬剤は非常に高価であるのが欠点です．どのような患者さんに，どのようなタイミングでBioを開始すべきかが最終的テーマですが，その前に薬剤経済学の基礎を解説してください．

三宅 高価な薬だけど高すぎて使えない．このジレンマに答えるのが，医療経済評価だと思います．医療行為の価値と費用を比較し，費用に見合った治療か否かを検討する．つまり，薬の真の「費用対効果」を考えるということになります．「費用」はコストで表現できますが，「効果」はどのようにコストで表現できるかをお話しします．

関節リウマチに罹ることによって受ける経済的負荷には2つあります．直接コストと間接コストがあります．直接コストは，診察，検査，リハビリ，薬剤，入院，手術などの直接医療費で，通院の交通費，自宅改造費や杖，薬局で購入したりするシップや栄養食品，通院の付き添いが必要な場合にはその人件費，介護が必要となった場合には介護費用等に係るコストが直接非医療費です．

一方，間接コストはいわゆる「労働損失」です．この部分は直接コストの2倍程度かかるといわれ，非常に重要なコストです．つまり労働時間の短縮（疾患のために働く時間が少なくなる，あるいは仕事を辞めた，辞めさせられた）や仕事の効率の低下，家事や孫の世話等の仕事ができにくいなども含まれます．いわゆる生活の質の低下がこれに当たります．

田辺 では，生活の質はどのように評価（＝コスト計算）したらよいのでしょうか？

三宅 一般的には質的調整生存年（quality adjusted life years：QALY：クオリー）という数字が使われます．QOLを考慮した生存年数と考えてよいです

完全に正常な生活を1年送った場合には効用値（utility）＝1.0とし，関節リウマチで障害されて外出できないような状態の効用値を0.5とし，死亡＝0.0です．正常に5年間生きた場合は5.0 QALYで，寝たきりに近く10年生存し

た場合は効用値 0.1×10＝1.0 QALY となります．効用値を縦軸にし，横軸を生存年とした面積が QALY となります．薬剤の真の費用対効果をみる場合には，この値が非常に有用になります．医療行為，薬剤等の比較には有効な指標となります．従来の薬 A に比べて新薬 B は 2 年間で 200 万円かかるが，患者の QALY を 2.0 上げた場合には 1 QALY につき，100 万円のコストがかかった計算になります．これを増分費用対効果比（incremental cost-effectiveness ratio：ICER）といいます．

田辺 1 QALY 上げる薬剤費はいくらが適切かという報告はありますか？

三宅 英国の NICE（National Institute for Health and Care Excellence）では「Guide to the Method of Technology Appraisal. April 2004」にて，1QALY あたり 2〜3 万ポンド（360〜540 万円）が許容範囲としています．しかし，各国での生活水準や医療に対しての考え方の違いから，一概には日本に適応にはならないと思います．

田辺 日本ではそのような医療経済的文献はありますか？

三宅 医療経済的文献は諸外国に比べて少なく，須賀らは関節リウマチの ICER は 550〜570 万円が許容可能な閾値レベルとしています[3]．

平成 19 年厚生労働科学研究からの文献では，TNF 阻害薬（エタネルセプト：エンブレル®）あたり 250 万円であったと報告しています[4,5]．他には IL-6 阻害薬（トシリズマブ：アクテムラ®）の評価で ICER が 539 万円であったという報告があります[6]．日本では，医療費が多くかかることが悪いようにいわれることが多いですが，英国のように医療経済学を公的に利用している国では，新たな医療行為に見合っただけの価値があれば容認するという考えが主流です．日本も早くこの方式を導入していただきたいと思います．

実は平成 24 年に中央社会保険医療協議会（中医協）で費用対効果評価専門部会が発足したので，今後は診療報酬にもこの費用対効果分析による医療技術評価が徐々に取り入れられることと思います．

田辺 効果をコストにできました．Bio はその費用に対して，患者さんの QOL を上げることができることもわかりました．では，どの時期に Bio という高価な薬剤を使用すべきでしょうか？

三宅 ご存じの通り RA の骨破壊が一番進行するのは，発症後 2 年以内といわれています．この時期に使用するのがベストタイミングであると思います．

田辺 理想ではそうでしょうが，いきなり最初から生物学的製剤を使用するとなるとかなり抵抗がある患者さんが多いのでは？

三宅 その場合には，患者さんと十分に時間をかけて相談し，将来の QOL，特にしっかり働ける身体（間接コストの負担をなくす）になるために，この時期に十分に炎症や骨破壊を抑えるべきであることを説明します．いつまで続けるかということも議論になる点ではありますが，私は 1 年間 Bio とメトトレキサート（MTX）を使用します．その後はメトトレキサート（MTX）をはじめとする通常の csDMARD（conventional synthetic disease-modifying antirheumatic drugs）である程度コントロールします．

田辺 使用を迷っている患者さんにはどうしますか？

三宅 willingness to pay（支払い意思）という考え方があります．「お試し」ですね．まず 3 か月間お試ししてもらい，この薬剤の効果の実感と支払った金額を比べてもらうという方法です．「これくらいの効果があってこれだけ働けるなら安いもんだ」とか，「先生，やはり高すぎてこれは続けられません」というふうに，患者さん自身が判断する方法です．幸い Bio は効果発現が早い薬剤なので，これは現実的で良い方法だと思います．

田辺 患者主体の評価で開業医らしい方法ですね．他に Bio 使用のタイミングはありますか？

三宅 ベタータイミングとしては，医療経済的観点から，労働損失を減らすような QOL が悪くなる前，すなわち下肢関節が破壊される前

だと思います．歩きにくいことがいかに QOL を低下させるかは整形外科医でなくても十分に理解できると思います．膝が腫れてきた，X線上で小さなパンヌスがありそうだ，という時期がベタータイミングです．

田辺 肘が痛くて腫れ，X線で Larsen III である…くらいでは，csDMARD で粘るわけですね．他にお勧めの Bio 使用方法はありますか？

三宅 現役である程度の収入がある方で Bio の適応があれば，その間はこれを使用し，退職し年金生活になった際には csDMARD に戻すというライフスタイルにあった使用方法もあるかと思います．

田辺 臨床整形外科医は何といっても，患者さんの QOL に深くかかわる仕事です．外来診療，手術，リハビリテーションなどを行い，寝たきり防止，ロコモティブシンドローム予防を行っています．関節リウマチに対しての治療もその流れと同じでよいと感じました．

本日はありがとうございました．

三宅 ありがとうございました．

●文 献

1) Momohara S, et al. Recent trends in orthopedic surgery aiming to improve quality of life for those with rheumatoid arthritis：data from a large observational cohort. J Rheumatol 2014；41（5）：862-6.

2) 日本リウマチ学会編．関節リウマチ診療ガイドライン 2014．メディカルレビュー社；2014.

3) 須賀万智ほか．関節リウマチ治療薬の薬剤費と医療経済的評価．Medical Practice 2007；24：1755-8.

4) 中島敦夫ほか．関節リウマチに対する TNF 阻害剤の効果・安全性・医療経済学に関する研究（厚労省科学研究費補助金 免疫アレルギー疾患予防・治療研究事業：平成 19 年 3 月報告）.

5) Makoto Tannno, et al. Modeling and cost-effectiveness analysis of etanercept in adults with rheumatoid arthritis.Mod Rheumatol 2006；16：77-84.

6) 田中栄一ほか．関節リウマチ治療における抗インターロイキン -6 受容体抗体 Tociliumab の薬剤経済分析．薬理と治療 2011；39：967-79.

コラム：整形外科医療の周辺問題

相原忠彦（相原整形外科）

　整形外科を受診する患者の多くが医業類似行為者にかかっている事実を知らない整形外科医が多い．なぜなら，患者は医師に遠慮して医師が問わなければ患者自らは決して言わないからである．

　整形外科医が最も悲しむ事実は医業類似行為での誤った施術による患者被害である．骨折の見逃しによる変形治癒や無理なマッサージ？による老人の骨折，さらには小児の骨腫瘍の見逃しまである．

　その多くは整骨院（接骨院）で起こっている．日本国民が現代医学の恩恵に浴する機会を自ら失うのは誠に悲しい．

　なぜにこのような事態に陥っているのか？

　最も大きな原因は制度の不備である．国民が医療機関と同様と錯覚する「受領委任払い制度」の存在が医業類似行為者が慢性疾患を取り扱う実態を生んでいる．

　ここではわれわれ整形外科医が整形外科診療と医業類似行為者の狭間に居る患者の心が理解できるように，また，的確な助言が行えるように知識の整理をしたい．

医業類似行為

　医業類似行為とは，医師でなければ行うことを禁止されている医療行為を医師以外の者が業として行うことであり，法で認められた医業類似行為者とそれ以外のものがある（❶）．

　柔道整復師法では「柔道整復師」は厚生労働大臣の免許を受けて，柔道整復を業とする者をいう．「施術所」とは，柔道整復師が柔道整復の業務を行う場所となっているが，その業務の具体的記載はない．施術そのものは主にマッサージとSSP療法などの電気療法で，すべて整形外科外傷学保存療法のコピーといっても過言ではない．つまり，施術そのものに柔道と関係する特別なものは何もない．実際に多くの「柔道整復師」は特別に柔道をしたことがない．

受領委任払い制度
―柔道整復師のみに認められた特例制度（❷）

　昭和11年内務省通達で「受領委任払い制度」

❶ 医業類似行為の種類

法で認められた医業類似行為者
（国家資格，開業時に保健所に届け出が必要）

A．あん摩・マッサージ・指圧師，はり師，きゅう師
B．柔道整復師（接骨師・整骨師・ほねつぎは同意語）

法に基づかない医業類似行為者
（国家資格なし，保健所に届け出は不要）

整体，カイロプラクティック，オステオパシー，キネシオロジー，リフレクソロジー，リラクゼーション，クイックマッサージ，アロマセラピー等

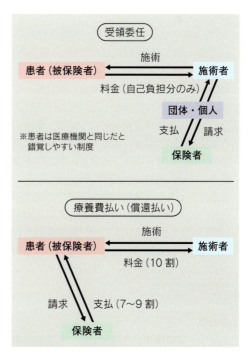

❷ 受領委任と療養費払い

が始まったとされるが，この制度の最大の恩典は当時の一般庶民であった．外科医，整形外科の不足の中，打撲，捻挫，骨折などの緊急処置を柔道整復師が取り扱うことは当時の医療環境では必要であった．

　しかし，全国津々浦々に整形外科医が充足した現在，本当に必要な制度かどうかはおおいに

疑問が残る．また，柔道整復師が対応する外傷の「骨折，脱臼，打撲および捻挫」のなかでも実際に柔道整復師が対応した骨折，脱臼は0.6％に過ぎず，緊急処置としての役割自体にも疑問がある．

この点を裁判例「鍼灸師マッサージ師差別国家賠償等請求事件（平成16年1月判決）」で検証する．訴訟は鍼灸マッサージの保険治療に受領委任が認められないことを不服として，鍼灸師が国や千葉県，健康保険組合などを相手に起こしたものである．判決のなかで裁判官は「本件取り扱いは，かつては合理性を有していたとしても，その後，整形外科医が増加していることなどがうかがわれる現在，はたしてその合理性があるかについては疑義がないではない」と述べている．

「受領委任払い制度」が最も問題とされるのは，国民目線で医療機関（現物支給）と施術所（療養費）の違いがわかりにくい点である．ほとんどの国民は「受領委任払い制度」を理解していないというより，知らないといったほうが正しい．施術の内容や金額などについて，患者による確認がない仕組み，審査や指導・監査の実効性の確保が困難であることなど，制度の不備がある．さらに法律（柔道整復師法）そのものが営業法であるために業務範囲が行政の恣意的解釈となり，柔道整復師が療養費として扱えるのは「新鮮外傷のみ」であることが周知徹底され難く，国民の健康被害が生じやすく，慰安行為の横行などが是正されない．柔道整復師の問題点を❸にまとめた．

まとめ

近年，健康保険や自賠責における柔道整復施術費の増加は著しい．検査，薬剤を含む整形外科外来診療費8,000億円に対して打撲，捻挫の柔整療養費が4,000億円である．どのように考えても妥当とはいえない．

整形外科は骨・関節などの骨格系とそれを取り囲む筋肉やそれらを支配する神経系から成る「運動器」の治療をする科で，背骨と骨盤という体の土台と，四肢の外傷や慢性疾患を主な治療対象にしている．その専門医数が年間500

❸ **整形外科診療における柔道整復師の問題点**

・柔道整復師の業務範囲
・違法広告の氾濫
・医療機関と柔道整復施術所の併給
・柔整施術部位数
・柔道整復師の急増

名程度しか認められないのに対し，主に打撲・捻挫など（骨折・脱臼は0.6％）の保存療法しか行えない柔道整復師数がその10倍も毎年排出されることは明らかに異常である．

このような異常事態になるまで放置していたわれわれ整形外科医にもまったく責任がないとはいえない．診療現場で医業類似行為の実態を患者に説明し，啓発することをためらってきたのは整形外科医である．その主たる理由の一つに彼らと同一視されるのを嫌がった上から目線の驕った気持ちがあったことは否めない．今こそ，正確な事実の認識をもって患者に説明すべきである．

医業類似行為における慰安行為や，慢性疾患の取り扱いは違法行為である．

今後の「社会保障審議会医療保険部会 柔道整復療養費検討専門委員会」での真摯な議論とその結果が待たれる．

● 文 献

1) 日本臨床整形外科会．骨関節疾患治療の歴史及び医業類似行為の変遷．整形外科医療の周辺問題資料集 vol.3．日本臨床整形外科医会；2011. p.779-95.

2) 日本臨床整形外科医会．柔道整復師養成施設不指定処分取消請求事件．整形外科医療の周辺問題資料集 vol.2．日本臨床整形外科医会；2004. p.404-19.

3) 独立行政法人 国民生活センター 発表情報．手技による医業類似行為の危害―整体，カイロプラクティック，マッサージ等．2012.8.2

4) 日本臨床整形外科学会編．Q & A ハンドブック 交通事故診療（全訂新版）．創耕舎；2015.

5) 全国柔道整復学校協会・教科書委員会編．柔道整復学・理論編．南江堂；2012.

6) 社団法人柔道整復師会．柔道整復白書．2003.

7) 交通事故賠償研究会編．交通事故診療と損害賠償実務の交錯．創耕舎，2016. p.107-28.

索引

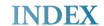

和文索引

あ

アイスバッグ　6
アキレス腱炎　252
アキレス腱滑液包炎　254
アキレス腱周囲炎　252, 253
アキレス腱症　252, 253
アキレス腱ストレッチ　266
アキレス腱断裂　246
　——保存療法の再断裂リスク　247
アキレス腱断裂用装具　205
アキレス腱と足底腱膜のストレッチ　271
アキレス腱の超音波画像　252
アキレス腱皮下滑液包炎　254
アキレス腱付着部症　254
アキレス腱付着部障害　252, 253
足の変形　226
アスレティックリハビリテーション　174
アセトアミノフェン　3, 34, 161, 162
アーチサポート　205, 231
　——テーピング　270
アーチサポート足底挿板　270
アーチ付きギプスシャーレ　250
圧痛部位と主な疾患の関係　227
圧迫骨折　27
圧迫骨折後遅発性麻痺　38
アテローム　119
アミトリプチリン　4, 34
アルフェンスシーネ　120
アルプロスタジル　34
アルプロスタジルアルファデクス　34

い

医業類似行為　317
　——種類　317
石黒法　120, 121
痛みの少ない関節内注射のコツ　166
一次血栓　216
一過性骨萎縮症　200, 201
一過性骨髄浮腫症候群　150
一過性神経伝導障害　79
一過性大腿骨頭萎縮症　149
医療経済分析を踏まえたリウマチ治療　313
インソール　259, 260
　——の考え方　263
インナーマッスルの理学療法　68
インピンジメント症候群　284

う

ウォーキングシューズ　263
うおのめ　265
内がえし　232
運動器検診　300
　——結果　303
　——診断結果　305
　——診断後の事後措置　306
　——留意事項　301
運動器検診部位別異常指摘頻度　304
運動器検診保健調査票　302
運動器検診マニュアルビデオ　303
運動器の10年　300
運動器不安定症　288
　——機能評価基準　288
　——診断基準　288
　——リハビリテーションに対する評価　290
　——リハビリテーションプログラム　289
運動指導　266
運動療法　26, 29, 80, 161

え

エコー診断　226
エタネルセプト　315
エドキサバン　218
エトドラク　4
エノキサパリン　218
エペリゾン　5
遠位橈尺関節固定装具　115
円回内筋症候群　82

お

凹足　226, 285
大阪警察病院式装具　52
オスグッドサポーター　186
オスグッドバンド　186
オピオイド　22, 64, 161, 162
オピオイド系薬剤　165
オピオイド鎮痛薬　14
温熱　228
温熱刺激　160
温熱療法　6, 14, 42, 79, 160, 250
温冷交代浴　130

か

回外－内がえし型　241
回外－外旋型　239
回外－外転型　241
回外－底屈型　241

回外－内転型　241
回外法　84
開眼片脚立ち　297
外脛骨障害　267
　——下肢のアライメント　268
外傷性肩関節前方脱臼に対する固定法　44
外傷性肩関節前方不安定症　70
外傷性頚部症候群　13
外旋位固定　55, 58
外旋位固定装具　71
回旋腱板筋力　67
外側円板状半月板　170
外側楔状足底挿板　166
外側楔状板　232
外側コンパートメント　222
外側障害　95
開張足　226, 261
回内－外旋型　240
回内－外転型　240, 241
回内－外がえし型　241
回内－底屈型　241
回内－内転型　239
回内足　226
回内法　84
外反扁平足　226
外反母趾　257
　——手術療法　259
　——装具療法　259
　——テーピング　230, 258
解放性運動連鎖　171
外用薬　162, 166
解離性大動脈瘤　37
改良フランケル分類　16
化骨性筋炎　81
下肢アライメント異常　177
下肢血行障害　207
下肢の深部静脈系　215, 216
下肢閉塞性動脈硬化症　208
荷重・下肢外転装具　143
片脚スクワット　211
下腿ギプス固定　204
下腿骨骨折　206
下腿骨骨折の保存療法　206
下腿疾患に対する装具療法　204
下腿静脈瘤　209
下腿装具　204
下腿のeccentric exercise　254
下腿のコンパートメント　222
肩関節疾患に対する注射療法　44
肩関節周囲炎　64
　——リハビリテーション　42

319

肩関節前方脱臼の整復　54
肩関節内注射後方穿刺　46
肩関節不安定症　70
肩こり　19
　　──分類　19
肩超音波検査　74
学校医による健康診断　302
学校健診　300
学校における運動器検診体制の
　整備・充実モデル事業　300
学校保健安全法施行規則の一部改正
　301
葛根湯　5
合併型凹足　285
滑膜下注射　170
化膿性股関節炎　146, 148
化膿性脊椎炎　37
顆粒球コロニー刺激因子　18
カルシトニン製剤　28
過労性脛部痛　210
簡易型膝関節固定装具　160
簡易装具　95
ガングリオン　119, 250
間欠牽引　6
干渉波治療器　236
関節液の性状と疾患　163
関節可動域エクササイズ　161
関節可動域訓練　42, 68, 247
関節内局所麻酔薬注入　198
関節内注射　46, 64, 163, 165, 228
関節不安定性の評価　67
関節リウマチ治療　308
　　── Phase I での推奨治療　310
　　── Phase II での推奨治療　311
　　── Phase III での推奨治療　311
関節リウマチ診療ガイドライン　308
陥入爪　281
簡便法　46
漢方薬　5, 22, 223
顔面肩甲上腕型筋ジストロフィー　73
寒冷療法　6, 160

き

気化冷却法　160
偽関節　81
基節骨骨折　123, 279
機能回復訓練　130
機能靴下　230, 231
ギプス固定　158, 228
ギプスシーネ　228
ギプスシーネ固定　118, 220
ギプス副子　86
ギプス包帯　79
　　──合併症　79
逆横アーチ変形　256
急性外傷　78

急速破壊型股関節症　150, 153
強剛母趾　262
狭窄性腱鞘炎　81
棘上筋腱横断像　74
棘上筋腱縦断像　74
棘上筋石灰性腱炎　75
局所性ジストニア　126
局所麻酔薬　5, 64
極超短波療法　6
極低温局所曝射療法　6
距骨骨折　273
距骨脱臼　273
距踵関節癒合症　250
挙上法　54
挙上/直圧法　54
筋萎縮性側索硬化症　12, 72
筋弛緩薬　5, 22
筋ジストロフィー　73
筋膜切開　222
筋力維持・強化エクササイズ　161
筋力トレーニング　211, 232, 247

く

空気圧迫法　218
グーチョキパー　232
靴　231, 263
靴から得られる情報　256
屈筋腱化膿性滑膜炎　81
靴指導　265, 269
クリニカルパス　152
クリーム　162

け

鶏眼　255, 265
経口薬物療法　161
脛骨内果疲労骨折　214
脛骨疲労骨折　213
桂枝加朮附湯　5
頚髄損傷　15
頚髄損傷横断面評価法　16
頚椎 OPLL　7, 10
頚椎黄色靭帯骨化症　10
頚椎カラー　13
頚椎牽引　39
頚椎後縦靭帯骨化症　3, 10
頚椎疾患　2
　　──薬物療法　4
頚椎疾患合併例　63
頚椎症　9
頚椎症性筋萎縮症　73
頚椎症性神経根症　2, 9, 73
頚椎症性脊髄症　3, 7, 9, 73
頚椎装具　6
頚椎椎間板ヘルニア　3, 10
頚椎捻挫　13
頚椎・腰椎における牽引療法　39

軽度屈曲位ニーブレース　158
軽度の疼痛・しびれに対する
　薬物療法　3
経皮吸収局所作用型製剤　8
経皮的電気神経刺激　187
経皮的末梢神経電気刺激（法）　6, 160
頚部硬膜外ブロック　6
血管拡張薬　22
血行障害の予防　138
結節間溝　74
ゲル　162
牽引療法　6, 14, 39
ケンケン　233
肩甲胸郭関節機能　66
肩甲棘圧迫法　55
肩甲骨周囲筋の強化　68
肩甲上神経ブロック　46
肩甲上神経麻痺　73
肩甲上腕関節機能　67
肩甲上腕関節の可動域訓練　65
肩鎖関節固定　53
肩鎖関節脱臼　51
腱鞘炎　81, 117
肩石灰性腱炎穿刺　75
健側介助屈曲　43
健側介助自動運動　42
原発性書字振戦　126
腱板広範囲断裂　73
腱板疾患　74
腱板断裂　62, 74
肩峰下インピンジメント　62
肩峰下滑液包内注射　45
腱・筋腱付着部・腱鞘内注射　228

こ

コアラ抱っこ　138
抗 RANKL 抗体　28
抗うつ薬　4, 18, 23
槓桿（梃子）法　54
恒久性脱臼　176
後脛骨筋エクササイズ　211
後脛骨筋腱不全症　260
後脛骨筋腱不全症候群　255
抗血小板薬　34
後骨間神経症候群　81
後十字靭帯　173
鉤趾・槌趾変形　262
抗てんかん薬　18
高熱療法　80
抗不安薬　4
抗不整脈薬　18
後方インピンジメント　285
後方障害　97
硬膜外ブロック　23
絞扼性神経障害　81, 250
後弯矯正術　30

INDEX

後凹足　285
牛車腎気丸　23
五十肩　64
骨吸収マーカー　27
骨形成マーカー　27
骨折牽引法　81
骨折治療の原則　80
骨粗鬆症　27
骨粗鬆症性椎体骨折　29
骨代謝マーカー　27
コットン充填固着法　282
固定　85
固定帯　26
固定療法　158
こむら返り　223
固有指神経の絞扼性障害　82
コルセット　26
コールドエア　6
コンパートメント症候群　78, 222

さ

再骨折予防コーディネーター　152
坐位でのヒールレイズ　211
鎖骨遠位端骨折　48
鎖骨近位端骨折　47
鎖骨骨幹部骨折　47
鎖骨骨折　47
鎖骨骨折遷延治癒に対する超音波療法　44
鎖骨バンド　49
サポーター　179
　　──装着の仕方　180
サポーター様軟性装具　166
サムレスト　118
坐薬　162
サリチル酸ナトリウム・ジブカイン配合注射液　5
サルポグレラート　34
三角巾, 弾性包帯での胸郭固定　58
三角線維軟骨複合体　113

し

指基節骨骨折　124
軸索断裂　79
自主膝屈曲訓練　199
持続牽引　6
持続バクロフェン注入療法　5
肢帯型筋ジストロフィー　73
自着性のある包帯　229
支柱付き膝装具　166
支柱付硬性装具　159, 160
膝蓋腱 MRI 画像　191
膝蓋腱炎　191
膝蓋骨　177
　　──モビライゼーション　194
膝蓋骨骨折　200

膝蓋骨制動サポーター　160
膝蓋骨軟骨軟化症　176, 177
膝蓋骨不安定症　176
膝蓋骨用サポーター　179
膝蓋前滑液包炎　200
膝下ギプス固定　246
疾走型疲労骨折　213
質的調整生存年　314
湿布療法　8
自動介助の訓練　80
児童生徒等の健康診断マニュアル　301
自動的関節可動域訓練　80
支払い意思　315
ジブカイン塩酸塩配合　34
社会保障審議会医療保険部会　318
尺骨神経運動障害　102
尺骨神経管症候群　82
尺骨神経前方移行術　103
尺骨神経知覚障害　102
尺骨神経の絞扼性障害　82
若年性一側性筋萎縮症　73
若年性側弯症　31
若木骨折　79
芍薬甘草湯　5, 22, 223, 228
ジャンパー膝　186
　　──病期分類　186
ジャンプ着地　233
習慣性脱臼　70, 176
舟状骨骨折　106, 131, 275
柔道整復師　317
柔道整復療養費検討専門委員会　318
手根管症候群　12, 82, 110
　　──運動療法　112
　　──ステロイド注入　111
手根骨骨折　106
術後 ACL リハビリテーションプログラム　195, 196
術後可動域訓練　199
術後リハビリテーション　152
　　──プログラム　152
授動術　43
シューホーン装具　205, 221
受領委任　317
受領委任払い制度　317
上位頸髄腫瘍　11
消炎鎮痛薬　73, 187
障害高齢者の日常生活自立度の判定基準　289
踵骨骨折　274, 275
踵骨骨折後の扁平足による痛みのメカニズム　276
踵骨疲労骨折　280
踵骨変形性治癒骨折　275
上肢絞扼性末梢神経病変　12
上肢の装具療法　80

掌側板の剥離骨折　121
小児足関節骨端線損傷　239
　　──分類　242
小児肘内障の発症機序　83
小児の下腿骨折に対する保存療法　206
小児の脛骨骨幹部骨折における許容されるアライメント異常　206
小児の股関節炎　146
小児の骨折　79
小児の足部骨折　279
小児の橈骨遠位端骨折　104
静脈血栓塞栓症　215
上腕ギプス　86
上腕骨外側顆骨折　88
上腕骨外側上顆炎　98
上腕骨顆上骨折　86
上腕骨近位端骨折の分類　57
上腕骨頚部骨折　44, 57
上腕骨骨頭壊死　58
上腕骨内側上顆骨折　90
上腕骨内側上顆切除術　103
上腕二頭筋腱腱鞘炎　75
食事指導　29
触診法による整復の診断　137
書痙　126
心因性腰痛　38
神経根ブロック　35
　　──施行時の体位　24
神経障害性疼痛の薬物療法　130
神経障害性疼痛薬　14
神経痛性筋萎縮症　72
神経内科的疾患　38
神経の除圧　103
神経ブロック　130, 228
神経ブロック療法　34
神経保護療法　18
人工股関節置換術　155
進行性筋ジストロフィー　12
人工膝関節置換術　198
深後方コンパートメント　222
シンスプリント　210
新生児・乳児股関節脱臼の超音波診断分類　142
新鮮 PCL 単独損傷のリハビリテーションプログラム　174
新鮮アキレス腱断裂保存療法　246
新鮮アキレス腱皮下断裂　246
新鮮椎体骨折　29
新専門医制度の概要　312
靱帯性整復　104
靱帯損傷　171
深部静脈血栓症　198, 215
真武湯　5

321

す

随意性脱臼　70
水硬性プラスチックギプス固定法　204
水治療法　247, 248
水浴療法　80
頭蓋頚椎移行部病変　11
頭蓋内病変　11
スクワット　172, 297
ステロイド　4, 34, 42, 62, 64, 101, 110, 128, 163, 165, 170, 254, 271
　　——局所静脈内投与　128
　　——注射・注入　99, 111, 258, 275
　　——足関節内注入　236
ストップ・ザ・ロコモ協議会　296
ストラップ付バンド　160
ストレッチ　211, 223, 232, 270

せ

正確な肢位でのX線撮影　133
生活指導　164
整形外科医療の周辺問題　317
整形外科手術の最近の動向　309
整形外科無床診療所をとりまくRA治療　314
静止スケーティング訓練　172
脆弱性圧迫骨折　37
青壮年者の半月板損傷　168
正中神経の絞扼性障害　82
整復後の指導　85
生物学的製剤　308
脊髄空洞症　11
脊髄梗塞　12
脊髄小脳変性症　11
脊髄損傷　15
脊柱側弯症等のスクリーニング　302
脊椎固定術　30
脊椎短縮術　30
脊椎椎体骨折　27
脊椎分離症等のスクリーニング　303
施術所　317
石灰性腱板炎　76
セラバンド　99, 247, 248
セレコキシブ　4
セロトニン・ノルアドレナリン再取り込み阻害剤　165
遷延治癒骨折　81
前凹足　285
前外側インピンジメント　285
浅後方コンパートメント　222
前骨間神経症候群　82
仙骨ブロック　25
仙骨裂孔ブロック　25
前十字靱帯　171, 194
前十字靱帯用装具　159, 160

全身作用型製剤　8
尖足　221
前足部逆横アーチ変形　257
前足部単純凸型変形　257
前足部パッド　260
選択的COX-2阻害薬　4
選択的神経根ブロック　5
先天性股関節脱臼　136, 140, 303
先天性垂直距骨症　284
先天性内反足　284
前方インピンジメント　284
前方コンパートメント　222

そ

爪囲炎　281
創外固定　81
早期運動療法　123
装具の脱着　33
装具離脱　33
装具療法　29, 80, 166
装具を利用した筋力トレーニング　248
爪研磨　282
爪甲弯曲症　281, 282
増分費用対効果比　315
十川式ワイヤー　283
足関節外側靱帯損傷　237
足関節果部骨折の分類　239
足関節固定用装具　205
足関節ストレス撮影　238
足関節の構造からみた変形性足関節症　234
足関節の靱帯損傷および剝離骨折の圧痛点と腫脹の部位　237
足関節のヒールロック法　231
足関節のフィギアエイト法　230
足関節・足部の診断　226
足根管症候群　250
足根管の周囲解剖　251
足趾ギプス　228, 230
足趾の骨折　278
足趾把持運動　248
足底ギプス　228
足底腱膜炎　269
足底装具　231, 269
足底挿板　270
足底板　205, 250
続発性手根管症候群　112
足部骨折の診断のコツ　277
足部内反運動　266
足部の後天性変形　255
足部の知覚神経分布図　220
疎経活血湯　5
外がえし　232
ソフトカラー　6

た

第5中足骨基部骨折　278, 279
体外衝撃波　99
体外衝撃波システム　188
体外衝撃波治療（療法）　187, 271
体幹・股関節周囲筋の柔軟性向上訓練　69
体重コントロール　170
帯状疱疹　38
大腿骨近位部骨折　152
大腿骨近位部不顕性骨折　150, 151
大腿骨頚部骨折地域連携パス　152
大腿骨頭壊死　150
大腿骨頭すべり症　303
大腿四頭筋訓練　164
大腿四頭筋のストレッチ　187
大腿四頭筋の電気刺激　194
対流冷却法　160
タオルギャザー　232, 248, 266
多血小板血漿療法　99
竹節骨折　79
たこ　265
立ち上がりテスト　292, 293
脱臼の損傷形態　71
他動的関節可動域訓練　80
多発性硬化症　12
多発性リウマチ性筋痛症　63
短下肢ギプス　228
短下肢装具　26, 204, 205, 247
単純性股関節炎　147, 148
弾性包帯　268
短橈側手根伸筋　98
ダントロレン　5

ち

チザニジン　5
中高年者の半月板損傷　168
注射療法　45, 118, 162
中周波を使用した選択的な内側広筋の訓練　178
中手骨骨折　125
中心性頚髄損傷　15
中枢性筋弛緩薬　5
中足骨骨折　277
　　——に対する足底ギプス　229
中足骨の疲労骨折　280
中等度〜高度の疼痛・しびれに対する薬物療法　5
肘内障　83
肘部管症候群　12, 82, 101
肘部管の解剖　102
チューブトレーニング　248
超音波　99
超音波ガイド下第5, 6頚神経ブロックによる肩関節授動術　44

INDEX

超音波カッター　158
超音波機器　140
超音波検査　74
超音波治療（療法）　117, 160
超音波治療器　160
腸脛靱帯炎　192
腸脛靱帯のストレッチ　193
長趾屈筋腱腱切り術　262
長趾屈筋のストレッチ　211
長母趾屈筋エクササイズ　211
跳躍型疲労骨折　213
治療のための靴　261
治療用硬性装具　159
陳旧性広範囲断裂例　63

つ

椎間関節ブロック　25
椎体形成術　29
つま先立ち　232
ツメキャップ®　283
爪切り　281, 282
爪切り用の道具　281
ツメフラ®　283

て

低周波　26, 228
低周波治療器　188
低出力超音波パルス　185
低出力レーザー　26
手関節伸筋の筋力トレーニング　99
手関節伸筋のストレッチング　99
手関節装具固定　115
手関節背屈装具　111
デキサメタゾン　4, 6, 64, 111
適切な靴　266
テニス肘　98
テーピング　79, 228, 258
テープ剤　162
デュロキセチン　34
テリパラチド　185
転移性脊椎腫瘍　38
電気刺激療法　6, 160
電気療法　79
伝達冷却法　160
電動冷却法　6

と

投球再開に向けたトレーニング　69
投球障害肩　66
凍結肩　64
橈骨遠位端骨折　104
橈骨神経知覚枝絞扼障害　81
疼痛，靴，拘縮の悪循環　266
動揺肩　70
特発性膝骨壊死症　168
特発性手根管症候群　110

徒手整復　86, 89, 92
トシリズマブ　315
トラマドール　5, 34, 43, 251
トリアムシノロン　254
トリアムシノロンアセトニド　62, 64, 98, 111
トリガーポイント注射　5, 25, 34, 35

な

内外旋運動　43
内臓疾患　38
内側楔状骨骨折　277
内側楔状板　232
内側縦アーチ　268
内側障害　95
内側側副靱帯　174
内側・外側側副靱帯用装具　159, 160
内側上顆下端障害　95
内反小趾　262
内服薬　165
ナックルキャスト　123, 124
7つのロコチェック　292, 293
軟膏　162
軟性装具　159
軟部組織異常　177

に

肉ばなれ　210, 211
西尾式装具　143
二次血栓　216
ニーブレース　160, 173
ニーブレース固定　158
日本リウマチ学会会員および専門医新規認定数　312
乳児股関節エコーセミナー　140
乳児股関節前額面像　141

ね

捻挫　237

の

脳脊髄液減少症　14
ノードレーン法　198

は

ハイアーチ足　285
肺血栓塞栓症　215
排尿障害　38
ハイヒールの高さ　256
バイブラバス　236
発育性股関節形成不全　142, 303
パップ剤　162, 223
ハムストリングのストレッチ　187
バランスエクササイズ　161
バランス訓練　233
バランスディスク　233

バランスボード　247, 249
半月板手術後の骨壊死　183
半月板損傷　168
バンデージ　268
反復性肩関節前方脱臼　70
反復性脱臼　176

ひ

ヒアルロン酸　42, 163, 165, 185, 271
　　——関節内注射　170
　　——注入部位　272
非温熱刺激　160
肥厚爪　281
腓骨神経麻痺　220
腓骨疲労骨折　214, 224
膝関節疾患でよく使用される NSAIDs　162
膝関節疾患の代表的外用薬　162
膝関節特発性骨壊死症　181
膝周辺の靱帯炎　191
膝伸展位等尺性大腿四頭筋訓練　165
膝にらめっこ現象　177
肘周辺骨折　86
非ステロイド性抗炎症薬　3, 14, 22, 43, 62, 68, 101, 110, 161, 227, 308
ビスホスホネート（BH）製剤　28
ビタミンB_6　110
ビタミンB_{12}　22, 110, 250
ビタミンB_{12}製剤　4, 221
ビタミンB製剤　110
ビタミンD_3剤　28
ビタミンK剤　28
ビタミン製剤　14
人咬創　133
腓腹筋，ヒラメ筋のストレッチ　211
平山病　10, 73
ピリドキサール　110
ヒールパッド　254, 270
ヒール部の取り外し式パッド　247
疲労骨折　213, 279

ふ

不安定性膝蓋骨　176
フィラデルフィアカラー　6
フェンタニル　5
フォンダパリヌクス　218
伏臥位−下垂/牽引法　55
副甲状腺ホルモン剤　28
複合性局所疼痛症候群　128
副子固定　79
福大式固定法　52
浮腫の予防　79
婦人科疾患由来の疾患　38
不全骨折　79
物理療法　26, 160, 228
ブプレノルフィン　5, 34, 43

323

プラスチックギプス　158
プレガバリン　5, 18, 22, 34, 227, 250
プレドニゾロン　62, 64, 73
プロスタグランジン製剤　5, 34
ブロック注射　228
ブロック療法　5, 23
分裂膝蓋骨の分類　189

へ

閉鎖性運動連鎖　171
閉創時関節内トラネキサム　198
閉塞性動脈硬化症　207, 208
ベラプロストナトリウム　34
変形性足関節症　234
　―― X 線画像の特徴　235
変形性膝関節症　164
変形性膝関節症用装具　159, 160
変形性肘関節症　101
胼胝　255, 265
胼胝・鶏眼の切除　265
扁平足　260

ほ

包帯　79
包帯固定　229
保健調査　302
歩行訓練　199
母指 MP 関節尺側側副靱帯断裂　131
母趾種子骨骨折　278
ホットパック　26, 160
ホームエクササイズ　26
本態性振戦　126

ま

マイクロ波治療器　236
マイナートランキライザー　4
巻き爪　281
マチワイヤ MD®　283
末梢動脈閉塞症　207
末節骨骨折　278
松葉杖歩行　246
マレット骨折　120
マレット指　120
マレット趾変形　226
慢性期足底腱膜炎の保存療法　269

む

むち打ち損傷　13

め

メコバラミン　4, 110
メタパッド　232
メチルプレドニゾロンコハク酸
　エステルナトリウム　18
メトトレキサート　315
メピバカイン　99, 111
免荷装具　143
免荷歩行　170
免荷・外転装具　143

や

野球肩　66
野球肩，野球肘等のスクリーニング
　303
野球肘　95
薬物療法　161

ゆ

有鉤骨鉤骨折　108, 131
有痛性分裂膝蓋骨　189
有痛性外脛骨　267

よ

腰椎牽引　26, 39
腰椎すべり症　22
腰椎椎間板ヘルニア　22, 38
腰椎分離症　22
腰椎分離すべり症　22
腰椎変性疾患　22
腰椎変性側弯症　34
腰痛，下肢痛に対する運動療法　34
腰痛診療ガイドライン 2012　37
腰痛に対する薬物療法　34
腰部硬膜外ブロック　23
腰部神経根ブロック　23
腰部脊柱管狭窄症　22, 208

り

リウマチ認定医数　312
理学療法　164
離断性骨軟骨炎　95, 188

――発生部位　189
立位でのヒールレイズ　211
リドカイン　34, 111
利尿薬　110
リマプロストアルファデクス　5
リーメンビューゲル　136
良性軟部腫瘍　119
療養費払い　317
リラクセーション　43

れ

冷却療法　160

ろ

ロキソプロフェン　4
ロコチェック　292
ロコトレ　291, 297
　――にプラスする運動　298
ロコモ 25　295
ロコモーショントレーニング　291,
　297
ロコモ体操　161
ロコモティブシンドローム　161, 164,
　292
ロコモ度テスト　292
ローション　162
ロッカーバー　262
ロッカーボトムソール　262
ロッキング　168
ロフラゼプ酸エチル　43
ロルノキシカム　4

わ

ワイヤによる矯正法　283
ワクシニアウイルス接種家兎炎症皮膚
　抽出液　4, 34
ワクシニアウイルス接種家兎炎症皮膚
　抽出液含有製剤　18, 22
鷲爪趾変形　226

数字

1％リドカイン　6
2 重チューブによる膝伸展訓練　197
2 ステップテスト　292, 294

INDEX

欧文索引

A

ACL術後のリハビリテーション　194
ACL単独損傷　171
ACL不全膝に対するリハビリテーション　171
ACL不全膝の歩行解析結果　172
ALPSA損傷　70
American Spinal Injury Association（ASIA）Score　17
amyotrophic lateral sclerosis（ALS）　12, 72
Anderson法　55
ankle-foot orthosis（AFO）　204
anterior cruciate ligament（ACL）　171, 194
anterior interosseous nerve syndrome　82
anterior knee pain syndrome　180
arcuate ligament　101
arteriosclerosis obiterans（ASO）　207
Atlanta装具　143
axonotmesis　79

B

Bado分類　92
Bankart損傷　70
Barré-Liéou症候群　13
Baumgartl分類　177
Blazinaの機能障害に基づく病期分類　186
Bonica/Moore法　46
Bony Bankart損傷　70
Bosley法　55
Bosworth法　53
BrückelのX線検査によるOCDの分類　189
bunion部の痛み　257, 258
bunionette　262

C

calf pump　218
carpal tunnel syndrome（CTS）　82, 110
Chiari奇形　11
chondromalasia patellae　177
closed kinetic chain（CKC）　171
combined abduction test（CAT）　67
complex regional pain syndrome：CRPS　128
containment　143
continuous passive motion（CPM）　174, 199

Cooper法　54
COX-1　3
COX-2　3
CP固着法　282
CRPSの保存療法フローチャート　129
csDMARD（conventional synthetic disease-modifying antirheumatic drugs）　315
CT撮影　277
CTSに対する運動療法　112
CTSに対するステロイド注入　111
cubital tunnel syndrome　82
cyclooxygenase（COX）　3

D

DDS　8
de Quervain　117
deep vein thrombosis（DVT）　198, 215
developmental dysplasia of the hip（DDH）　142
DIP関節の損傷　120
drug delivery system　8

E

eccentric exercise　253, 254
ECRB筋のストレッチング　98
elbow extension test（EET）　66
elbow push test（EPT）　66
entrapment neuropathy　250
Eskimo法　54
essential tremor　126
Essex-Loprestiによる分類　275
extension block pin法　120, 121
extension block splint　122
extensor carpi radialis brevis（ECRB）　98

F

fibrous band　101
Fontaine分類　208
foot pump　218

G

G-CSF　18
Graf法　140
grasping test　192

H

habitual patellar dislocation　176
HAGL損傷　70
Hardcastleの分類　276

Herring分類　144
Hill-Sachs損傷　70
Hippocrates踵法　55
Hippocrates法　54
Holmberg分類　87
horizontal flexion test（HFT）　67
housemaid's knee　200
hypermobile meniscus　168

I

idiopathic brachialplexopathy　72
IL-6阻害薬　315
incremental cost-effectiveness ratio（ICER）　315
inner muscle強化　42, 43
internal impingement　66

J

Jones骨折　278, 279
juvenile Tillaux（fracture）　241, 244

K

Kenny-Horward装具　52
King変法　103

L

Lauge-Hansenの分類　240
Lhermitte徴候　12
ligamentotaxis効果　104
Lisfranc関節脱臼骨折　276
Lorentzen分類　273
low intensity pulsed ultrasound（LIPUS）　185

M

MCL単独損傷　174
medial collateral ligament（MCL）　174
microwave diathermy　6
Milch法　54
Milwaukee brace　32
mobilization　43
Monteggia脱臼骨折　91
────における輪状靱帯　92
Morton病　257, 263
MP関節屈曲位での早期運動療法　123, 124
MP関節脱臼　279
MPSS　18
MRI　277
MTX　315
musculoskeletal ambulation disability symptom complex（MADS）　288

325

INDEX

N

Neer 分類　48
Nelson の MRI 検査による OCD の
　分類　189
neuralgic amyotrophy　72
neurapraxia　78
Neviaser 法　53
Newington 装具　143
NSAIDs　3, 14, 22, 34, 43, 62, 68, 101,
　110, 161, 165, 168, 227, 250, 308

O

open kinetic chain（OKC）　171
OPLL　3, 10
Osborne 法　103
Osgood-Schlatter 病　186
osteochondritis dissecans（OCD）　95
osteonecrosis-like syndrom　181
outer muscle　42
overhead traction 法　138

P

Parsonage-Turner syndrome　72
patellar instability　176
PCL 損傷膝に対するリハビリテー
　ション　173
PCL 単独損傷　173
peripheral arterial disease（PAD）
　207
permanent patellar dislocation　176
Perthes 病　143, 148, 303
pes plano-valgus abductus　255
Petrie 装具　143
Phemister 変法　53
PIP 関節部の損傷　121
pivot shift avoidance gait　172
Pogostick 装具　143
posterior cruciate ligament
　（PCL）　173
posterior interosseous nerve
　syndrome　81
posterior sagging sign　173
primary writing tremor　126
Pronation-Abduction　240, 241
Pronation-Dorsiflexion　241
Pronation-Eversion　241, 245
Pronation-External Rotation　240

pronation 位　239
pronator syndrome　82
PRP（platelet-rich plasma）療法　99
PTB 免荷装具　205
pulmonary thromboembolism
　（PTE）　215
pump bump　254

Q

quadriceps avoidance gait　172
quality adjusted life years
　（QALY）　314

R

radial sensory nerve entrapment　81
rapidly destructive coxarthropathy
　（RDC）　150, 153
RB 法　136
recurrent patellar dislocation　176
RICE　212
Riemenbugel（RB）　136
Robinson 分類　47
Rockwood 分類　51

S

scapula supine distance（SSD）　66
SERM 剤　28
short leg brace：SLB　204
SLAC 損傷　70
SLAP　66
SLAP lesion　70
SLOC　296
SLR（straight leg raizing）　164
Snyder 装具　143
spontaneous osteonecrosis of knee
　（SONK）　168
spontaneous osteonecrosis
　（SON）　181
squinting patella　177
SSP（silver spike point）療法　14, 26,
　99
Stener lesion　131
stiffening strategy　172
Stimson 法　55
Stockinette-Velpeau 固定　58
subacromial impingement　66
sugar-tongs シーネ固定　114
superior labrum anterior and

posterior　66
Supination-Adduction　239, 241
Supination-External Rotation　239,
　241, 243
Supination-Inversion　241, 243
Supination-Plantarflexion　241, 244
supination 位　239

T

Tachdjian 装具　143
Taylor 装具　143
TENS　6
TFCC 損傷　113
THA 術後脱臼予防　155
Thomas 装具　143
TKA 術後超早期リハビリテーション
　198
TNF 阻害薬　315
Tossy 分類　51
total knee arthroplasty（TKA）　198
transcutaneous electrical nerve
　stimulation（TENS）　160, 187
transdermal therapeutic system　8
triangular fibrocartilage complex
　（TFCC）　113
triplane fracture　241
TTS　8

U

U 字型ギプスシーネ　228
　――固定方法　229
ulnar tunnel syndrome　82
under arm brace　32, 33

V

Valgus impacted fracture　58
venous thromboembolism
　（VTE）　215
VTE 予防プロトコール　217

W

Watson-Jones 分類　91
Wiberg 分類　177
willingness to pay　315
writer's cramp　126

X

Xa 阻害薬　218, 219

中山書店の出版物に関する情報は,小社サポートページを
御覧ください.
https://www.nakayamashoten.jp/support.html

運動器スペシャリストのための
整形外科 保存療法 実践マニュアル

2017年8月5日　初版第1刷発行 ©
〔検印省略〕

　　編　集　　日本臨床整形外科学会
　　発行者　　平田　直
　　発行所　　株式会社 中山書店
　　　　　　　〒112-0006 東京都文京区小日向 4-2-6
　　　　　　　TEL 03-3813-1100（代表）
　　　　　　　振替 00130-5-196565
　　　　　　　https://www.nakayamashoten.jp/

　　装　丁　　花本浩一（麒麟三隻館）
　　印刷・製本　株式会社 真興社

Published by Nakayama Shoten Co., Ltd.
ISBN 978-4-521-74538-1　　　　　　　　　　　　　　　Printed in Japan
落丁・乱丁の場合はお取り替え致します.

・本書の複製権・上映権・譲渡権・公衆送信権（送信可能化権を含む）は株式会社中山書店が保有します.

[JCOPY]〈（社）出版者著作権管理機構 委託出版物〉
本書の無断複写は著作権法上での例外を除き禁じられています.複写される場合は,そのつど事前に,（社）出版者著作権管理機構（電話 03-3513-6969, FAX 03-3513-6979, e-mail:info@jcopy.or.jp）の許諾を得てください.

本書をスキャン・デジタルデータ化するなどの複製を無許諾で行う行為は,著作権法上での限られた例外（「私的使用のための複製」など）を除き著作権法違反となります.なお,大学・病院・企業などにおいて,内部的に業務上使用する目的で上記の行為を行うことは,私的使用には該当せず違法です.また私的使用のためであっても,代行業者等の第三者に依頼して使用する本人以外の者が上記の行為を行うことは違法です.

実地診療に重点をおいたプラクティカルなガイド
Practical Guide to Clinical Orthopaedics

運動器スペシャリストのための
整形外科外来診療の実際

編集 ● 日本臨床整形外科学会

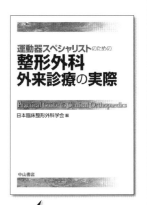

日本臨床整形外科学会編!!

整形外科実地診療に重点をおいたプラクティカルガイド．日本臨床整形外科学会が総力をあげて編集．全国を代表するベテラン整形外科医がその豊富な診療の経験から得られた「診療実践の技」や「コツ」「アドバイス」の数々を披露．保存療法を中心とした外来診療に幅広く役立つ整形外科医必携の診療マニュアル．

B5判／4色刷／304頁／
定価（本体10,000円＋税）

ISBN978-4-521-73961-8

Sample page

実地医家からの要望に基づくテーマ構成

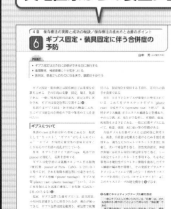

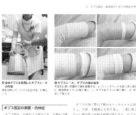

ビジュアルかつ具体的な記述

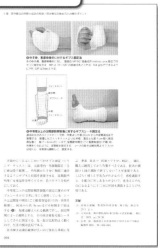

保存療法を中心に「診療実践の技」の数々を披露

中山書店 〒112-0006 東京都文京区小日向4-2-6　TEL 03-3813-1100　FAX 03-3816-1015
https://www.nakayamashoten.jp/